全国中医药行业高等教育"十三五"规划教材

全国高等中医药院校规划教材（第十版）

中国文化概论

（供中医学、中药学、针灸推拿学、中西医临床医学等专业用）

主　编

刘更生（山东中医药大学）

副主编

焦振廉（陕西省中医药研究院）　　　曹　瑛（辽宁中医药大学）

崔　为（长春中医药大学）

编　委　（以姓氏笔画为序）

王明强（南京中医药大学）　　　　　尤吾兵（安徽中医药大学）

李淑燕（河南中医药大学）　　　　　张　岚（广西中医药大学）

张苇航（上海中医药大学）　　　　　耿晓娟（天津中医药大学）

郭　栋（山东中医药大学）　　　　　彭榕华（福建中医药大学）

薛芳芸（山西中医学院）

中国中医药出版社

·北　京·

图书在版编目（CIP）数据

中国文化概论 / 刘更生主编 .—北京：中国中医药出版社，2016.12

全国中医药行业高等教育"十三五"规划教材

ISBN 978 – 7 –5132 – 3932 – 5

Ⅰ . ①中… Ⅱ . ①刘… Ⅲ . 中华文化—中医学院—教材 Ⅳ . ① K203

中国版本图书馆 CIP 数据核字（2016）第 317678 号

中国中医药出版社出版

北京市朝阳区北三环东路 28 号易亨大厦 16 层
邮政编码　100013
传真　010 64405750
廊坊市晶艺印务有限公司印刷
各地新华书店经销

开本 850×1168　1/16　印张 10　字数 249 千字
2016 年 12 月第 1 版　2016 年 12 月第 1 次印刷
书号　ISBN 978 – 7 –5132 – 3932 – 5

定价　29.00 元
网址　www.cptcm.com

社长热线　010 64405720
购书热线　010 64065415　010 64065413
微信服务号　zgzyycbs

书店网址　csln.net/qksd/
官方微博　http：//e.weibo.com/cptcm

淘宝天猫网址　http：//zgzyycbs.tmall.com

全国中医药行业高等教育"十三五"规划教材

全国高等中医药院校规划教材（第十版）

专家指导委员会

名誉主任委员

王国强（国家卫生计生委副主任、国家中医药管理局局长）

主 任 委 员

王志勇（国家中医药管理局副局长）

副主任委员

王永炎（中国中医科学院名誉院长、中国工程院院士）

张伯礼（教育部高等学校中医学类专业教学指导委员会主任委员、
       中国中医科学院院长、天津中医药大学校长、中国工程院院士）

卢国慧（国家中医药管理局人事教育司司长）

委　　　员（以姓氏笔画为序）

马存根（山西中医学院院长）

王　键（安徽中医药大学校长）

王国辰（中国中医药出版社社长）

王省良（广州中医药大学校长）

方剑乔（浙江中医药大学校长）

孔祥骊（河北中医学院院长）

石学敏（天津中医药大学教授、中国工程院院士）

匡海学（教育部高等学校中药学类专业教学指导委员会主任委员、
       黑龙江中医药大学教授）

吕文亮（湖北中医药大学校长）

刘振民（全国中医药高等教育学会顾问、北京中医药大学教授）

安冬青（新疆医科大学副校长）

许二平（河南中医药大学校长）

孙忠人（黑龙江中医药大学校长）

严世芸（上海中医药大学教授）

李秀明（中国中医药出版社副社长）

李金田（甘肃中医药大学校长）

杨　柱（贵阳中医学院院长）

杨关林（辽宁中医药大学校长）

杨金生（国家中医药管理局中医师资格认证中心主任）

宋柏林（长春中医药大学校长）

张欣霞（国家中医药管理局人事教育司师承继教处处长）

陈可冀（中国中医科学院研究员、中国科学院院士、国医大师）

陈立典（福建中医药大学校长）

陈明人（江西中医药大学校长）

武继彪（山东中医药大学校长）

林超岱（中国中医药出版社副社长）

周永学（陕西中医药大学校长）

周仲瑛（南京中医药大学教授、国医大师）

周景玉（国家中医药管理局人事教育司综合协调处副处长）

胡　刚（南京中医药大学校长）

洪　净（全国中医药高等教育学会理事长）

秦裕辉（湖南中医药大学校长）

徐安龙（北京中医药大学校长）

徐建光（上海中医药大学校长）

唐　农（广西中医药大学校长）

梁繁荣（成都中医药大学校长）

路志正（中国中医科学院研究员、国医大师）

熊　磊（云南中医学院院长）

秘 书 长

王　键（安徽中医药大学校长）

卢国慧（国家中医药管理局人事教育司司长）

王国辰（中国中医药出版社社长）

办公室主任

周景玉（国家中医药管理局人事教育司综合协调处副处长）

林超岱（中国中医药出版社副社长）

李秀明（中国中医药出版社副社长）

全国中医药行业高等教育"十三五"规划教材

编审专家组

组　长

王国强（国家卫生计生委副主任、国家中医药管理局局长）

副组长

张伯礼（中国工程院院士、天津中医药大学教授）

王志勇（国家中医药管理局副局长）

组　员

卢国慧（国家中医药管理局人事教育司司长）

严世芸（上海中医药大学教授）

吴勉华（南京中医药大学教授）

王之虹（长春中医药大学教授）

匡海学（黑龙江中医药大学教授）

王　键（安徽中医药大学教授）

刘红宁（江西中医药大学教授）

翟双庆（北京中医药大学教授）

胡鸿毅（上海中医药大学教授）

余曙光（成都中医药大学教授）

周桂桐（天津中医药大学教授）

石　岩（辽宁中医药大学教授）

黄必胜（湖北中医药大学教授）

前 言

　　为落实《国家中长期教育改革和发展规划纲要（2010-2020 年）》《关于医教协同深化临床医学人才培养改革的意见》，适应新形势下我国中医药行业高等教育教学改革和中医药人才培养的需要，国家中医药管理局教材建设工作委员会办公室（以下简称"教材办"）、中国中医药出版社在国家中医药管理局领导下，在全国中医药行业高等教育规划教材专家指导委员会指导下，总结全国中医药行业历版教材特别是新世纪以来全国高等中医药院校规划教材建设的经验，制定了"'十三五'中医药教材改革工作方案"和"'十三五'中医药行业本科规划教材建设工作总体方案"，全面组织和规划了全国中医药行业高等教育"十三五"规划教材。鉴于由全国中医药行业主管部门主持编写的全国高等中医药院校规划教材目前已出版九版，为体现其系统性和传承性，本套教材在中国中医药教育史上称为第十版。

　　本套教材规划过程中，教材办认真听取了教育部中医学、中药学等专业教学指导委员会相关专家的意见，结合中医药教育教学一线教师的反馈意见，加强顶层设计和组织管理，在新世纪以来三版优秀教材的基础上，进一步明确了"正本清源，突出中医药特色，弘扬中医药优势，优化知识结构，做好基础课程和专业核心课程衔接"的建设目标，旨在适应新时期中医药教育事业发展和教学手段变革的需要，彰显现代中医药教育理念，在继承中创新，在发展中提高，打造符合中医药教育教学规律的经典教材。

　　本套教材建设过程中，教材办还聘请中医学、中药学、针灸推拿学三个专业德高望重的专家组成编审专家组，请他们参与主编确定，列席编写会议和定稿会议，对编写过程中遇到的问题提出指导性意见，参加教材间内容统筹、审读稿件等。

　　本套教材具有以下特点：

　　1. 加强顶层设计，强化中医经典地位

　　针对中医药人才成长的规律，正本清源，突出中医思维方式，体现中医药学科的人文特色和"读经典，做临床"的实践特点，突出中医理论在中医药教育教学和实践工作中的核心地位，与执业中医（药）师资格考试、中医住院医师规范化培训等工作对接，更具有针对性和实践性。

　　2. 精选编写队伍，汇集权威专家智慧

　　主编遴选严格按照程序进行，经过院校推荐、国家中医药管理局教材建设专家指导委员会专家评审、编审专家组认可后确定，确保公开、公平、公正。编委优先吸纳教学名师、学科带头人和一线优秀教师，集中了全国范围内各高等中医药院校的权威专家，确保了编写队伍的水平，体现了中医药行业规划教材的整体优势。

　　3. 突出精品意识，完善学科知识体系

　　结合教学实践环节的反馈意见，精心组织编写队伍进行编写大纲和样稿的讨论，要求每门教材立足专业需求，在保持内容稳定性、先进性、适用性的基础上，根据其在整个中医知识体系中的地位、学生知识结构和课程开设时间，突出本学科的教学重点，努力处理好继承与创新、理论与实践、基础与临床的关系。

4. 尝试形式创新，注重实践技能培养

为提升对学生实践技能的培养，配合高等中医药院校数字化教学的发展，更好地服务于中医药教学改革，本套教材在传承历版教材基本知识、基本理论、基本技能主体框架的基础上，将数字化作为重点建设目标，在中医药行业教育云平台的总体构架下，借助网络信息技术，为广大师生提供了丰富的教学资源和广阔的互动空间。

本套教材的建设，得到国家中医药管理局领导的指导与大力支持，凝聚了全国中医药行业高等教育工作者的集体智慧，体现了全国中医药行业齐心协力、求真务实的工作作风，代表了全国中医药行业为"十三五"期间中医药事业发展和人才培养所做的共同努力，谨向有关单位和个人致以衷心的感谢！希望本套教材的出版，能够对全国中医药行业高等教育教学的发展和中医药人才的培养产生积极的推动作用。

需要说明的是，尽管所有组织者与编写者竭尽心智，精益求精，本套教材仍有一定的提升空间，敬请各高等中医药院校广大师生提出宝贵意见和建议，以便今后修订和提高。

国家中医药管理局教材建设工作委员会办公室

中国中医药出版社

2016 年 6 月

编写说明

习近平总书记在致第二十二届国际历史科学大会的贺信中指出："不了解中国历史和文化，尤其是不了解近代以来的中国历史和文化，就很难全面把握当代中国的社会状况，很难全面把握当代中国人民的抱负和梦想，很难全面把握中国人民选择的发展道路。"因此，当代中国人有必要了解我们的历史文化，树立最基本的文化信仰，不断提高人文素质，增强民族自信心。

本教材为全国中医药行业高等教育"十三五"规划教材，主要供中医院校中医学、中药学、针灸推拿学、中西医临床医学等专业研究生学习中国文化使用。虽以"中国文化"为名，但重点要讨论的是中国传统文化。

全书分上、下两篇。上篇为总论，主要讲述中国文化的发展历史、基本形态、主要特征等，下篇为各论，主要讲述汉字、图书、儒学等中国文化最基本、最核心的内容。

中国文化恢宏博大，所涉范围极其广泛，包含内容非常丰富，无论采取什么方式，都难以对其进行全面概括。本教材所呈现的结构，只是为叙述方便而作如此安排，内容则侧重于中国文化中的精神文化。

本教材编写分工如下：绪论由刘更生撰写；第一章由刘更生撰写；第二章第一节由郭栋撰写，第二节由焦振廉撰写；第三章由焦振廉撰写；第四章由崔为撰写；第五章由曹瑛撰写；第六章第一、二节由薛芳芸撰写，第三节由耿晓娟撰写；第七章第一节由王明强撰写，第二、三、四节由张苇航撰写；第八章第一节由郭栋撰写，第二节由尤吾兵撰写；第九章第一节由彭榕华撰写，第二、三节由张岚撰写；第十章由李淑燕、刘更生撰写。

本书引用古代文献较多，为利于读者对古代典籍的认识和理解，引文中的异体字、通假字保留原貌，未作改动。

编写过程中罗文君、孙咪两位同学协助搜集及整理资料，责任编辑罗海鹰亦提出许多重要修改意见，在此一并表示感谢。

由于水平所限，疏漏之处期待同仁批评指正。

《中国文化概论》编委会

2016 年 8 月

目 录

绪论 1

上篇　总论　7

第一章　中国文化的形成与发展　7

第一节　中国文化的萌发与形成 ……………… 7
第二节　中国文化的成熟与发展 ……………… 8
第三节　中国文化的衰变与开新 ……………… 10

第二章　中国文化的形态与特征　12

第一节　中国文化的基本形态 ………………… 12
一、宗法原则 12
二、社会秩序 13
三、经济形态 14
四、政治治理 14
五、官僚体系 15
六、科举制度 16
七、教育形式 16
第二节　中国文化的主要特征 ………………… 17
一、伦理思想 18
二、天人观念 25
三、农耕情怀 26

第三章　中国文化的类别与世情　29

第一节　中国文化的主要类别 ………………… 29
一、帝王文化 29
二、臣僚文化 30
三、庶民文化 31
四、士人文化 32
五、隐士文化 34
六、侠士文化 34
第二节　中国文化的世态人情 ………………… 35

一、平安 36
二、吉祥 37
三、富贵 38
四、寿考 39
五、喜乐 40

下篇　各论　41

第四章　汉字　41

第一节　汉字的起源 …………………………… 41
一、仓颉造字说 42
二、八卦说 42
三、结绳说 43
四、刻契说 43
第二节　汉字形体的演变 ……………………… 44
一、汉字形体演变的过程及特点 44
二、汉字发展的规律 45
三、古代对汉字研究的文化传承 46
第三节　汉字的构造 …………………………… 47
一、"六书"说 47
二、汉字的结构 47
第四节　汉字的文化功用 ……………………… 48
一、汉字的特点 48
二、汉字的意象思维特点 50
三、汉字的文化交流与传播 51
四、汉字的文化信息 51

第五章　图书　53

第一节　古代书籍制度 ………………………… 53
一、简牍制度 53
二、卷轴制度 55
三、册页制度 56
第二节　古书的编撰与流布 …………………… 58
一、古书编撰 58

二、古书流布 61
第三节 古代图书分类 63
　　一、六分法 64
　　二、四分法 65
　　三、图书分类与学术的关系 67
第四节 古书的收藏与散佚 68
　　一、古书收藏 68
　　二、古书散佚 70
　　三、古书辑佚 71

第六章 儒学 73

第一节 儒家代表人物 73
　　一、孔子 73
　　二、孟子 76
　　三、董仲舒 79
　　四、朱熹 80
第二节 儒家主要思想 81
　　一、宗法伦理 81
　　二、中庸思想 82
　　三、重农抑商 83
　　四、大一统文化观 83
第三节 儒家经典著作 84
　　一、五经 84
　　二、四书 86

第七章 诸子 88

第一节 道家 88
　　一、老子 88
　　二、庄子 92
第二节 墨家 96
　　一、墨子及墨家学派 96
　　二、墨家思想 97
第三节 法家 100
　　一、管仲 100
　　二、李悝 101
　　三、申不害、慎到、商鞅 101
　　四、韩非 104
第四节 其他诸家 105
　　一、名家 106
　　二、阴阳家 108
　　三、兵家 110
　　四、杂家 111

第八章 宗教 113

第一节 道教 113
　　一、道教溯源 113
　　二、道教的形成与发展 114
　　三、道教的信仰与科仪 116
　　四、道教对中国传统文化的影响 117
第二节 佛教 119
　　一、佛教的源起及其在中国的传播 119
　　二、佛教的基本教义 121
　　三、佛教对中国传统文化的影响 124

第九章 文学 127

第一节 中国文学的类别与特征 127
　　一、诗歌 127
　　二、词曲 128
　　三、散文 130
　　四、小说 130
　　五、其他 131
第二节 中国文学的文化精神 132
　　一、人本精神 133
　　二、教化传统 135
　　三、抒情写意 136

第十章 艺术 138

第一节 中国艺术的类别与特征 138
　　一、书法 138
　　二、绘画 139
　　三、音乐 140
　　四、戏剧 141
　　五、建筑 142
　　六、民间艺术 143
第二节 中国艺术的文化精神 144
　　一、中国艺术的精神追求 144
　　二、中国艺术的审美追求 145
　　三、中国艺术的主要特征 146

参考文献 148

绪 论

文化这一概念，在当今的使用非常普遍，但要说清楚文化究竟是什么，则是一件非常困难的事情。究其原因，主要是因为文化的内涵极其深刻，而外延则十分广泛。因此，从不同角度，可以有不同的认识和理解，以至于关于文化的定义多不胜数，却很难达成共识。难怪美国文化人类学家罗伯特·洛威尔曾有如下感叹：

在这个世界上，没有别的东西比文化更难捉摸。我们不能分析它，因为它的成分无穷无尽；我们不能叙述它，因为它没有固定的形状。我们想用文字范围它的意义，这正像要把空气抓在手里似的，当我们去寻找文化时，除了不在我们手里以外，它无所不在。（转引自殷海光《中国的文化展望》）

从语源的角度看，"文化"一词，既是中国语言系统中的固有词汇，也是近代以来由于外来文明的传入而赋予了新内涵的翻译词汇。以下先从古今两个角度，简要分析一下文化的基本含义。

一、文化的含义

文，甲骨文作🔆。其字形为胸前有花纹的袒胸而立之人，突出表达的是胸前的花纹。故一般认为，文的本义即"纹"。《易·系辞下》："古者庖牺氏之王天下也，仰则观象于天，俯则观法于地，观鸟兽之文与地之宜，近取诸身，远取诸物，于是始作八卦。"这里所说的鸟兽之"文"，即纹理之意。《说文解字》说："文，错画也。象交文。"错画，即笔画交错。汉字即由笔画交错而成，《说文解字》序："仓颉之初作书，盖依类象形，故谓之文；其后形声相益，即谓之字。"由文字进一步引申出文章、文献、文人、文雅、文采、文学等一系列与"文"相关的词汇以表达相关事物，其意义已超越天然花纹，而是须经人的加工、刻划与创作。随着"文"的字义不断扩大，其内涵日趋丰富。宋濂在《华川书舍记》中说："呜呼！文岂易言哉。日月照耀，风霆流行，云霞卷舒，变化不常者，天之文也；山川列峙，江河流布，草木发越，神妙莫测者，地之文也。"总之，中国古代理解的文，含义极为广泛，由自然物的纹理，推及天地及万物，进而扩展到人伦社会，包含了天文、地文与人文。

化，甲骨文作𠤎。其字形为一正一倒两个人。"化"字的本义，学界有不同看法。一种观点认为，化的本义为生，如《易·系辞下》"男女媾精，万物化生"，《素问·天元纪大论》"故物生谓之化，物极谓之变"，均为生之意。一种观点相反，认为化是死的意思，如《孟子·公孙丑》"且比化者"朱熹注："化者，死者也。"还有一种观点认为，正倒二人为男女交媾，孕育生命，因而产生变化。《流沙河认字》说："化，道教说是化去成仙，儒家说是教化成人，都是用化字的引申义，而交媾本义已隐去。"以上观点虽有主生、主死之异，但并无本质之别，或从有到无，或从无到有，其核心都在言"变化"。

最早将"文"和"化"加以关联的是《易·贲卦·象传》:"刚柔交错,天文也;文明以止,人文也。观乎天文,以察时变;观乎人文,以化成天下。"孔颖达疏:"观乎天文以察时变者,言圣人当观视天文刚柔交错,相饰成文,以察四时变化……观乎人文以化成天下者,言圣人观察人文,则诗书礼乐之谓,当法此教而化成天下也。"这里以天文与人文相对,一言天道运行,一言人际关系,"文"和"化"虽未连成一词,但二者的意义已非常明确。就人文而言,是指治国要以诗书礼乐即以文教化天下。

在典籍中,"文化"一词最早见于刘向《说苑·指武》:"圣人之治天下也,先文德而后武力。凡武之兴,为不服也,文化不改,然后加诛。夫下愚不移,纯德之所不化,而后武力加焉。"这里的"文化"是与"武力"相对的政治主张,意为以文德教化天下,重点在于从精神层面引导百姓达到理想的治国要求。其后,束皙《补亡诗·由仪》提出"文化内辑,武功外悠",是对政治策略的精辟表述。这里"文化"的含义已十分明确,指以文德教化人。此外,文化亦常与自然、朴野对举以言其区别,具有明显的精神与人文指向。

文化,在中国古代的经典表述是以文化人。化人,是文化最基本、最重要的属性。中国古代一向重视引导和提升人们以思想品德为核心的人文素质,注重的不仅是作为"成果"的文化,更重要的是文化对人格的影响。如果只有"文"而没有"化",或不是因"文"而成的"化",就不能称其为"文化"。

文化一词在当今的广泛使用,与西方文明的传入有着密切关系。"文化",英语作 culture,德语作 kultur,二者均源于拉丁文 cultura,其本义为土地耕作、植物培育等,与物质生活关系密切。之后,在欧洲人的文化视野里,"文化"的含义由物质生产拓展到精神领域。再后来,又逐步引申出神祇崇拜、性情陶冶、品德教化等含义。西方"文化"含义不断拓展之后,其与汉语中"文化"所具有的"文治教化"比较接近,学者们在翻译 culture 时便使用了"文化"一词。

古代汉语的"文化"与西方的"culture"虽有大致的接近,但在词义上仍有明显的区别。"文化"强调的是以提升品德修养为主要目的的教育过程,偏重于精神领域;"culture"是从人类的物质生产活动出发,逐步引申到社会和精神领域,偏重于人与自然的关系。需要指出的是,中国古代的"文化",更为注重人文化成,这既是文化的重要特征,也是中国文化的重要特点。我们今天学习和理解中国文化,不可忽视这一基本内涵。

二、文化的范畴

文化具有十分广博的内容,就其基本结构而言,文化研究学者根据各自不同的视角,对文化进行了不同的概括。比如从时间角度,可分为原始文化、古代文化、近代文化、现代文化等;从空间角度,可分为西方文化、东方文化、海洋文化、大陆文化等;从不同的社会阶层,可分为贵族文化、平民文化、官方文化、民间文化等;从不同的社会功能,可分为礼仪文化、饮食文化、服饰文化、建筑文化、企业文化等。以上都是从文化的外在角度所分。若从文化的内在逻辑结构分,则或分为物质文化和精神文化两个层次;或分为物质文化、制度文化和精神文化三个层次;或分为物质文化、精神文化、制度文化和行为文化四个层次。

(一)物质文化

物质文化也称物态文化,是指人类所从事的物质生产过程及其劳动产品的总和。物质文是满足人类生存所创造的衣、食、住、行等物质条件与成果，其中凝聚了人类对自然的认识、利用、改造的程度和结果。物质文化是一种可以感知的、具有物态实体的文化事物，比如博物馆中见到的各类文物，反映的是不同历史时期人类的物质文化创造。我国古代社会创造了丰富灿烂的物质文化，概而言之，主要有饮食文化、服饰文化、建筑文化、园林文化、交通文化、器物文化等主要方面。对于物质文化，我们不应只关注其物质的体现，更应关注其文化内涵，即人文特征和民族特色。

（二）制度文化

制度文化是指人类在社会实践活动中建立起来的各种社会规范、组织形式的总和，包括政治制度、经济制度、法律制度、婚姻制度、教育制度等。制度文化是规范和协调人与人之间行为的文化，具有很强的调控性，对于调整社会关系、稳定社会秩序、整合社会结构等具有重要意义。制度文化凝聚着人们的思想观念，呈现着鲜明的民族特点。

（三）精神文化

精神文化是指人类在长期的社会实践活动中形成的价值观念、道德情操、思维方式、审美意趣、宗教信仰等的总和。精神文化又可分为社会心理和社会意识形态。社会心理是指人们的日常精神状态与思想面貌，包括情绪、愿望、要求等未经加工的大众心态，具有一定的时代、地域及民族特征。社会意识形态是指经过系统加工的社会意识，包括政治理论、法权观念以及哲学、宗教、文学、艺术等，通常由文化专家、政治家等对社会心理进行理论归纳、艺术升华，并以一定形式固定下来，能够长期传承。

（四）行为文化

行为文化是指人类在长期的社会实践和人际交往过程中约定俗成的习惯行为、民风民俗、节日庆典、行为礼仪等的总和。行为文化见之于日常生活当中，具有鲜明的民族特征和地域特征。一定的行为文化是一定的精神文化，尤其是观念文化在社会实践中的具体反映。

在文化结构的各层次中，外显的物质文化往往随着生产力这一最为活跃的因素的发展而变化，其变化最为显著。处于中层的制度文化，通常随着社会变革的快慢而发生相应的变化，其变化相对缓慢。精神文化与行为文化，长久地沉淀于各民族文化的深层，是构成其独特心理结构的部分，最难发生变化。因此，人们对于外来文化，最容易理解和接受的是物质文化，对于中层的制度文化则有很大的选择性，而对于深层的精神文化则较难认同和接受。

三、文化的核心

当今学术界对文化的界说，大致可将其分为广义和狭义两类。广义的文化是与自然相对而言的。文化是人类活动的产物，在人类出现之前，只有自然而无所谓文化。因此，广义文化是指人类有意识地作用于自然界和社会的一切活动及成果的总和，包括物质与精神两个层面。狭义的文化主要指以语言、文字为主要传播手段的精神活动，也包括诸如知识、道德、习俗、宗教、艺术等未必完全靠语言、文字传播的精神活动。可见，文化具有十分广泛的外延。尽管从不同角度来理解和界定文化有着明显的差异，但有一点是明确的，即文化的核心是人。

人既是文化创造的起点，也是文化作用的结果。如果没有人，文化就不会出现；如果没有文化，人也就不能成其为人。也就是说，人的存在离不开文化，文化的存在同样离不开人。

第一，人与自然的区别在于文化。文化是伴随着人类的诞生而出现的，因此一切文化都是

NOTE

属于人的，纯自然的东西不属于文化范畴。所谓自然，就是自然而然，是在人类出现之前已经存在或未经人改造的事物。文化是人类通过社会实践活动，适应、利用和改造自然的过程。当自然物经过人的活动之后，便具有文化的意味，如泰山因石刻、建筑、诗赋等而富有魅力。

第二，人与动物的区别在于文化。马克思曾经说过，蜜蜂筑造蜂房，使得所有建筑师都为之惊叹。但他同时又指出：

> 最蹩脚的建筑师从一开始就比最灵巧的蜜蜂高明的地方，是他在用蜂蜡建筑蜂房以前，已经在自己的头脑中把它建成了。劳动过程结束时得到的结果，在这个过程开始时就已经在劳动者的表象中存在着，即已经观念地存在着。（《马克思恩格斯全集》第 23 卷）

人和动物的根本区别，在于人能够把自己的知识、愿望、技能、审美情趣等物化出来，通过改变自然物的形态，形成"人化"的物质形态，使其打上人类文化的印记。

第三，文化环境与人。文化经人创造之后，就成为人们生活环境中的有机组成部分。这种有别于自然的人造环境，我们称之为文化环境。人从生命孕育开始，就生活在一定的文化环境中，自觉不自觉地接受文化的教化。从小，父母会教说话，教识别器物。成长时，学校会教知识，教做人。长大后，社会上的规章制度、风俗习惯等会引导每个人适应社会。人所生活的环境，奉行什么样的文化模式，推广和灌输什么样的价值观、人生观，人就会通过接受教化的过程，通过不断适应与周边各种关系的过程，自觉不自觉地调整自己的观念与行为，以至于最终内化为自己的行为方式。由于每个人所处的文化环境不尽相同，因而在思维方式、价值观念、行为习惯、审美趣味等方面也有差异。这些差异，在很大程度上是由文化所决定的。

总之，文化是人的本质内涵，决定人的品性、层次以及人生价值。

四、中国传统文化

中国传统文化是基于中华文明演化而汇集成的具有中华民族特质的文化。中国传统文化由中华民族创造，为中华民族世世代代所继承发展，具有悠久的历史、博大的内涵和鲜明的民族特色。

文化是动态的、发展的，而不是僵化的、静止的。中国传统文化虽然产生于过去，但我们的今天从传统的中国延续而来。有人将中国文化分为传统文化、近代文化以及"五四"以后的新文化。这种划分，有意无意地将文化以时间进行了切割。实际上，传统来自过去，但并非已经过去。传统由过去贯穿至当今，并且还将继续延续。也就是说，传统与现代之间本无一条明显的分界线，文化转型并不意味着文化断裂。

一部中国文化史，就是中国文化不断创造、扬弃、更新的历史。今天的中国文化植根于传统文化的深厚土壤，随着历史发展和时代变迁，其形式和内容都会发生不同程度的变化。但是，无论怎么变，其本质、核心不可能因时代的变化而消解，而是随着历史推移融入现代文化，历久弥新，生生不息。尽管中国文化广博纷繁，但中国传统文化的主旨始终在推行仁爱、敦厚、宽容、秩序，引导中华民族走向大善、大爱、大美、大同，几千年来一直起着铸造民族脊梁、塑造集体人格的作用，我们对自己的文化应该有一种起码的温情与敬意。

中国文化是以天地为界、以人为核心、以天人合一为基本特征的文化。中国文化将人与天相贯通，把天、地、人视为一个整体，注重"究天人之际，通古今之变"，构建了具有天人相应鲜明特色的中国文化基础。在中国文化中，天至广至大，至高至神，人以天为尊、以天为则，人对天始终应怀有敬畏之心，要遵天理、行天道，无论个人、家庭、社会，追求的都是天人合一的境界。由敬天而形成的"天人"格局，统摄了中国文化的各个方面，并广泛而长久地影响着历代人的生活。

比如，《黄帝内经》说"人生于地，悬命于天"。与天相应者地，天地格局范围了人的思想和生活，其中地理环境对中国文化的形成、发展具有重要影响。通过仰观俯察，逐步出现了"天下""天地""天人"等观念，最终形成了中国文化以天地为根本的特点。《鬼谷子》："观天地开辟，知万物所造化，见阴阳之终始，原人事之政理。"此外，中国疆域的辽阔、地理的复杂，在相当程度上决定了中国文化的丰富性。

又如，《素问·宝命全形论》："天覆地载，万物悉备，莫贵于人。"荀子也认为"人最为天下贵"。人居天地之间，为万物之灵。从人的角度看，则生命乃第一要义。如《备急千金要方》序："人命至重，有贵千金。"贵生、尊生是中国传统文化的重要特征。贵生思想主要体现在中国文化注重衣、食、住、行以及健康等基本需求，由此创造了极具特色的服饰、饮食、建筑、养生、中医等文化。通过对生命自身的探寻，展开了关于人生、人性、人道、人伦的追问，往往又以天生、天性、天道、天伦为最终解说，这既是中国文化的特色，也是了解和认识中国传统文化的关键。

再如，人有家，家有国，国在天下。治国安邦需要制度，无论以德、以礼、以法、以道，关键是构建合乎天地之道的秩序。中国的政治是伦常的延伸，由个体拓展到社会，体现的同样是以天为法、以天为则。

总之，中国文化以天地为依归，以天地为秩序，以天地为准则，是从人生到社会的智慧，由古而达今，并不断指引着民族的未来。面对中国文化，我们能够做的，首先是尊重，然后是温习并将其传承下去。一如宋儒张载《横渠语录》所说："为天地立心，为生民立命，为往圣继绝学，为万世开太平。"我们学习中国传统文化的目的，不仅仅是了解、感怀、赞美其辉煌与博大，更是要将其精华融入生活，树立一个中国人基本的文化信仰，铸造人格，提高修养，陶冶气质。

上篇　总　论

第一章　中国文化的形成与发展

　　在漫长的历史长河中，伴随着人类的成长，中国文化以其独特的形式萌生与演进。中国古代思想贯穿整个文化的演进过程，远古时期的考古发现、传说及早期思想观念为后世思想的形成与发展奠定了重要基础。

第一节　中国文化的萌发与形成

　　中国古代传说认为，人类出现在盘古开辟天地之后，但具体时间实不可考。按照目前通行的说法，中国境内最早的人类活动从距今 200 万年左右的四川巫山人到距今 170 万年的云南元谋猿人开始。当人猿相揖别之后，人类首先进入旧石器时代，这时已能够以简单加工的石块为工具。后来，火的使用标志着人与动物的最后诀别。元谋人是否已开始用火，学术界尚有不同看法，而距今 50 万年前的北京猿人已确知能够使用火，并能有效保留火种，这无疑是一个划时代的进步。

　　距今大约 1 万年左右，中国文化进入新石器时代。这一时期，农业、畜牧业取代了采集和狩猎，手工制品如陶器、刀具等广泛出现，表明物质文化有了显著发展。与此同时，包括图腾崇拜、灵魂崇拜、生殖崇拜、祖先崇拜和巫术等在内的精神生活亦逐步形成。迄今为止，我国已发现新石器时代的文化遗址 7000 多处，其中最著名的类型有裴李岗文化、仰韶文化、红山文化、大汶口文化、良渚文化、马家窑文化、龙山文化等，对于了解早期文化形态具有重要价值。

　　新石器时期文化遗址的考古发现，以及神话学、民族学、民俗学等研究表明，中国文化的发生，一开始即呈现多元状态，而且是各自独立发展的。有学者将中华民族先祖大致划分为华夏、东夷、苗蛮三大文化集团，后来经过不断融合，逐步形成具有中华各民族共同特征的华夏文化。

　　随着夏王朝的建立，中国文化的独特风貌开始变得清晰可观。殷商时期甲骨文的出现，明确标志着中国已经跨入文明社会的门槛。甲骨文不仅表明中国文字已经成熟，而且标志着信史时代的开启。甲骨文对于中国文化的重大意义，不仅在于创造文字本身，还同时铸就了中国文化的生命基元，形成了中华民族永久的生命线。中国文字的产生，在世界文化史上具有深远而重大的意义，至今仍保持着旺盛的生命力。

商周时期，是中国古代两个贯穿始终的重要社会制度——宗法制度和礼乐制度的形成期。宗法制度是一种具有政治权力和血亲道德制约双重功能的制度，影响遍及整个中国古代社会，是中国文化的重要特征之一。周代继承夏、商传统，建立了把上下尊卑等级关系固定下来的礼制和与之配合的乐制。礼乐制度是周代制度文化、行为文化和精神文化的集中体现，对政治生活、经济生活、社会生活、家庭生活中的各种行为都提出了规范与要求。此外，夏商周时期是由"尊神重巫"的神本文化向"绝地天通"的人本文化转变的重要时期，统治者开始注重"以德配天""敬德保民"，其价值取向已经朝着德治、敬天、民本方向转变。

形成于商周之际的《诗经》《尚书》《周易》等，是我国重要的思想文化元典，对后世中国文化的诸多方面都产生了深刻而深远的影响。

从公元前 770 年～公元前 221 年的春秋战国时期，是中国学术最具活力、空前繁荣的时期，也是中国文化重要的奠基时期，被称作"轴心时代"。士的崛起和士文化的繁荣，使中国文化呈现出诸子百家争鸣的学术盛况，儒、道、墨、法等学派各擅胜场，形成了中国文化的基本格局。这一时期原创性学术的长足发展对中国历史产生了深远的影响，最终凝聚成中国文化的精神内核。

诸子百家是对当时众多学术派别的一种概括性称谓。西汉司马谈曾将诸子划分为阴阳、儒、墨、名、法和道德六家。其后，刘歆进一步总结为儒、墨、道、名、法、阴阳、农、纵横、杂、小说十家。其中对中国后世文化影响较大的是儒、墨、道、法四家。此外，春秋战国之际在历史、兵法、医学、水利、诗歌等方面，也涌现出许多杰出的人物，如左丘明、孙武、扁鹊、李冰、屈原等。

总之，春秋战国时期思想解放、百家争鸣的局面大大促进了中国文化的发展，标志着中国文化进入了一个崭新的历史阶段。这一时期，包括自然观、历史观、认识观、发展观、人性论、辩证法等都有了系统的理论，初步形成了刚健有为、自强不息、兼容并包、厚德载物等民族精神，成为中国文化不竭的思想源泉。

第二节　中国文化的成熟与发展

中国文化从春秋战国时期的勃发到逐步走向成熟，经历了一个较为漫长的历史过程，主要是自秦汉至宋明期间，形成了举世瞩目、独树一帜的文化传统与模式。

从秦朝统一六国开始，我国建立了中央集权的封建专制政体。秦始皇在全国推行共同的文字，推进共同的经济规则，推广共同的心理状态和伦理规范，即所谓"书同文""车同轨""行同伦"，这不仅是当时社会、经济发展的需求，同时为文化的一统奠定了基本的政治条件。此后，尽管朝代更替，战乱纷起，分裂局面屡次出现，但国家统一、反对分裂始终是主流愿望和人心所向。由是，形成了中国封建社会在多数时期保持"天下为一，万里同风"的政治局面。这种国家统一、社会稳定的格局，正是我国封建社会经济繁荣，文化位居当时世界最高水平的一个重要原因。

与政治上的统一相呼应，中国文化的基本方向也是追求统一。汉初，一些思想家通过对秦王朝速亡原因的分析，得出一个共同的结论："文武并用，长久之术也"（《汉书·郦生陆贾列传》)。西汉初年，统治者采取黄老之学，实行无为而治的政治方针，经济逐渐复苏，国力得以提升，文化得以进步。至汉武帝时期，为了适应大一统政治局面的需要，硕儒董仲舒旗帜鲜明地主张思想统一。他针对当时"儒道互绌""百家殊方"的局面，提出了影响千古的"罢黜百家，独尊儒术"，并主张德刑并用而以德政为主的统治方针，提倡发挥"礼乐教化"的作用。他的主张得到汉武帝的支持而迅速推行全国，并且在文化政策上为后来以儒为宗的文化传统提供了蓝本。

儒学取得独尊的文化地位后，儒家经典得到相应的重视。除已亡佚的《乐经》外，《诗》《书》《易》《礼》《春秋》五经之学兴起并逐步形成经学传统。其后，还形成了今文经学派和古文经学派，影响了后世的治学风格。

汉代，司马迁完成了中国历史上第一部纪传体史学著作——《史记》，不仅为传承中国历史文化做出了不朽的贡献，而且对此后国人的历史观和价值观等，产生了深远影响。

魏晋时期，由于社会动荡，秦汉大一统的文化格局并未得到进一步继承发展，而是呈现出儒、道、佛、玄思想的多元交织，不同学说并立丛生之态。其中，以何晏、王弼等人为代表的玄学家，针对儒学的繁缛化、神学化倾向展开批评，并祖述老庄，倡导以无为本的本体论哲学，开创所谓"正始玄风"。玄学提倡尚自然、笃名教，在看待世界本原的问题上提出了"有""无"之辨。这一时期，在儒家地位边缘化的同时，中国本土的道教和外来的佛教却开始显现出繁荣的景象。在人才选拔方面，魏晋时期的九品中正制因其上承两汉察举制，下启隋唐之科举，在中国历史上产生了很大影响。此外，魏晋时期在文学、艺术、书法等领域也取得了极其不凡的成就，其禀自然之本、以自然为美的审美境界和艺术追求，影响至今。

隋唐时期，中国文化走向全面辉煌。由于采取了海纳百川式的开放政策，隋唐经济与文化呈现出空前的繁荣与恢宏。文化的开放与包容，促进了儒、玄、佛、道的相互激荡。这一时期，虽然佛教和道教广泛流行，但当时的一些学者仍坚守儒学，与佛、道展开论争。其中韩愈最为旗帜鲜明，他着重驳斥了佛教的虚无主义和出世主义。韩愈依据"夷夏之辨"，以佛教为"夷狄之教"，以仁义道德为"圣人之道"。他认为"圣人之道"高于"夷狄之教"，推崇佛教即毁灭圣人创造的文化精华。因此，他以继承儒家正统为自己的历史使命，大声疾呼，欲使世人服膺仁义，复兴儒学。韩愈的努力与成就，在儒学发展史上起了承先启后的作用。

精神上的开放使得唐代对一切美好的事物都能欣然接受，因此域外的宗教、制度、艺术、建筑、医术等，都大量涌入长安并很快被吸收和利用。与此同时，中华优秀文化也为当时的各国所崇尚和服膺。无论汲取还是传播，唐代的文化主体始终是本土文化。这一时期，人们尊重各种思想，内心强健而自信，保持着自身的独立和自由。

唐代经济强大与文化繁荣的另一个原因是其完善的科举制度。科举制萌芽于南北朝，创立于隋而完善于唐，其后延续至清末。科举制是中国古代持续时间最长，影响最为久远的选人用人制度，不仅对中国古代的政治文明与制度文化起到了直接作用，而且对经济的发展以及文学艺术的进步起到了重要的促进作用。

这一时期的文化代表，同时也是中国文化优秀代表的唐诗，气象万千，佳作辈出。其内容之广博，造诣之纯青，数量之巨大，都无愧为中国诗歌史上的最高峰。李白、杜甫、王维、白居易、杜牧等人的诗作已深入每一代中国人的家国记忆。此外，以颜真卿、柳公权、欧阳询等为代表的唐代书法也达到与魏晋并峙的又一高峰。

NOTE

经历了晚唐五代的战争与政权更迭，人心思定。之后，宋朝建立，政权统一，时代呼唤学术与文化的重建。宋朝采取重文抑武政策，建立起了强大的文官制度，对文化发展提供了有利条件，终成注重义理之风。

儒学自汉末以来，在玄学、佛学的冲击下而式微，唐代开始有所恢复，经北宋诸儒的发展，形成了以二程、朱熹为代表的新儒学——理学。理学"泛滥于诸家，出入于老释"，是以儒为主体，融释、道而形成的学术思想。理学以伦理观为核心，并将中国文化重伦理的传统精神推向极致，为社会秩序、人生态度的确立提供了重要的思想基础。

宋代注重典籍编纂与文献整理，编纂了大型类书《太平御览》《册府元龟》，诗文总集《文苑精华》，小说总集《太平广记》。在文学方面，宋词无疑是此期最具代表性的文化景观。作为抒发情志的文学体裁，宋词所受功利的影响较少，能够较为真实地表达文人的情怀与境界。宋词所采取的长短句式更能体现中华语文的节奏之美。著名词人如苏轼、晏殊、柳永、辛弃疾、李清照，其词作或婉约，或豪放，皆传颂至今。

宋代绘画上承唐代，追求淡雅之风。尤其是士人的介入，文化品位很高，苏轼首次提出"士人画"的概念，士人画与画工最大的区别在于，士人画追求的是神韵，以画宣泄自己的情感，表达自己的审美感受。在书法方面，有"苏、黄、米、蔡"四家，格调清新雅逸。

总而言之，唐宋时期的中国文化，进一步确立了儒家宗法伦理和道德至上观念的核心地位，以道德化人替代宗教信仰，从而确立了更为现实的人生态度：提倡经世致用，兼济天下，对维护社会稳定和发展具有积极影响；注重气节、操守，形成了鼓舞人们维护正义、反对邪恶、忠于民族国家的精神力量；学术上广纳博采，兼容并包，形成了儒、释、道合流的学术传统。以儒学思想为主流文化模式的长期推行，使中华民族注重气节、崇尚正义、团结向心，树立了高度文明的形象。

第三节　中国文化的衰变与开新

中国文化到了明清时期，开始进入衰变时代。尤其是从明末到新文化运动以前，中国文化由盛而衰，新旧文化相互交织，呈现出错综复杂的状态。在这一时期，主要有两股力量在碰撞中维系和拓展着中国传统文化的生命力，即以清代朴学和明清大型图书编纂为代表的继往力量，和以明末清初王夫之、顾炎武、黄宗羲三大思想家启蒙思潮为代表的开新力量。

明清之际，整个社会出现了如黄宗羲形容的"天崩地解"般的动荡。伴随着封建制度走向衰落，集权专制和文化专制日益强盛。明代的阉患与党争、清代的文字狱，导致大批知识分子和士大夫惨遭杀戮。中国专制统治者企图以强权和高压来抑制民间日益觉醒的主体意识，阻止和压抑知识分子开始显露的反思精神和启蒙思想。

面对中国传统文化日渐式微的现状，一部分知识分子表现出强烈的继往情结。他们试图通过继承而复古，以"诗必盛唐，文必秦汉"的心态，欲将中国传统文化的精华进行总结和发扬光大。于是，明清时期在民间和官方兴起了一场轰轰烈烈的文化复古活动。一方面是考据学兴起，知识分子对先秦以来的大量文献，尤其是儒家经典开始进行全面而系统的梳理，至乾隆、嘉庆年间形成"乾嘉学派"。另一方面是明清两代的官方调动巨大的人力物力编纂类书和辞书，明永乐年间编纂《永乐大典》，清康熙年间编纂《古今图书集成》，乾隆年间编纂《四库全书》。此外，明代王守仁倡导"心学"，可以看作是继往潮流的另一力量。在认识论上，他提出"致良知"，即经由内心去体验万物的认识途径；在宇宙本原的探讨上，他明确提出"心外无物""心外无学"，主张"知行合一"。"心学"的提出，进一步增强了中国传统文化尚心内求的特色。

明清时期，面对强大的复古思潮和程朱理学的一统天下，一些进步的思想家参照新的外来文化，开始对封建君主专制进行大胆反思和猛烈抨击。作为文化变革的先驱，他们认为君主专制是天下万民受害的根源所在，认为儒家经典不是"万世之至论"。在经济方面，他们一反两千年来"重农轻商"的传统，主张"工商皆本"。他们大胆批判宋明以来"空谈性理"的腐朽学风，明确提倡"经世致用"，重习行，重实证，重实际。同时，他们还试图把中国传统文化与外来文化加以"汇通"，但并没有取得明显成果。

明清时期，伴随着商品经济的发展和市民文化的崛起，戏曲、小说等艺术创作形式出现了空前的繁荣景象。至今仍流传不衰的《水浒传》《三国演义》《西游记》《红楼梦》等均在这一时期形成。

随着大航海时代新航路的开辟，传教士带来的西方文化与中国文化相互碰撞，陷入僵持，直到鸦片战争，西方用坚船利炮强行打开中国的大门，中国才不得不开始进行一场饱含剧痛的文化革新运动。

这里需要说明一点，以上仅是对中国主流文化的简要总结，而中国文化尚有丰富内涵在民间，在世代沿袭的传统中，在百姓世俗的生活里，这是中国文化不可忽视的另一方面。

第二章　中国文化的形态与特征

灿烂辉煌的中国文化，不仅内容广博，而且特征鲜明。要了解中国传统文化，不仅要进行纵向的历史梳理，还需进行横向的综合分析，这样才能更好地把握中国文化的特征与内涵。

第一节　中国文化的基本形态

人类文化的发展历史表明，不同民族的文化，都是在一定的自然环境下形成和发展的。不同的自然环境提供了不同的生态条件和物质条件，从而影响了生活在该地域的民族的生产和生活方式，进而创造和呈现出不同的人际关系、社会秩序以及经济、政治、教育等社会组织形态，这既属于广义文化的范畴，同时又是物质文化、精神文化、行为文化等产生的重要基础，最终成为具有民族特色的文化。

一、宗法原则

在人类社会中，人与人之间最本质、最原始、最重要的关系是以婚育为前提所形成的血缘或血亲关系。在中国传统社会里，这种自然形成的血缘关系，不断地被强化、扩大、延伸，以至于上升为一种制度，即血缘宗法制。这一制度延续数千年不变，从而形成了中国古代社会的一大基本特征。

宗法是中国古代社会以家族为中心、按照血缘关系区分嫡庶亲疏的一种等级制度。宗法建立的基础是以家为基本单位形成的宗族。宗族是指同一父系，有共同的土地财产、共同的宗庙，祭祀同一祖宗的血缘群体。在这样的群体中，族长对宗族的政治、经济、祭祀活动等拥有绝对的支配权，而且这种权力由嫡长子孙继承。宗法制实行家长式统治，其权力上与国家政权相结合，下与每一个宗族成员相联系，形成了一个与国家权力相辅相成的特殊权力实体。

宗法制大致可分为三种类型：第一种是周代的"宗子法"，即嫡长子继承法。周天子自称承受天命来治理天下的土地和臣民，是"天下之大宗"，其诸弟皆为小宗，被分封到各地做诸侯，管理封国内的土地和人民。在各诸侯国，国王为"大宗子"，其王位也由嫡长子继承。周代的宗子法，按血缘关系层层分封，是典型的血缘宗法制。第二种是东汉以后兴起的以血缘宗法关系为纽带的门阀氏族制度。汉魏时皇室宗亲利用血缘关系建立地方宗族权力，盘踞一方，结成大宗族组织，控制国家政权，操纵官吏选任。第三种是宋代以后的家族或宗族制。由于宋代理学家极力宣扬血缘宗法思想，因而联宗聚族，编修家谱、族谱之风盛行，使血缘宗法意识在平民百姓中得以加强，形成民间的村社宗族组织。

宋代以来的宗法，更加注重每个成员在家庭中的位置，强调长幼有序，孝悌为本。由于家规族法本身具有政权性质，有些国家事务也可以通过宗族组织实施，如由族长对族人进行教化，督促族人交纳赋税。族长还可以利用祖宗的名义对族人实行统治和惩罚。百姓可以不与官府发生关系，但却不能不与宗法族权发生关系。族权正是利用人们的这种血亲意识进行名正言顺的统治，起着皇权统治所起不到的作用。宗法制与封建礼教相结合，又起到维护等级秩序的作用，甚至影响和制约了嘉礼、宾礼、婚礼、丧礼、祭礼等重要活动乃至日常起居等生活形态。

宗法制是中国古代社会最重要、最基本的组织制度，其存在对于辅助国家政权、维护地方治安和封建秩序，具有重要意义。宗族推进教育，开办学校，续写宗族家谱，对于乡土文化也有积极意义。但这一制度毕竟还有落后、保守、愚昧的一面，其兴起与没落也应该从正反两面进行思考。

二、社会秩序

基于血缘宗法关系，由家庭、家族扩大为民族、国家、社会，需要稳定而牢固的秩序加以维系。这种秩序古代中国主要是依靠礼制完成的。

礼在中国古代社会占有举足轻重的地位。古代的礼不仅是具体的礼节仪式，还包括一系列制度、规定以及贯穿其间的思想观念。

目前能够系统研究的礼制，可以上溯到周代。通常分为吉礼、凶礼、军礼、宾礼、嘉礼五类。吉礼，即祭祀的典礼。古代认为祭祀是"国之大事"，故列为五礼之首。凶礼，一般指丧葬，也包括对天灾人祸的哀吊。军礼，与战事相关，还包括一些需要动员大量人力参与的活动。宾礼，主要指诸侯对王朝的朝见、各诸侯之间的聘问与盟会等。嘉礼，内容较广，包括冠礼、婚礼、飨燕等。以上古礼，不仅是社会生活中的规定和仪式，还包括国家政治上的制度。秦汉之后，官制、法律同礼的界限逐渐明晰，礼主要指社会及家庭生活中的礼仪，其中与百姓生活关系密切的主要有冠礼、婚礼和丧礼等。

礼制之所以重要，在于它具有教化引导功能，《礼记》曰："凡人之所以为人者，礼义也。"作为教育内容的六艺——礼、乐、射、御、书、数，将礼、乐列于首位。孔子说："道之以政，齐之以刑，民免而无耻；道之以德，齐之以礼，有耻且格。"礼制与法制的目的不同，礼具有构造起人的羞耻之心的作用，而一个人有了羞耻之心，便有了敬畏之心。中国古代以礼制的敬畏知耻训练人的道德精神，孔子曾强调："不知礼，无以立。"礼仪最基本的当然是仪式，仪式在于引起人们对礼的敬畏与尊重。但礼又不仅是一种仪式，也不仅是一种制度和风俗，他所象征的是一种秩序，礼构建了中国人从内到外、从长到幼的秩序感。

古代的礼和法律一样，是公开平等的，上自天子，下至平民，没有人可以超越之。尤其是礼，皇帝也不能例外。中国古代也重视法制，但法制实际上是礼制的延伸，或者说中国的法制是一种礼法，其合理性首先来自于对伦理的共识。在社会生活中，人们会因为血缘关系自然地承认"礼"的合理性，并自觉地遵守它。

中国奉行礼制几千年，成为"礼仪之邦"。中国人因对于礼的情感和敬畏，形成了特有的民族精神与民族性格。礼制观念一直贯穿于中国文化体系中，展现于历朝政治、法律、伦理、风俗、文学、艺术以及人们的日常生活之中。

中华民族在礼制建设方面积累了丰富经验，但礼的禁锢与束缚、保守与封闭、凝重与滞碍，也给整个民族带来诸多负面的影响，这也正是近代以来礼制遭到重创的原因。

三、经济形态

文化与经济总是紧密地联系在一起。中国文化的形成与发展与中国几千年来自给自足的自然经济形态是分不开的。所谓自然经济，是以满足劳动者自身、家庭及家族成员物质生活需要为目的的一种经济模式。自然经济是中国古代基本的经济状态。

自然经济形成了中国封建社会长达 2000 多年稳定的经济结构，其特点是以一家一户为生产单位的耕织结合的小农经济模式，这种模式在长期的经济发展中占据主导地位。耕织结合，以生产粮食为主，家庭手工业是维持生计的补充手段，生产目的主要是为了解决吃饭、穿衣问题。从国家层面而言，农业是国家的经济命脉，所以"以农立国"一直是基本国策，重本抑末、重义轻利是长期贯彻的经济思想。

"重本抑末"亦称"重农抑商"，是历代封建统治者制定和实施的基本经济政策。"本"指的是耕织结合的农业生产，"末"指的是工商业，尤其是商业和商人。"重本"，即鼓励农耕，"抑末"即限制工商业发展。重本抑末思想植根于小农经济的土壤之中，统治者遵循这一思想原则，运用行政权力将其推行到社会经济的各个领域，有其历史的必然性。其弊端是抑商思想排斥了经济结构中不可或缺的工商业和工商业者，导致古代商品经济的发展相对缓慢。

在中国文化中，重义轻利不仅属于价值与伦理范畴，也属于经济范畴。"义"指在实践中所追求的道德价值，"利"指在经济活动中所获得的物质利益。义利之辩贯穿于中国几千年的传统思想中。重义轻利要求人们在义利关系上，把履行道德义务放在首位，而把获取个人利益放在第二位。如果义与利发生冲突，应以道义为上。

伴随着中国自然经济发展起来的中国文化，一方面表现为强韧的生命力，是任何外来势力都无法遏止的；另一方面，这种文化同小农经济本身一样，在不知不觉中累积着文化上的保守性格。清代中叶以后，随着西方资本主义文化大规模东渐，长期延续的中国自然经济逐步解体，日益纳入世界统一市场，这也是历史发展的必然。

四、政治治理

政治在人类文化的活动中占有重要地位，国家、社会、个人无不与政治有关。独特的自然环境和生产方式导致了中国传统的专制式政治制度。中国古代曾出现过奴隶制宗法贵族君主制和封建中央集权制两种政体，前者存在于夏、商、周三代。公元前 221 年，秦王嬴政统一六国，建立了中国历史上第一个封建专制的中央集权制国家。秦国虽二世而亡，这一政体却延续了 2000 年之久。封建中央集权制的君主专制政体的基本特征是：君权至上，肯定君主的绝对权威；大一统观念，为中国政治的主线；具有庞大的官僚体系。

传统政治文化的主要指导思想有以下几个方面。

一是为君之道，尚贤远佞。强调为君者要亲贤臣，远小人。中国传统政治文化一再倡导"尚贤远佞""用忠去奸"，尚贤是用人的主要原则。虽然历代君主大多强调选人、用人的重要性，但事实上"小人乱政""权奸误国"在历史上时有发生。

二是为政之道，倡导德治。儒家倡导的礼治、德治、王道、仁政等理念，在中国政治思想史上长期占主导地位。德治将政治伦理化，其本质是人治。德治要求执政者以道德教化百姓，以礼仪规范百姓行为。要求执政的官员注重道德修养，严于律己，以身作则，为民表率。德治虽以道德教化为主要手段，但并非唯一手段，通常主张德、礼、政、刑四者兼施。

三是治国之道，以民为本。以民为本是中国传统政治文化最具特色的思想之一。古代的"民"主要指农业劳动力，这是农业国家存在和稳定的基石。早在周初，统治者即认识到"保民""安民"的重要性，春秋战国时期"民为邦本""民贵君轻"的思想更加牢固，并提出"富民""养民"的具体措施。

需要说明的是，专制制度作为一种原则和传统，与宗法制度、官僚制度和等级制度相互交织，贯穿于整个古代社会。

五、官僚体系

中国古代政治离不开官僚体系。历代职官种类众多，体系庞大，结构复杂，其特点主要有以下三个方面。

（一）宰相制度

宰相之称始于先秦，指政治权力和地位仅次于帝王的官僚。秦朝中央设丞相、太尉、御史大夫，并称三公，为中央最高官员，位同后世宰相。其中丞相主理国政，太尉掌管军事，御史大夫为皇帝的秘书长兼管监察。汉初沿袭秦制，亦设三公，西汉末丞相改称大司徒，太尉改称大司马，御史大夫改称大司空。经魏晋演变，至隋唐建立了以三省六部为主体的中央官制。三省即尚书省、中书省和门下省。尚书省为执行政令的机构，下设吏、户、礼、兵、刑、工六部，每部下辖四司。中书省为制定政令的机构。门下省主审议政令。简单地说，是中书省取旨，门下省审核，尚书省执行。宋代名义上三省并立，实际宰相是"同中书门下平章事"，负责政务管理，另设枢密院管理军务。元朝因袭宋制，以中书省总理政务，枢密院执掌兵权。明代废中书省，由皇帝亲理国政，以翰林院官员加殿阁大学士衔草拟诏谕，后来大学士逐渐参与大政，成为实际上的宰相。清沿明制，仍由内阁大学士处理政务，至雍正时设立军机处，统管军政要务，大学士成为文臣的荣誉称谓。

（二）监察制度

监察制度的确立和监察组织的制度化，始于秦汉，延续至清，是中国古代官制的又一特点。秦统一全国后，御史除秘书职能外，又兼有监察职能，基本形成了从中央到地方的监察系统。汉代设置御史府，为最高监察机构。两晋南北朝设御史台，监察百官。唐代仍以御史台为最高监察部门，下设台院、殿院、察院，负责各级监察事务。唐代还发展了谏官制度，以驳正政令之违失。宋元时期沿承唐制而略有变化。明代以来的监察制度随着中央集权的强化而臻于严密，由台院制演变为都察院制，中央监察机构由都察院和六科给事中两部分组成。明代地方性监察官有两种，一是由中央派驻地方的监察御史，一是常驻各省的按察使。清朝沿袭明制，仍以都察院为全国最高监察机构。

（三）地方官制

秦统一全国后，废除封国而设郡，郡直属中央，其下设县。汉代沿袭秦制设郡首、县令两级，在京师设京兆尹、左冯翊、右扶风，合称三辅。汉武帝时，设十三部刺史为监察区，后逐步演变为实际上的行政区。东汉末形成县令、郡首、州牧三级地方官制，通行于魏晋南北朝。隋朝将州、郡合并，改为州、县二级，以州直接统县。唐前期仍实行州（府）、县二级地方官制。后来设道，本如汉初设州，唐中后期则演变为行政区，从而形成道、州、县三级官制。宋初地方官制为州、县二级，后发展为路、州、县三级。元代将全国划分为十个行省，行省下设路、府（州）、县。明代地方行政为省、府（州）、县三级。清代地方行政机构为省、府（州、厅）、县三级。各级行政长官因朝代不同，称谓多有差异。

六、科举制度

科举制是中国古代社会通过分科考试选拔官吏的一种制度。古代的选官制度，从夏至清，经历了周代的世卿世禄制、春秋战国的军功爵制、汉代的察举制与征辟制、魏晋的九品中正制，以及始于隋而终于清的科举制。科举制不仅是中国文官制度的基础，而且直接影响了古代文化教育，对中国文化的发展具有极为重要的影响。

隋代废除九品中正制，改为朝廷开科考试的办法选用官吏。隋大业二年（606）设进士科，是科举制的真正开始。唐代继承并进一步发展了隋代创置的科举制度，考试分常科与制科两类。常科有秀才、明经、进士、俊士、明法等50多种。制科由皇帝临时制定科目，有贤良方正直言极谏科、才识兼茂明于体用科等百余种。在诸科中，最受重视的是明经和进士两科。宋代对科举制更加重视，除了减少科目、增加录取名额等改革外，宋太祖正式建立了殿试制度，形成了州试、省试、殿试三级考试制，其中殿试是由皇帝主持的最高等级考试。王安石变法期间，以经、义、论、策取士，并将学校教育与科举相结合，在太学中实行三舍法。科举制至明清达到极盛时期，方法完备，步骤严密。明清的科举考试分为乡试、会试、殿试三级。乡试每三年在各省省城举行一次，又称大比，逢子、午、卯、酉年为正科，遇庆典加科为恩科。因乡试在秋季举行，亦称"秋闱"，考中者称"举人"。会试于乡试后第二年春天在礼部举行，亦称"礼闱"或"春闱"，考中者称"贡士"。殿试在会试后同年举行，由皇帝亲临主持。殿试按三甲录取，通称进士，其中一甲三名，分别称状元、榜眼、探花。

科举制面向社公开考试，考试具有相对稳定的客观标准，具有一定的公正性和法定性。通过科举考试广泛地从社会各阶层选拔人才，是古代文官体制的人才保障。科举的特点之一是文人士子不论出身、地位、家产，也无须官员举荐，都可自由报名考试。由于不重门第，只重才学，使更多的中下层士人能够通过科举途径进入社会上层。科举制对于中国古代教育起到重要的促进作用，包括调动和激励学习积极性、扩大学校规模与数量等。宋代以来，科举考试内容以儒家经典为主，对儒学的普及化和大众化起到了推进作用。此外，科举考试有效提升了士人的诗文创作能力，间接促进了戏曲、小说等通俗文学的繁荣。这些都是值得肯定的。

当然，科举制对中国文化的负面影响也是明显的，如考试内容限于经学、史学、文学，必然妨碍与国计民生密切相关的科技文化发展。又如，明清以来，考试形式固定为八股，严重束缚了应试者思想，甚至导致知识分子主体意识缺失。随着时代的变迁，清光绪三十一年（1905）清政府下令自丙午科（1906）开始，所有科举考试一律停止。至此，绵延1300年的科举制彻底废除。

七、教育形式

中国是学校教育发展最早的国家之一，周代已形成比较定型的学校，秦汉之后学校教育继续发展完善。至19世纪中叶之后，新式学堂兴起，古代教育制度开始过渡到近代教育制度。

中国古代学校教育可分为官学、私学、书院三种形式。

（一）官学

早在夏代我国已有庠、序、校三种学校。西周官学分国学和乡学，即中央官学和地方官学。西周官学采取的是一种文武结合、知能兼备的教育，目的是培养奴隶主贵族青年，成为有文化教养、道德威仪、行政管理能力和军事技能的统治者。战国时齐国设立稷下学宫，教学与研究相结合，促进了诸子学派的形成。汉代官学沿袭中央官学和地方官学格局，汉武帝在长安创办太学，至东汉时期规模宏大，学生最多时达 3 万人。隋唐时期开始设立专科学校，实施分科教学制度。唐代的官学制度已相当完备，堪称中国古代官学制度的代表，在办学形式、教学内容、教师和学生管理等方面均达到较高水平。宋代王安石创立三舍法，采取宽进严出政策，提升了学校地位和学习积极性。明清时期官学逐步走向衰落。

（二）私学

由私人开设的各类学校称"私学"。西周以前，学在官府，尚无私学。春秋时期，孔子首开私人讲学之先河，变"学在官府"为"学在四夷"，促进了学术文化的下移与平民教育的普及。汉代私学大致分为三个阶段：一是启蒙阶段，二是专经（如《孝经》《论语》）的预备阶段，三是专经的研修阶段。唐宋时期私学发达，著名学者如孔颖达、颜师古、韩愈等均授徒讲学，他们以"传道授业解惑"为己任，致力传播经学，教学质量达到了相当高的水准。元明清三代，民间的启蒙教育主要依靠私学。明清私学有私塾、义学、专馆等形式。私学是中国古代教育的重要组成部分，在启蒙教育、平民普及教育、民智开发方面有其历史功绩。

（三）书院

书院是中国古代特有的教育机构，是以研修为特色的高级形态的私学。书院之名始于唐代，原为官方藏书、校书之所，五代时演变为私人讲学的学校。北宋是书院发展的全盛期，最为著名的有白鹿洞书院、岳麓书院、应天府书院、嵩阳书院、石鼓书院、茅山书院等。书院以传道、求道、学道为宗旨，学生接受教育的目的在于完善自我，"涵养德性，变化气质"。书院教育注重教学与研究相结合、学生自修与教师指导相结合、自然环境与人文环境相结合，在中国教育史上留下了浓重一笔。

中国传统教育担负了民族生存和发展的历史重任，形成了重人文、重伦理道德等特色和尊师重道的优良传统。在长期积累过程中，形成了十分丰富的教育思想，如因材施教、启发引导、学思结合、教学相长等，仍值得今天借鉴。

第二节　中国文化的主要特征

古代中国高度重视人与人的关系，认为人与人之间的道德关系是维系社会秩序的核心因素，由此产生"伦理思想"；古代中国人认为自然是人赖以生存的基本条件，他们尊重、顺从乃至畏惧自然，并将神化了的"天"作为自然的总名，由此产生"天人观念"；农耕是古代中国的最主要生产方式，也是民族繁衍和国家昌盛的主要基础，国家视农耕为命脉，百姓赖农耕得衣食，由此产生"农耕情怀"。伦理思想、天人观念、农耕情怀三者相互交织，形成了中国文化不同于与其他文化的特征。

NOTE

一、伦理思想

古代中国注重"伦理",以"君臣大义"为核心的君臣观念和以血缘关系为基础的宗法制度,深刻影响社会伦理并形成独特的伦理文化。所谓"溥天之下,莫非王土,率土之滨,莫非王臣",凡臣民必以"忠君"为大前提。以君臣、父子、夫妇关系架构的"三纲",以仁、义、礼、智、信提领的"五常",是中国古代伦理的基础,长期而深刻地影响着中国社会。"伦理思想"是中国古代文化的基本特质之一。

(一)祖先崇拜

在中国古代,伦理文化可以涉及生死两界,即生者对已逝去的祖先的尊崇与敬畏。祖先崇拜在古代中国是普遍的,并与"敬天"并列为"敬天法祖"。《礼记·祭法》:"大凡生于天地之间者皆曰命,其万物死皆曰折,人死曰鬼,此五代之所不变也。七代之所更立者,禘、郊、宗、祖,其余不变也。""禘"为祭祀祖先,"郊"为祭祀天神,二者并重。

后人崇拜祖先,一则追思祖先创业的艰难和成就,如《史记·楚世家》中楚灵王的仆从析父曾说"昔我先王熊绎,辟在荆山,荜露蓝蒌,以处草莽,跋涉山林,以事天子,唯是桃弧棘矢,以共王事";二则感念珍惜祖先绵延的血脉,如《孝经》中所说:"身体发肤,受之父母,不敢毁伤,孝之始也。"

古代中国的人们通常以自己有英雄的祖先而感到自豪,于是往往在对祖先的崇拜与敬仰中夸大祖先的英雄事迹。早期人们甚至将自己的祖先神化,如《帝王世纪》记载"神农氏,姜姓也……人身牛首,长于姜水,因以氏焉,有圣德,以火承木……位南方主夏,故曰炎帝,作耒耜,始教民耕农,尝别草木,令人食谷以代牺牲之命,故号神农"。希望在艰难困苦或危急时刻得到祖先的祐助,也是人们崇拜祖先的原因之一。唐宪宗时宰相武元衡被刺杀,京师震动,捕获刺客后朝廷未能及时行赏,以致"群情疑惑,未测圣心",韩愈上《论捕贼行赏表》,从"陛下神圣英武之德,为巨唐中兴之君,宗庙神灵,所共祐助"的角度,鼓励唐宪宗坚定信心。

由于祖先崇拜,祭祀祖先成为古代中国的重要典礼。由于地位不同,祭祀的繁简也大有不同。《礼记·王制》规定"天子七庙,三昭三穆,与大祖之庙而七;诸侯五庙,二昭二穆,与大祖之庙而五;大夫三庙,一昭一穆,与大祖之庙而三。士一庙。庶人祭于寝"。"大祖"即始祖,庙居中,二世、四世、六世庙在左,称为"昭",三世、五世、七世庙在右,称为"穆"。天子、诸侯、大夫、士由于身份不同,祭祀祖先的代数亦不同。至于"庶人祭于寝",即只能在自家正屋设祭。由于庶人不能建庙,东汉以后出现了祠堂,以祭祀死者。早期祠堂建于墓所,称为"墓祠"。南宋朱熹在《家礼·通礼·祠堂》中说"君子将营宫室,先立祠堂于正寝之东,为四龛,以奉先世神主",祠堂成为家族建筑的一部分。祠堂有宗祠、支祠和家祠之分。宗祠奉高、曾、祖、祢四世的神主。族中一支外迁,往往建支祠。家祠则为本家所建。祠堂主要功能为祭祖,一般人家每年七月十五(中元节)、八月十五和除夕都有"家祭",陆游《示儿》诗中"王师北定中原日,家祭无忘告乃翁"所言即是。《红楼梦》中提到"贾氏宗祠"悬有"肝脑涂地兆姓赖保育之恩,功名贯天百代仰蒸尝之盛"的楹联,言辞中极尽对祖先的敬仰与尊崇。贫苦人家无力建祠堂,也会在家中供奉祖先牌位,以便四时祭祀。

敬奉祖先并为祖先争光,是普遍的社会意识。司马迁受腐刑后在《报任安书》中说"太上不辱先,其次不辱身,其次不辱理色,其次不辱辞令,其次诎体受辱,其次易服受辱,其次关木索、被箠楚受辱，其次鬄毛发、婴金铁受辱，其次毁肌肤、断支体受辱，最下腐刑，极矣"，认为自己受腐刑为"最下"，而将"不辱先"视为"太上"，可见祖先在人们心中的位置。《水浒传》中宋江等平定方腊后，宋江要鲁智深"还俗为官，在京师图个荫子封妻，光耀祖宗，报答父母劬劳之恩"，亦是此意。至于触犯刑律或伤风败俗，则被认为是"辱没祖先"，会被逐出家族。

祖先崇拜历史悠久，影响深远而广泛，是中国古代文化的重要内容。

（二）社会伦理

社会伦理是社会生活中人们需要遵循的道德标准。中国古代社会伦理以"三纲五常"为核心，其形成大致在西汉。

1. 三纲

"三纲"指君臣、父子、夫妇之间的关系，即君为臣纲、父为子纲、夫为妇纲。《论语·颜渊》载齐景公问政于孔子，孔子说："君君，臣臣，父父，子子。"即君要像君的样子，臣要像臣的样子，父要像父的样子，子要像子的样子，也就是各守本分，不可胡为，否则家不像家，国不像国，动乱便由此而起。这是"三纲"的发端。《孟子·滕文公上》中说古时"契为司徒，教人以人伦"，即"父子有亲，君臣有义，夫妇有别，长幼有叙，朋友有信"，是对孔子观点的补充。董仲舒提出"三纲"说："阳兼于阴，阴兼于阳。夫兼于妻，妻兼于夫；父兼于子，子兼于父；君兼于臣，臣兼于君。君臣、父子、夫妇之义，皆取诸阴阳之道。""三纲"的内容由此大致确定。至东汉班固，则明确提出"三纲"是"君臣、父子、夫妇也"。"纲"即纲领，有统摄作用，于是君统摄臣，父统摄子，夫统摄妇，前者为主，后者为从。古时为臣者须具备众多的品质与才能，而"忠"是第一也是最终的标准；为人子者可以贤愚不同，但必须具备"孝"的品质；为人妇者可以妍媸有异，但必当以"顺"为前提条件。

（1）君臣

"三纲"中最重要的是"君臣"，因为事关国家安危，社稷存亡，于是"君臣大义"是中国古代最为关注的伦理。《周易·序卦》说"有天地然后有万物，有万物然后有男女，有男女然后有夫妇，有夫妇然后有父子，有父子然后有君臣，有君臣然后有上下，有上下然后礼仪有所错"，"君臣"之前的男女、夫妇、父子更侧重于人的自然属性，而"君臣"则成为礼仪的纲领，有"君臣"才有上下之别，才有秩序，才可以施行礼仪，因而"君臣"是建设"礼仪之邦"的关键。

如有条件，或有需要，履行君臣之义被认为是本分。《论语》中子路遇到荷蓧丈人，后者批评孔子"四体不勤，五谷不分"。子路告诉孔子，孔子认为这是"隐者"，即有学识品行而不愿做官的人。子路说"不仕无义。长幼之节不可废也，君臣之义如之何其废之"，指责荷蓧丈人虽有学识品行，却不肯做官为君王分忧，为百姓造福，是不负责任的行为。在君臣之义的影响下，古时凡有条件做官而不做官的是少数，多数人还是希望能"修身""齐家"而后"治国""平天下"，如杜甫诗有"致君尧舜上，再使风俗淳"，辛弃疾词有"了却君王天下事，赢得生前身后名"。

君臣之义的核心在臣子必须忠君，而对君的要求则须从宽。古来国君有贤明的，昏君、暴君、庸君亦不鲜见。但无论"君"如何，"臣"却只有"尽忠"的本分，没有选择的余地。苏武身陷匈奴十九年，仗汉节牧羊，及还，须发皆白；诸葛亮辅佐后主，鞠躬尽瘁，死而后已；

文天祥坚贞不降，被杀后衣带中《绝命词》曰："孔曰成仁，孟曰取义，惟其义尽，所以仁至。读圣贤书，所学何事？而今而后，庶几无愧。"均是以"忠君"为臣之大义的著名故事。古代文学作品也受到这种理念的深刻影响，如《杨家将演义》中对杨业等的歌颂。

（2）父子

"父子"在三纲中意义尤为重大。"君臣"涉及少数人，而"父子"则几乎涉及所有人。而且"父子"其实是"君臣"的基础。如《后汉书·韦彪传》："夫国以简贤为务，贤以孝行为首。孔子曰：'事亲孝故忠可移于君，是以求忠臣必于孝子之门。'"中国古代强调以"孝"治天下，其前提是父子乃天伦，不孝者必不能忠，必不能义。尽管有"父慈子孝"的说法，但即使父不慈，子仍当孝。《论语·里仁》中孔子说"事父母几谏，见志不从，又敬不违，劳而不怨"，意思是父母如有错误，要委婉劝谏，如果父母不听，仍当尊敬而不违抗，操劳而不怨恨。为子女者孝敬父母并非简单的伦理要求，而是出于血缘的一种感戴之情。《诗经·小雅·蓼莪》的作者想起"父兮生我，母兮鞠我，拊我畜我，长我育我，顾我复我，出入腹我"，不由得从天性深处发出"欲报之德，昊天罔极"的心声。

与"孝"并称的还有"悌"，即兄弟友爱。《说文解字·心部》："悌，善兄弟也。"可知"悌"所代表的理想的兄弟关系是兄惜弟，弟敬兄。因兄长于弟，一般来说识见要高于弟，因此兄弟关系以兄为主导，《孟子·离娄上》说"义之实，从兄是也"。这种兄为主、弟为从的关系，与父子关系类似，所以古时常"父兄"并称，更有"长兄为父"的说法。《论语·颜渊》中司马牛忧戚地说："人皆有兄弟，我独亡。"子夏宽慰他说："君子敬而无失，与人恭而有礼，四海之内皆兄弟也，君子何患乎无兄弟也？"可见"悌"在中国古代社会伦理中具有重要意义。兄弟血亲，自然也应该情深义重。唐代王维《九月九日忆山东兄弟》"独在异乡为异客，每逢佳节倍思亲，遥知兄弟登高处，遍插茱萸少一人"的诗句，表达了身在异乡的自己对佳节不能相见的兄弟的思念之情。

（3）夫妇

《周易·序卦》："有天地然后有万物，有万物然后有男女，有男女然后有夫妇，有夫妇然后有父子。"因男女夫妇而有父子，进而有万众，所以"夫妇"成为"三纲"之一。《礼记·礼运》将父慈、子孝、兄良、弟悌、夫义、妇听、长惠、幼顺、君仁、臣忠列为"十义"，"夫义"与"妇听"居其二。又说"夫妇有所，是谓承天之祜"，"夫妇和，家之肥也"，前句讲上天的福祐，后句讲家庭之和美。"妇听"即"妇顺"，《礼记·昏义》如此解释："妇顺者，顺于舅姑，和于室人，而后当于夫，以成丝麻布帛之事，以审守委积盖藏。是故妇顺备而后内和理，内和理而后家可长久也，故圣王重之。"可知"妇顺"要一在品德，即"顺于舅姑，和于室人，当于夫"，二在能力，即"成丝麻布帛之事，审守委积盖藏"。一则将女子置于从属地位，二则承认女子在家庭中的地位和意义。以家事为任的社会分工，决定了女子的社会地位，于是"听"成为对"妇"的基本要求。"夫义"与"妇顺"相应，原则上要求"夫义"。"夫义"的情况古时并不少见。《后汉书·宋弘传》记载汉光武帝刘秀的姐姐湖阳公主看中宋弘，刘秀故意问宋弘"贵易交，富易妻，人情乎"，宋弘答说我只知"贫贱之知不可忘，糟糠之妻不下堂"。《孔雀东南飞》中刘兰芝"奉事循公姥，进止敢自专？昼夜勤作息，伶俜萦苦辛"，可谓"妇顺"。焦仲卿母坚意要休刘兰芝，焦仲卿虽无力反抗，但"誓天不相负"，最后双双殉情而死，可谓"夫义"。但是，若"夫不义"，"妇"则很难改变命运，多数会不得已地选择"听"。《红楼梦》

中迎春嫁给孙绍祖，孙绍祖淫暴无德，终至"金闺花柳质，一载赴黄粱"。

古时对女子的伦理要求被总结为"三从四德"。《仪礼·丧服·子夏传》提出"三从之义"，即"未嫁从父，既嫁从夫，夫死从子"。《周礼·天官·九嫔》提出"妇学之法"，即"妇德、妇言、妇容、妇功"。东汉班昭嫁曹世叔，不仅博学高才，而且曹世叔死后"有节行法度"，被汉和帝"数召入宫，令皇后诸贵人师事焉，号曰大家"。班昭著有《女诫》，分卑弱、夫妇、敬慎、妇行、专心、曲从、和叔妹七章，对后世影响巨大而深远。尽管《周易·恒卦》象传有"妇人贞，吉，从一而终也"解说，但至宋代，女子改嫁仍为平常事。《礼记·檀弓》载"子思之母死于卫"，郑玄注"子思，孔子孙，伯鱼之子。伯鱼卒，其妻嫁于卫"，可知孔子的儿媳也曾改嫁。《宋史》载宋英宗曾诏"令宗室女再嫁者，祖父二代任殿直若州县官已上，即许为婚姻"。《东轩笔录》卷七载王安石之子王雱"素有心疾"，与其妻庞氏不和，王安石"遂与择婿而嫁之"。至于朱淑真在《生查子》中描写的"月上柳梢头，人约黄昏后"，反映宋代社会对妇女的桎梏并不如后世那样严苛。要求女子"从一而终"在明代逐渐强化，清代则成为风气，现存贞节牌坊多数立于清代，节妇烈女的名字常被列入正史和方志。

2. 五常

"五常"一词见于《尚书·泰誓下》，周武王伐纣，大会诸侯于孟津，指斥纣王"狎侮五常，荒怠弗敬。自绝于天，结怨于民"，唐代孔颖达认为"五常即五典，谓父义、母慈、兄友、弟恭、子孝五者人之常行"。东汉班固《白虎通义》提出"五性者何谓？仁、义、礼、智、信也"，"五常"的概念与内容大抵由此确定。

（1）仁

"仁"为五常之首，与孔子对"仁"的大力提倡有关。《论语》中"仁"字出现超过百次。樊迟问什么是"仁"，子曰"爱人"，后来《孟子·离娄下》有"仁者爱人"的说法，《韩非子·解老》将"仁"解释为"仁者，谓其中心欣然爱人也，其喜人之有福而恶人之有祸也，生心之所不能已也，非求其报也"。所以"仁"并非圣贤所专有，而是人人可以在心中油然而生的自然情感，乃至可以"不能已"。汉代刘向《新序》载楚国令尹孙叔敖幼时见两头蛇，听人说见此蛇者死，很是惧怕，又怕别人见此蛇，于是杀而埋之。后来孙叔敖做了楚国的令尹，"未治而国人信其仁也"。《三国志》注引《魏略》载魏明帝曹睿跟从其父亲曹丕射猎，见子母鹿，曹丕射死母鹿，呼曹睿射幼鹿，曹睿哭泣说"陛下已杀其母，臣不忍复杀其子"，曹丕因此定立嗣之心。可见古人认为仁德比才干更重要。

古时称有仁德的人为"仁人"。"仁人"有仁爱之心，有高洁之品，纵无亲无故，仍可以信任，远胜于居心不测的戚友，于是《尚书·泰誓》说"虽有周亲，不如仁人"。有仁德的人若为国君即是"仁君"。宋仁宗为古时"仁君"的代表。《宋史》载"仁宗恭俭仁恕，出于天性。一遇水旱，或密祷禁廷，或跣立殿下……大辟（死刑）疑者，皆令上谳，岁常活千余"《宋人轶事汇编》载宋仁宗死后，"京师罢市巷哭，数日不绝。虽乞丐与小儿皆焚纸钱，哭于大内之前……汲水妇人亦戴白纸行哭"，可见所施仁德之广，所得爱戴之深。

"仁人"不仅要有由内心油然而生的"爱人"情怀，而且要有甘为"仁"而牺牲的精神。周武王伐纣，孤竹国君二子伯夷、叔齐认为以臣伐君，是为不义，劝谏不果，因耻食周粟而饿死于首阳山中。子贡问孔子伯夷、叔齐是什么样的人，孔子说是"贤人"，子贡又问他们"怨乎"，孔子说"求仁而得仁，又何怨"，说明"仁人"须有甘愿为道义而牺牲的精神。孔子还说

"当仁不让"，即行仁德之事是不必谦让的，要有自觉担当的精神与勇气。至于孔子"杀身成仁"的道德理想，在历代忠臣义士的死生取舍上得到了十分立体的诠释。

"仁"是古时基本的道德要求，而"仁""爱"二字成为古今通用的常用词汇"仁爱"，与此有关。

（2）义

《释名·释言语》："谊（义），宜也，裁制事物，使合宜也。"将"义"解释为对事对人皆当"合宜"，即符合道德的标准。合于道德为"义"，不合道德则为"不义"。此观点得到后世的普遍认可。

古时认为"义"是立国之本。《管子·牧民》认为"国有四维"，"四维不张，国乃灭亡"，又说"何谓四维？一曰礼，二曰义，三曰廉，四曰耻"，可见包括"义"在内的"四维"对立国的重要意义。孔子认为"天下有道，则礼乐征伐自天子出；天下无道，则礼乐征伐自诸侯出"。东周时周天子不能号令天下，诸侯间为利益而兵戎相加，战争不断，所以孟子说"春秋无义战"。梁惠王见到孟子，问他"不远千里而来，亦将有以利吾国乎"，孟子则回答说"王何必曰利？亦有仁义而已矣"，可见孟子主张以仁义立国，不赞成为"利"而冲突。

古时认为"义"是立身之本，对"义"的真诚持守，是对道德的自我认可。于是产生对"不义"的鄙夷。孔子说："饭疏食饮水，曲肱而枕之，乐亦在其中矣。不义而富且贵，于我如浮云。"以"不义"的方式或手段取得的包括富贵在内的一切利益都是诱惑，孔子反对"不义"而来的"富贵"，强调"见利思义"，即每当利益当前，首先要想想是否合乎道德。汉代《列女传》载田稷子担任齐相，收受属下贿赂后交给自己的母亲，母亲说"士人"要"修身洁行，不为苟得；竭情尽实，不行诈伪；非义之事，不计于心；非理之利，不入于家……不义之财，非吾有也；不孝之子，非吾子也"。田稷子惭恨难已，不仅返还贿赂，并自明于齐王，请求治罪。

孔子鄙夷"不义"，主张见义勇为，他说"见义不为，无勇也"，意思是遇到应当承担的事，却因私心、私利、私欲而逃避，或退缩，或视而不见，均不能称为"勇"。因为是为"义"而担当，所以孔子又说"勇者不惧"。《礼记·曲礼》说"临财毋苟得，临难毋苟免"，前句强调不取不义之财，后句则强调"勇者不惧"，即真正的"义"包括为道义付出乃至牺牲。《后汉书·东夷列传》载楚文王奉周王命攻打徐国，徐偃王"不忍斗其人"，即不忍心徐国百姓因战争而死，于是弃国而走。《荀子·非相》中将徐偃王与孔子、周公等并举，可见对其人的嘉许。《列女传·楚接舆妻》中说"义士非礼不动，不为贫而易操，不为贱而改行"，讲的是操守。但"义"不仅在操守，还在行动。《战国策·赵策一》载晋国六卿争斗，赵襄子杀知伯，知伯门客豫让寻机为知伯复仇，赵襄子得知后说"彼义士也，吾谨避之耳"。豫让终于为报知伯之恩而死，是所谓"士为知己者死"的"情义"。明末夏完淳十五岁时随其父夏允彝、其师陈子龙起兵抗清，兵败、父死、师亡，仍坚持抗清，两年后被俘，作《别云间》诗："三年羁旅客，今日又南冠。无限河山泪，谁言天地宽。已知泉路近，欲别故乡难。毅魄归来日，灵旗空际看。"就义时年仅十七岁，这是为国家民族牺牲的"大义"。义士为"义"而行事，意不在回报，《战国策·赵策三》载"鲁仲连义不帝秦"，被称为"天下之士"，赵国平原君欲行厚谢，鲁仲连说"所贵于天下之士者，为人排患释难，解纷乱而无所取也。即有所取者，是商贾之人也，仲连不忍为也"，辞去后终身不复见。《三侠五义》等侠义小说中的义士侠客除暴安良，不取报酬，则是"义"这一精神的文学表达。

（3）礼

"礼"属典章制度，是政治与道德的体现。《礼记·曲礼上》将"礼"的功能表述为"所以定亲疏，决嫌疑，别同异，明是非也"，并认为"道德仁义，非礼不成；教训正俗，非礼不备；分争辨讼，非礼不决；君臣上下，父子兄弟，非礼不定；宦学事师，非礼不亲；班朝治军，莅官行法，非礼威严不行；祷祠祭祀，供给鬼神，非礼不诚不庄"。"礼"几乎影响人们生活的所有方面。

"礼"须有"仪式"，于是与"仪"并称"礼仪"。至晚在西周时人们已高度重视礼仪，《诗经·鄘风·相鼠》有"人而无仪，不死何为""人而无礼，胡不遄死"两句，可见礼仪于人的重大意义。但"礼仪"必以"仁"为出发点，若做人做事不讲"仁德"，礼仪是没有意义的，所以孔子说"人而不仁，如礼何？人而不仁，如乐何？""礼"必发乎诚心，若心不诚敬，"礼"是没有意义的。孔子说"吾不与祭，如不祭"，意思是如果我因故不能亲行祭事，而由别人代替行礼，由于未亲致肃敬之心，所以跟没有祭祀一样。

由于"礼"的意义重大，古时礼仪相当繁缛，其中有些记载可能包括理想的成分。《仪礼》记述古时有冠、婚、丧、祭、乡、射、朝、聘等礼仪，其中"士昏礼"两千余字，当新妇至夫家时，"妇至，主人揖妇以入。及寝门，揖入，升自西阶，媵布席于奥，夫人于室，即席，妇尊西，南面"，可谓详细周至。

《礼记·冠义》说："凡人之所以为人者，礼义也。礼义之始，在于正容体，齐颜色，顺辞令。容体正，颜色齐，辞令顺，而后礼义备，以正君臣，亲父子，和长幼。君臣正，父子亲，长幼和，而后礼义立。"可知"礼"是"义"的体现，而"义"是"礼"的内涵。"礼"在古代遍及生、老、病、死的各个方面，皇帝、庶民都不能例外。《史记》载刘邦"悉去秦苛仪法，群臣饮酒争功，醉或妄呼，拔剑击柱"，刘邦不悦，命叔孙通制订礼仪并教群臣演习，"竟朝置酒，无敢讙哗失礼者"，刘邦感慨地说："吾乃今日知为皇帝之贵也。"《格致余论》载一金姓妇赴筵时因"坐次失序"，以致"靦然自愧，因成此病，言语失伦"。可知"礼"深刻影响着人们的生活，而"失礼"是严重的事，"失礼"者往往因此而陷入自责。《礼记·檀弓上》记述曾子临死前一定要换掉铺在身下的"箦（席）"，因为这种华美的席供大夫享用，而曾子是士，是不可以用的，结果没换好就死去了，至死不忘遵循礼法。

（4）智

"智"为"五常"之一，《礼记·中庸》将之与仁、勇并称为"天下之达德也"，即千古不变的道德标准。又说"好学近乎知（智）"。《论语》中孔子多次谈到"智"，如"智者不惑，仁者不忧，勇者不惧"，又如"知之为知之，不知为不知，是知（智）也"。《荀子·正名》说"所以知之在人者谓之知，知有所合谓之智"，可见"智"与知识有关，但不等于知识。《孟子·公孙丑上》说"无是非之心，非人也"，而"是非之心，智之端也"，可知"智"在多数情况下指一种道德规范，即人所应该拥有的知识及判断是非、定夺善恶、决定取舍的能力。

孔子说"里仁为美。择不处仁，焉得知（智）"，意思是选择与有仁德的人作邻居，是最美好的事，若不懂这一点，哪里算得上是有"智"呢？《元史》记载许衡过河阳，天热口渴，众人争取道旁梨树的梨子吃，许衡却独坐树下。有人问他为何不吃，他说"非其有而取之，不可也"。人说世乱而梨无主，他说"梨无主，吾心独无主乎"。许衡后来成为影响极大的学者，死后有数千里来聚哭墓下者。东汉杨震"明经博览，无不穷究"，人称"关西夫子"，赴任途中有曾经他举荐做官的人怀金来谢，并称"暮夜无知者"，杨震说"天知，神知，我知，子知，何谓无知"，其人惭愧而去。杨震官至司徒、太尉，名满天下，但生活简朴，不受私谒，其子孙也"蔬食步行"。有人劝他为子孙置产业，他说我要把"清白吏子孙"作为遗产留给他们。可知"智"并非一般所言的"聪明"，而是一种道德修养所致的判断力和处置力。有了这种能力，即便如何纷繁复杂，如何充满诱惑，都不会迷乱，所以孔子说"知者不惑"。由于"智"，人不仅能明辨是非与善恶，还能洞达事理并善于处置，于是孔子说"知者乐水"。宋代朱熹对此的解释是"知者达于事理而周流无滞，有似于水，故乐水"。

道德和礼法是"智"的基石。在道德与礼法的指引或激励下，人可以生发甚至是从未自我感知的"智"。《聊斋志异·于江》中的于江是一十六岁少年，其父为狼所食，于江"悲恨欲死，夜俟母寝，潜挟铁锤去，眠父死处，冀报复仇"，终于以智慧杀死三狼。蒲松龄评论说"义烈发于血诚，非直勇也，智亦异焉"，可知"智"以"义"为前提。至于背离道德与礼法的行为，无论如何取巧，都只能视为"狡诈"，而与"智"无关。

（5）信

"信"在《说文解字》中被解释为"诚也，从人从言"，有"人言而有信为诚"的意思。《白虎通·性情》说"信者，诚也，专一不移也"，有笃守承诺意。所以，"信"是"诚实而专一"的意思。《春秋穀梁传·僖公二十二年》说"人之所以为人者，言也，人而不能言，何以为人？言之所以为言者，信也，言而不信，何以为言？"可知"信"是人品格的组成部分，"不信"是品格卑微的表现。《诗经·卫风·氓》中的"氓"曾"信誓旦旦"，却"不思其反"，诗中女主人公"反是不思，亦已焉哉"，实为对"不信"之人灵魂的决绝与鄙夷。

"信"在古时是对所有人的要求，君王也不能例外。《论语·子路》说"上好信，则民莫敢不用情"，意为君王讲诚信，百姓自不敢也不会虚与委蛇。周成王十二岁即位，与弟弟叔虞玩笑，用桐叶做成圭（一种礼器）的形状，说"以此封若（你）"。史官请择日立叔虞。成王说我与他开玩笑。史官说"天子无戏言"，于是叔虞被封于唐，即唐叔虞。

"信"在古时常与"五伦"中的"朋友"相配。《论语·学而》中曾子说"吾日三省吾身"，其中包括"与朋友交而不信乎"。子夏则要求"与朋友交，言而有信"，后来孟子也说"朋友有信"。《世说新语》载东汉陈纪的父亲陈寔与某人相约中午一起出行，其人届时未至，陈寔遂行。某人到后抱怨陈寔先行。陈纪当时七岁，正在门外玩耍，听到后说"君与家君期日中，日中不至，则是无信；对子骂父，则是无礼"，其人惭愧。可见即使小儿也有强烈的"守信"意识，"失信"则是不堪的事。

"信"在古时被重视，是因为"诚实而专一"的人能履行承诺。《论语》说"信近于义，言可复也"，宋代朱熹说"复，践言也"，即有"信"的人可以践行自己的"言"，这是近乎"义"的境界。东汉末太史慈战败归降孙策，为孙策招纳兵士，有人怀疑太史慈去不复返，孙策认为太史慈"志经道义，贵重然诺，一以意许知己，死亡不相负"，后太史慈果然归来。《喻世明言·范巨卿鸡黍死生交》以高度文学化的夸张与想象表现了张劭、范式的生死信义。张、范二人偶遇而皆为异姓兄弟，相约来年重阳范式到张劭家中拜望张劭的母亲，张劭承诺设鸡黍相待。不料想次年范式忙碌，至重阳当日才想起此事，但千里之遥已无法践约，忽想起"魂能日行千里"，于是自杀而死，魂魄千里，最终以死成全了两人的"鸡黍"之约。虽事涉荒诞，但可见"信"在人心中的地位。

"信"也体现在男女情感之间。《庄子·盗跖》述"尾生与女子期于梁下，女子不来，水至不去，抱梁柱而死"，"水至不去"，可见痴情，也可见守信。古诗《孔雀东南飞》中刘兰芝与焦仲卿最后相见，以"同是被逼迫，君尔妾亦然，黄泉下相见，勿违今日言"为誓，是"生人作死别，恨恨那可论"的悲情之约，最终"两家求合葬，合葬华山傍"，完成了"信"的约言。

"信"不因时间的推移而改变，即所谓终生不渝。东汉末年"建安七子"之一王粲避乱荆州，与同来避难的蔡睦友好。后蔡睦归乡，王粲作《赠蔡子笃》诗，有"君子信誓，不迁于时，及子同寮，生死固之"句，表达了对友谊永志不忘的深挚情感。

二、天人观念

"天人文化"反映了古代中国对自然和人与自然关系的认识。古代中国，人们无法科学地解释自然，或瑰丽，或雄浑，或温和，或暴烈，或诡谲莫测的自然现象，不仅引起人们的好奇与想象，更引导人们相信在其背后有一种类似人类意志的存在。在古人的想象中，这种类似人类意志的"存在"不仅超级强大，强大到可以摧毁一切，而且超级公正，是评骘人间善恶并予以奖惩的最后裁决者，甚至具有跟人类一样丰富的情感，常会介入甚至参与人类的活动。这种力量在不同的地区或时代有不同的称谓，但其核心概念可以用"天"来概括。"天人观念"是中国古代文化的基本特质之一。

自然界是人类生存的依托，也对人类产生影响。古代生产力的低下和科学知识的匮乏，不能不使人们对自然界的浩瀚、强大以及变化无常产生畏惧心，对云天、山川、土地、风雨雷电以及各种物产怀有感激之心。由于畏惧与感激，于是产生尊崇心。这种集畏惧、感激与尊崇于一体的观念，流传久远，深入人心，无论天子、庶人皆不能例外，于是产生无所不在、无时不在，且社会各阶层概莫能外的"天人文化"。"天人文化"首先表现为对抽象的"天"的崇拜与遵从，其次形成众多相对具象的"神"。

殷墟卜辞中已有"天"字，但不是专指上天，也不是天神，只含有'广大'之义。卜辞中有"帝"字，王国维说"又以古文言之，如帝者，蒂也"，"蒂"即花蒂，为万物之始。商民族奉"帝"为主宰一切的至尊神，凡事必行占卜，以求得到其指示和祐助。由于人们习见的风、雨、雷、电等皆出于"天"，"天"的地位逐渐上升而成为众神之长。《尚书·召诰》说"皇天上帝改厥元子，兹大国殷之命"，意思是皇天上帝命周王为"元子"来承续天运，是殷纣失德的必然结果。这里周人至尊神与祖先神合而为一，而周王则为天之"元子"，即嫡长子，自然有权力统治天下。《老子·七十九章》说"天道无亲，常与善人"，"善人"即有德之人，于是古时天子讲究"以德配天"，所为均是代天行事，臣民自当服从。

由于对"天"的敬畏，中国以帝王的名义祭天至晚在周代已经开始。周代祭天的正祭每年冬至之日在国都南郊的"圜丘"举行。祭祀前，主祭的天子与陪祭的百官先行斋戒，以示虔诚。祭祀当日冠服如仪，献牺献酒，并奏乐献舞。周代以后，祭天成为最隆重的国家典礼之一，也是皇帝的特权，只有皇帝才有祭天的资格，以示君权所受于天，具有君临天下、统摄万民的合法资格。宋代在圜丘合祀天地，其间要赦免囚徒，以示"上天有好生之德"，而身为天子则当顺应天意。

《诗经·大雅·板》说"敬天之怒，无敢戏豫；敬天之渝，无敢驰驱"，得到后世的普遍认同。在古人心中，"天"看似无形，实则无所不在，看似无情，实则悲悯仗义。因为"天道无亲，常与善人"，所以赏罚分明，"天"往往在关键时刻庇佑良善，惩罚罪恶。凡人行事，莫违天意。若能得天庇佑，虽坎坷而终能成事；若逆天行事，虽得逞一时而终当败亡。在中国古代，主宰世界的至上神被称为"昊天上帝"，或称上帝、皇天上帝、天皇大帝等。"昊天上帝"是人格化了的"天"，有意志和情感，并威灵无边。清代天坛供奉的"皇天上帝"牌位即是"昊天上帝"。

"崇天"的核心是"顺天"，即顺应天意。古时凡成功者往往自称顺应"天命"。秦王嬴政十九年（前228），秦破赵，得和氏璧，后雕为玉玺，书"受命于天，既寿永昌"八字，作为秦受天命而传国万代的象征。《三国演义》中孙坚与诸侯共击董卓，先入洛阳，"救灭宫中余火，屯兵城内，设帐于建章殿基上"，正叹息"帝星不明，贼臣乱国，万民涂炭"，因偶得秦传国玉玺，便认为天命有归，于是私藏玉玺，"拔寨离洛阳而去"，可见"天命"的巨大吸引力。即使失败者，也往往以"天命"为辞。楚汉战争中项羽兵败垓下，认为"此天之亡我，非战之罪也"，是其例证。

由于"天"的公正无私、赏罚分明和法力无边，往往成为人们誓约的见证。《乐府诗集·上邪》："上邪！我欲与君相知，长命无绝衰！山无陵，江水为竭，冬雷震震，夏雨雪，天地合，乃敢与君绝。"这里的"上邪"即是"天啊"，以"天"为爱情盟誓的见证。《水浒传》中晁盖等认为"梁中书在北京害民，诈得钱物"，欲劫生辰纲，先"排列香花灯烛面前，个个说誓"，称"我等六人中但有私意者，天地诛灭，神明鉴察"，以"天"为英雄聚义的见证。

古人还将美好的事称为"天作"，如《诗经·大雅·天明》记载周文王娶太姒为妻，为"天作之合"，至今仍被广泛用于对婚姻的祝福。古人也相信"吉人自有天相"，往往在不顺利时祈望"天"的祐助。

对"天"的崇敬有时表现为对"天"的畏惧。如古人无法解释日食、地震等现象及其原因，而日食的异象和地震的灾难，会引起人心灵的震动。宋代沈括《梦溪笔谈》记载宋神宗"熙宁六年，有司言日当蚀四月朔，上为彻膳，避正殿。一夕微雨水，明日不见日蚀，百官入贺，是日有皇子之庆"。古人认为此类现象为"灾异"，是上天向德行不修的皇帝示警，于是要撤膳、避正殿以示反省，可见即使贵为皇帝也敬畏天意。至于其后"不见日蚀"，且有"皇子之庆"，则是皇帝的诚心感动了"天"。"天"有时也成为蒙冤者指摘的对象。《感天动地窦娥冤》中窦娥临刑前绝望地慨叹"有日月朝暮显，有山河今古监，天也！却不把清浊分辨"，则是以血泪抱怨"天"之不公。

在"天"之下，古代中国极尽想象地创造了众多的神祇。《礼记·祭法》称"山林川谷丘陵，能出云，为风雨，见怪物，皆曰神"，于是有风伯、雨师、雷公、电母，凡山有山神，水有水神，凡城邑有城隍，居家有门神、户神、灶神、土神、井神，乃至床神，以及财神、喜神、瘟神、库神等，几乎无处无神。有的神祇原本是历史人物，如秦琼和尉迟恭被后世尊为门神，陕西三原城隍庙供奉的神祇则为唐初名将李靖。尽管神祇众多，各有神通，但体现着与"天"相同的意志，是"天"的具体化与具象化，可以替天行道，代表"天"行"惩恶扬善"之事。

三、农耕情怀

农耕是古代中国最主要的生产领域，田赋是政府财政的主要来源。古代中国水利虽有发展，但收成更多受到气候影响。风调雨顺则可获丰收，农人欢欣，田赋保障，社会相对稳定；

水旱不时则庄稼歉收，农人哀愁，田赋不敷，社会往往动荡。农耕为民生之保障，深刻影响着社会生活的各个方面。

农耕为中国最主要的生产方式，也是社会经济的命脉。农业在古代被称为"本"，即国之根基。

中国农耕应始于史前时期，当人们开始自觉地记录自己的历史时，农业已经有一定的发展。人们结合当时农业实际，推想农耕的起源，并将这种伟大归于传说中的圣王。

《周易·系辞下》记载"古者包牺氏之王天下也……作结绳而为罔罟，以佃以渔"，"佃"通"畋"，为猎取禽兽，可知早期并无农业，人们以渔猎为生。至"包牺氏没，神农氏作，斫木为耜，揉木为耒，耒耨之利，以教天下"，古代社会开始由渔猎向农耕转型。农耕早在周人立国前就已成为中国古代的主要生产领域。《史记》记载周人的始祖名"弃"，"弃为儿时，屹如巨人之志。其游戏，好种树麻菽，麻菽美。及为成人，遂好耕农，相地之宜，宜谷者稼穑焉，民皆法则之"，尧因此封弃为农师，"天下得其利"，后被舜封于邰（今陕西杨凌），"号曰后稷，别姓姬氏"。《诗经·大雅·生民》："实方实苞，实种实褎，实发实秀，实坚实好，实颖实栗"，以歌颂后稷的功绩。

历代王朝皆重视农耕。在官制方面，秦代设治粟内史，汉景帝时设大农令，武帝时称大司农，为九卿之一，一则掌管财赋，一则督课农桑，后世基本沿置这样的制度。

在政策方面，重视农业是基本取向。汉文帝时晁错上《论贵粟疏》，提出"务民于农桑，薄赋敛，广畜积，以实仓廪，备水旱，故民可得而有也……欲民务农，在于贵粟，贵粟之道，在于使民以粟为赏罚"，被文帝采纳，农人纳粟可以得到爵位，农人的积极性被激发，农业也得到发展。春秋时管仲"宽其政"，以"薄征敛，轻征赋"为措施，对后世鼓励农耕的"轻徭薄赋"政策有引导作用。汉文帝为与民休息，曾将田赋降至三十税一。《资治通鉴》载唐太宗与群臣论如何治盗，有人主张用重法禁止，唐太宗说："朕当去奢省费，轻徭薄赋，选用廉吏，使民衣食有余，则自不为盗，安用重法邪？"结果"数年之后，海内升平，路不拾遗，外户不闭，商旅野宿"。

由于对农耕的重视，农耕成为中国古代文化的母体，"先农"作为发明农耕、教民稼轩的神祇成为"国六神"之一。各代有以神农氏为"先农"的，也有以后稷为"先农"的。《唐会要》记载三国时魏国博士秦静奏请奉"风伯、雨师、灵星、先农、社、稷为国六神。晋太始四年，耕于东郊，以太牢祀先农"。祭祀"先农"成为国家礼制。今北京先农坛建于明永乐间，是明清两代祭祀先农的神坛。与祭祀先农相关的还有"籍田"礼。"籍田"是古代天子、诸侯征用民力耕种的田。每年春耕伊始，天子、诸侯躬耕籍田，以示重视农耕。《汉书·文帝纪》说"夫农，天下之本也，其开籍田，朕亲率耕，以给宗庙粢盛"，开天子"亲耕"劝农之例。北京先农坛观耕台前有一亩三分耕地，系明清皇帝行籍田礼时亲耕之地。皇帝"亲耕"以示重视农耕，与之相应，包括皇后在内的后妃乃至太妃们也要"亲蚕"，以为天下妇女表率。《春秋谷梁传·桓公十四年》载"天子亲耕以共粢盛，王后亲蚕以共祭服"；《韩诗外传》卷三载"四体不掩，则鲜仁人；五脏空虚，则无立士。故先王之法，天子亲耕，后妃亲蚕，先天下忧衣与食也"，反映国家以帝后为表率对农桑的重视。

官员也有"劝农"的职责，陶渊明在任时作《劝农》诗六首，其一说"谁其赡之，实赖哲人"，即"哲人"使天下百姓富足安乐。其二说"哲人伊何？时惟后稷。赡之伊何？实曰播殖"，哲人即后稷，教会人们耕种。其三说"纷纷士女，趋时竞逐。桑妇宵兴，农夫野宿"，歌咏农人勤苦而快乐的生产劳动。其四说"气节易过，和泽难久"，即农时易失，告诫人们不要偷懒放逸。其五说"民生在勤，勤则不匮"，教导人们勤劳致富。其六说"孔耽道德，樊须是鄙。董乐琴书，田园不履。若能超然，投迹高轨。敢不敛衽，敬赞德美"，批评孔子和董仲舒鄙视农业的偏见，他们若能懂得古圣后稷的伟大，怎敢不生敬仰之心。《牡丹亭》中杜丽娘的父亲杜宝官居太守，其中"劝农"一出，事毕后杜宝说"余花余酒，父老们领去，给散小乡村，也见官府劝农之意"，"劝农"中还有"奖农"的意味。

占中国古代社会人口绝大部分的农民，对田间耕作的重视和对收成的期盼，更是普遍而深刻，也由此形成了许多风俗。直至今天，"瑞雪兆丰年"仍是最广为流传的民谚之一。农耕需要风调雨顺，于是龙王庙遍布全国。北京市档案馆《北京寺庙历史资料》记述 1949 年以前北京地区有龙王庙（堂）达八十余座。收获后的农闲时节，农人会想方设法进行各种娱乐，如北方的社火，南方的旱船等，以释放丰收的喜悦。

由于农耕为民生之重，历代士大夫也多关心农事，甚至亲身参与农事。如陶渊明的《归田园居》："种豆南山下，草盛豆苗稀。晨兴理荒秽，带月荷锄归。"孟浩然的《过故人庄》："开筵面场圃，把酒话桑麻。"韦应物的《观田家》："微雨众卉新，一雷惊蛰始。田家几日闲，耕种从此起。"聂夷中的《伤田家》："二月卖新丝，五月粜新谷。医得眼前疮，剜却心头肉。"苏轼的《吴中田妇叹》："今年粳稻熟苦迟，庶见霜风来几时。霜风来时雨如泻，杷头出菌镰生衣。眼枯泪尽雨不尽，忍见黄穗卧青泥。"翁卷的《乡村四月》："绿遍山原白满川，子规声里雨如烟。乡村四月闲人少，才了蚕桑又插田。"

第三章　中国文化的类别与世情

　　文化是人类独有的现象。古代中国文化在以中原地区为中心的广袤土地上发生、发展、演变，并不断与外来文化交融，不仅形成了相对稳定的文化特质，而且表现为极其丰富的文化类别与世态情怀。

第一节　中国文化的主要类别

　　从不同的角度看中国文化，会有不同的类别。从人所处的社会位置看，不同阶层或社会族群有不同的文化，这些族群文化既有其独特性，又与其他族群文化相互关联，相互影响。

一、帝王文化

　　"帝王"是"帝"与"王"的合称。上古有所谓"三皇五帝"，如伏羲、黄帝、炎帝等，实则是后人所称。夏代国君称"后"，商代和周则称"王"，秦统一后，秦王嬴政在大臣建议下称"始皇帝"，自称为"朕"，开其后两千年之例。商周时期作为最高统治者的"王"则成为诸侯之称，如西汉初刘邦以"将军刘贾数有功，以为荆王，王淮东；弟交为楚王，王淮西。子肥为齐王，王七十余城"，均是爵位。早期诸侯王位尊，有封地，有军队，汉景帝时"七国之乱"和西晋的"八王之乱"皆由此而起。以后的诸侯王则享尊荣而不再拥有太多的实力。

　　作为天下最高统治者，无论称"帝"还是称"王"，均是"受命于天"的"天子"，是"天意"的执行者，对天下拥有名义上的领有权和实际上的裁决权。《诗经·小雅·北山》称"溥天之下，莫非王土，率土之滨，莫非王臣"，是对帝王权利和尊严的写照。

　　史书记载夏以前帝王的更替实行"禅让"，如尧禅位于舜，舜禅位于禹。禹年老，则传位于自己的儿子启，禹成为"禅让"的终结者，"世袭"的开创者。贵为帝王，首先要求有德，其次则要求有才干。《史记》称尧"其仁如天，其知如神，就之如日，望之如云，富而不骄，贵而不舒"，这是臣民理想中的"帝王"形象。李世民当隋末战乱，建议父亲李渊起兵，其后连年征战，不仅是唐王朝的主要建立者，而且在即位后开创了为千古称道的"贞观之治"，欧阳修称"其除隋之乱，比迹汤武；致治之美，庶几成康。自古功德兼隆，由汉以来未之有也"，可算是帝王中有德兼有才的典型代表。

　　帝王被要求有威仪，要按礼法行事。周幽王宠幸褒姒，为博其一笑而烽火戏诸侯，最终失信于诸国，被犬戎杀死于骊山，《诗经·大雅·瞻卬》批评他"不吊不祥，威仪不类"，以致"人之云亡，邦国殄瘁"。至于夏桀、殷纣、隋炀帝等，皆被认为是昏乱之君，不尊礼法，无帝王应有的威仪。

NOTE

帝王也被要求有担当精神，国家危亡时要担当相应的责任，甚至要以死殉国。宋真宗时宋辽交兵，寇准建议御驾亲征，真宗虽心中惧敌，仍勉力前往。明崇祯帝即位初即面对内忧外患，虽力除阉党，勤政事，生活节俭，但最终无力回天，煤山自尽前御书衣襟，称自己"凉德藐躬，上干天咎"，以死承担了亡国的责任。

尽管帝王有生杀予夺的绝对权力，但礼法上仍然有对帝王的道德约束。帝王首要仁德，爱惜民力，不轻杀戮。宋仁宗恭俭仁恕，有官员请扩大苑林，他说"吾奉先帝苑囿，犹以为广，何以是为"，与穷奢极欲的隋炀帝形成鲜明对比。宋仁宗在位期间与契丹修好，长期无战事，去世后"遣使讣于契丹，燕境之人无远近皆聚哭"。我国西周中期以后有谥法，用"谥号"对帝王（也包括诸侯、卿大夫、大臣等）盖棺论定。谥有颂扬的，如"文"，意为"经天纬地"；有同情的，如"怀"，意为"慈仁短折"；有批评的，如"炀"，意为"好内远礼"。以谥号体现对帝王的道德评价。

二、臣僚文化

臣僚即群臣，"僚"指同在一起做官。周时天子及诸侯的臣僚有卿、大夫和士。卿的身份最高，大夫次于卿，一般在朝廷任职。士则低于大夫，仅高于平民。卿、大夫一般有官职和爵位，士则没有，常依附于卿和大夫。汉代选拔官员实行察举制度，《史记·平准书》说"当是之时，招尊方正贤良文学之士，或至公卿大夫"。魏文帝曹丕"制九品官人之法"，各州设州都，郡国设中正，以家世、行状来品第境内人物并确定品级，作为授予官职的依据，定品原则上依据行状，参考家世。但晋以后则无论行止，以家世定品级，以致后人有"上品无寒门，下品无世族"之讥。隋文帝开皇十八年诏命"京官五品已上、总管、刺史以志行修谨、清平干济二科举人"。隋炀帝大业三年诏命以孝悌有闻、德行敦厚、节义可称、操履清洁、强毅正直、执宪不挠、学业优敏、文才秀美、才堪将略、膂力骁壮十科"举人"，"有一于此，随才升擢"。上述所谓"举人"仍是"举荐人才"，真正的科举则至隋炀帝时才开始形成，即《通典》所称"炀帝始建进士科"。唐代以后科举制度逐渐成为选拔官员主要途径。

帝王通过臣僚进行统治，并根据品阶给予不同的待遇，因而对臣僚有严格要求。《荀子·臣道》将臣僚分为态臣、篡臣、功臣、圣臣四类，其中"圣臣"的标准是"上则能尊君，下则能爱民，政令教化，刑下如影，应卒遇变，齐给如响，推类接誉，以待无方，曲成制象"，是对贤能之臣的全方位规范。

臣僚的职责众多，朝臣要处理政务，规谏帝王，荐举人才，地方官员则要施行德政，保护地方，兴利除弊。对臣僚最重要的要求是"忠勤王室"，即不仅要忠诚，还要勤奋。东汉末董卓专权，诸侯起兵讨伐，孙坚先入洛阳，《后汉书·公孙瓒传》赞其"能驱走董卓，扫除陵庙，忠勤王室，其功莫大"。"忠勤王室"是为臣之道的基础。

臣僚要有道德修养，修身、齐家而后治国。不同的时代与环境，往往造就不同的臣僚，如萧何、诸葛亮为开国之臣，姚崇、宋璟为贤能之臣，比干、龙逢为死谏之臣，商鞅、王安石为变法之臣，狄仁杰、包拯为决狱之臣，陆秀夫、顾炎武为不二之臣，卫青、戚继光为靖边之臣，晏子、东方朔为智慧之臣。而如唐代吴兢在《贞观政要·论择官》中所说的"内实险诐，外貌小谨，巧言令色，妒善嫉贤，所欲进则明其美，隐其恶，所欲退则明其过，匿其美，使主赏罚不当，号令不行"的祸国奸臣，亦不在少数，如杨国忠、蔡京、严嵩、和珅等。

臣僚是帝王的辅佐者，又是百姓的管理者。在帝王面前，为臣者当遵循礼法，不可失仪，不可僭越。《三国演义》中曹操请献帝田猎，曹操用献帝弓箭射中一鹿，众人以为献帝射中而山呼万岁，曹操迎受，关羽因嫌曹操僭越而欲斩曹操。武则天忌太子李贤，派人搜查太子府，"获甲数百首于东宫"，终迫令自己的亲生儿子自杀。在百姓面前，官员要有威仪，不同级别的官员有不同的仪仗。如"仪同三司"，就是指出行仪仗跟"三司"（即"三公"，司空、司马、司徒）一样。

臣僚在必要的时候须以死效忠君王，《春秋穀梁传·桓公十一年》曰："死君难，臣道也。"明初方孝孺"恒以明王道、致太平为己任"，被称为"天下读书种子"。明代靖难之役，燕王朱棣攻破南京，建文帝自焚，方孝孺宁诛十族，不肯为朱棣起草即位诏书，慨然赴死，作《绝命辞》曰："天降乱离兮，孰知其由？奸臣得计兮，谋国用犹。忠臣发愤兮，血泪交流。以此殉君兮，抑又何求！呜呼哀哉，庶不我尤！"

官员治理地方，要求勤政爱民，视民如子。《诗经·小雅·南山有台》："南山有杞，北山有李。乐只君子，民之父母。乐只君子，德音不已。"《礼记·大学》发挥为"民之所好，好之；民之所恶，恶之。此之谓民之父母"。这是后世称地方官为"父母官"的由来。

三、庶民文化

"庶民"即众人，亦即一般民众。庶民虽有贫富与执业的不同，但同为"民"的身份，在古代社会是被治理者或被管理者。

庶民并不是最低下的阶层，比庶民更低的还有丧失人身自由的奴隶。《后汉书》载汉光武帝刘秀在建武十一年先后下两诏，说"天地之性人为贵，其杀奴婢，不得减罪"，后诏说"敢灸灼奴婢，论如律，免所灸灼者为庶民"。庶民没有官职，即所谓"白身"。《三国演义》中刘、关、张救了董卓，董卓问三人现居何职，刘备答"白身"，"卓甚轻之，不为礼"，可知庶民与贵族官宦地位的悬殊。

庶民绝大多数不富裕，但庶民中亦有富可敌国者。战国后期吕不韦"往来贩贱卖贵，家累千金"，后遇在赵国做人质的秦公子子楚，认为奇货可居，于是"以五百金与子楚，为进用，结宾客，而复以五百金买奇物玩好，自奉而西游秦"。子楚借此回国，后即位为秦王，拜吕不韦为相，封文信侯。《史记·货殖列传》载"猗顿用盬盐起，而邯郸郭纵以铁冶成业，与王者埒富"，于是出现"千金之家比一都之君，巨万者乃与王者同乐"的情况，如卓文君的父亲卓王孙为蜀中富商，仅家僮即有八百人。

庶民可自由从事各种产业。《春秋穀梁传·成公元年》："古者有四民：有士民，有商民，有农民，有工民。"士民"学习道艺"，商民"通四方之货"，农民"播殖稼穑"，工民"巧手劳心以成器物"。古时重农，庶民多从事农耕，因此以"农民"最多。庶民要缴纳赋税，承担徭役，于是希望风调雨顺，希望"春种一粒粟，秋收万颗子"，期盼皇帝圣明，官吏宽厚，世道清平，轻徭薄赋。若逢饥荒、战争，或官府暴虐，大肆征敛，则离乡外逃，成为流民，或应征入伍，战死沙场，甚至卖身为奴，易子而食，都在所难免。曹操的《蒿里行》、汉乐府的《十五从军征》以及杜甫的"三吏""三别"等，皆是乱世民间疾苦的充分写照。

如逢盛世丰年，惬意恬静的乡村生活在诗人的描摹中犹如画卷。如王维的《渭川田家》："斜光照墟落，穷巷牛羊归。野老念牧童，倚杖候荆扉。雉雊麦苗秀，蚕眠桑叶稀。田夫荷锄至，相见语依依。即此羡闲逸，怅然歌式微。"陆游的《游山西村》："莫笑农家腊酒浑，丰年留客足鸡豚。山重水复疑无路，柳暗花明又一村。箫鼓追随春社近，衣冠简朴古风存。从今若许闲乘月，拄杖无时夜叩门。"范成大的《四时田园杂兴》之一："梅子金黄杏子肥，麦花雪白菜花稀。日长篱落无人过，唯有蜻蜓蛱蝶飞。"辛弃疾的《清平乐·村居》："茅檐低小，溪上青青草。醉里吴音相媚好，白发谁家翁媪？大儿锄豆溪东，中儿正织鸡笼。最喜小儿无赖，溪头卧剥莲蓬。"皆津津乐道于农人简朴而自在的生活。

《礼记·曲礼》："礼不下庶人，刑不上大夫。"庶民不受礼教的束缚，精神较为自由。大多数人相信善恶报应，敬仰忠孝仁义。信奉宗教，祭拜神祇是庶民生活的重要内容。《水浒传》中林冲遇鲁智深在大相国寺，其妻为高衙内所戏在东岳庙，充军看守草料在天王堂，杀陆谦等在山神庙。书中还出现了有灵官庙、武成王庙、土地庙、城隍庙、白龙庙、玄女庙、大圣庙、金天圣帝庙、西岳庙、岱岳庙、神农庙、龙神庙等，反映出当时民间的多神信仰。

自唐代长安、洛阳开始，我国的城市发展初具规模。北宋时期我国城市人口比例已超过30%，居当时世界之首。此时汉唐以来封闭的坊、市逐渐为开放的街、厢所取代，宵禁渐弛，商业日盛，一度物阜民丰，市民生活亦丰富多彩。孟元老的《东京梦华录》记载当时的都城东京汴梁（今开封）规模为"东都外城，方圆四十余里。城壕曰护龙河，阔十余丈。壕之内外，皆植杨柳，粉墙朱户，禁人往来……旧京城方圆约二十里许……穿城河道有四"。且"时节相次，各有观赏。灯宵月夕，雪际花时，乞巧登高，教池游苑。举目则青楼画阁，绣户珠帘。雕车竞驻于天街，宝马争驰于御路……八荒争凑，万国咸通。集四海之珍奇，皆归市易；会寰区之异味，悉在庖厨。花光满路，何限春游；箫鼓喧空，几家夜宴。"可谓盛极一时。即使迁都临安（今杭州），亦是"东南形胜，三吴都会，钱塘自古繁华"。吴自牧的《梦粱录》记载杭州"为行都二百余年，户口蕃盛，商贾买卖者十倍于昔"。耐得翁的《都城纪胜》说杭州"城之南西北三处，各数十里，人烟生聚，市井坊陌，数日经行不尽，各可比外路一小小州郡"。始设于北魏用于军事目的的"镇"，因武事已废弛，又地处要冲，北宋之后变为商业城市，如江西景德镇等。至明清时期，随着民间手工业、商业的发展，城市数量增多，规模增大。明代中叶以后，工商业发达的城市有50多处，此时期超过百万人口的城市已有三个，分别为北京、南京和苏州，另有约十个城市人口在50万到百万之间，市井繁华，盛况空前。

恬美的田园与兴旺的市井是古人理想的生活场所，洋溢于其间的庶民文化则充分反映了古代中国的社会气质。

四、士人文化

西周以"士"为贵族中最低的一级，依附于卿、大夫，高于庶民。卿、大夫的嫡长子继承父位为卿、大夫，诸弟则为士，士的嫡长子仍为士，诸弟则为庶人。可知贵族庶孽是"士"的来源，如商鞅即是"卫之诸庶孽公子也"。"士"也可以来自庶民，《荀子·王制》："虽庶人之子孙也，积文学，正身行，能属于礼义，则归之卿相士大夫"，即成为"士"。如孔子的弟子子贡、子路即原为"鄙人"。

"士"的社会职责是"以仁厚知能尽官职"，即做官。先秦所说的"士"范围较广，孔门弟子"七十二贤人"，虽出身、能力各异，皆是"士"。《墨子》中则有谋士、勇士、巧士、使士之别，《荀子》中更有法士、通士、公士、直士、悫士、俊士、知士、诚士、信士、贤士、仕士、处士、辩士、义士、劲士、锐士、能士、隐士、材伎之士、爪牙之士、公正之士、贤良知圣之士、端诚信全之士、布衣绌屦之士，以及罢士、佣士等。西汉以后儒学逐渐成为正统思想，"士"的含义也逐渐缩小为儒家的定义。另一种狭义的解释则是"四民"中与农、工、商并列的"士"，即读书人。由于"士"的精神价值，读书人出仕为官后大多仍以"士"自居。

"士"应志存高远，胸怀天下，这种理想是其一生奋斗的动力。"士"为了理想，可以颠沛流离，可以艰苦卓绝。《论语》"君子无终食之间违仁，造次必于是，颠沛必于是"，"士志于道而耻恶衣恶食者，未足与议也"，"士不可以不弘毅，任重而道远"，皆指此而言。孔子亦身体力行，周游列国时，在匡、蒲被围，在陈、蔡绝粮，虽困而志不移。"士"不论穷通，皆应坚持理想，"不以物喜，不以己悲"，纵使不为时世所用，亦不改其志，不磨其节。对此，《孟子》的阐述最为经典："故士穷不失义，达不离道。穷不失义，故士得己焉；达不离道，故民不失望焉。古之人，得志，泽加于民；不得志，修身见于世。穷则独善其身，达则兼济天下。"屈原在《离骚》中对这种砥砺自洁的情操也有充分的抒发，其名句如"朝饮木兰之坠露兮，夕餐秋菊之落英""长太息以掩涕兮，哀民生之多艰""虽九死其犹未悔""路漫漫其修远兮，吾将上下而求索"等为后人千古传颂，甚至将其视作"士"的行为准则和精神家园。此可谓"穷不失义"。明代海瑞抱必死之心上《治安疏》，直斥嘉靖帝："陛下则锐精未久，妄念牵之而去矣。反刚明而错用之，谓长生可得，而一意玄修。富有四海，不曰民之脂膏在是也，而侈兴土木。二十余年不视朝，纲纪驰矣；数行推广事例，名爵滥矣。二王不相见，人以为薄于父子；以猜疑诽谤戮辱臣下，人以为薄于君臣；乐西苑而不返宫，人以为薄于夫妇。天下吏贪将弱，民不聊生，水旱靡时，盗贼滋炽。自陛下登极初年亦有这，而未甚也。今赋役增常，万方则效。陛下破产礼佛日甚，室如县罄，十余年来极矣。天下因即陛下改元之号而臆之曰：'嘉靖者，言家家皆净而无财用也。'"其言诤诤，其骨铮铮。海瑞一生秉刚劲之性，苦节自厉，直行不阿。虽历仕三朝，官至右佥都御史巡抚应天十府，仍清廉克己，死时几乎家徒四壁，"葛帏敝籝，有寒士所不堪者"。此可谓"达不离道"。

"士"之力行仁义，必要时应不惜生命，达到《论语》"杀身成仁"，《吕氏春秋》"临患忘利，遗生行义，视死如归"的要求。唐代张巡在安史之乱时死守睢阳，城破被杀，唐代宗为其建庙，诏曰："中原板荡，四海横波。公等内总羸师，外临劲敌，析骸易子……兵尽矢穷……宁甘杀身，不附凶党。信光扬于史册，可龟鉴于人伦。"《新唐书》赞曰"大小数百战，虽力尽乃死，而唐全得江淮财用，以济中兴"；《旧唐书》赞曰"烈士徇义，见危致命，国有忠臣，亡而复存"。宋代文天祥抗元被俘，在狱中作《正气歌》："天地有正气，杂然赋流形……时穷节乃见，一一垂丹青……是气所磅礴，凛烈万古存……当其贯日月，生死安足论。"虽经多次劝降而坚决不从，慨然赴死。

"士"须有合乎礼法的风度，这种风度是其精神中不可亵渎的一部分，不因境遇而改变，即使生死关头也不能放弃。《论语》中有很多弟子对孔子风度的追忆，如"子之燕居，申申如也，夭夭如也""孔子于乡党，恂恂如也""君召使摈，色勃如也，足躩如也"。"谦谦君子，温润如玉"来自于《周易·谦卦》"谦谦君子"和《国风·秦风·小戎》"言念君子，温其如玉"，是对理想的士人风度的概括。这种风度是内在修养形成的气质，而非惺惺作态。《世说新语·雅量》记述东晋车骑大将军郗鉴遣人往王导家族中择婿，王家子弟"咸自矜持"，惟王羲之若无其事，"在床上袒腹卧"，郗鉴认为"正此好"，遂将女儿嫁与。后人遂以"东床坦腹"

代称佳婿。《左传·哀公十五年》卫国内乱，子路"不辟其难"，被斩断冠缨，子路说"君子死，冠不免"，竟"结缨而死"。这就是《礼记·儒行》所说的"儒有可亲而不可劫也，可近而不可迫也，可杀而不可辱也"。

五、隐士文化

隐士指不愿做官隐居山林的人。《史记》记载"尧让天下于许由，许由不受，耻之，逃隐"，可知隐士自古就有。山林中人未必皆为隐士，必有大德高才，高风亮节，却不做官，也不想做官，才算是隐士。

隐士有起初即不愿做官而隐逸山林的。元代画家吴镇与黄公望、倪瓒、王蒙并称"元四家"，究天人之学，终生未仕，也不与官宦来往，曾作词《沁园春·题画骷髅》："古今多少风流，想蝇利蜗名几到头。看昨日他非，今朝我是，三回拜相，两度封侯，采菊篱边，种瓜圃内，都只到邙山土一丘。"有先入仕途而后隐逸山林的。东晋陶渊明本不欲为官，因亲老家贫，不得已而担任祭酒、参军之类的官职，到任彭泽令时，终于"不能为五斗米折腰，拳拳事乡里小人"，于是辞归，作《归去来辞》："悟已往之不谏，知来者之可追，实迷途其未远，觉今是而昨非"。有仕而隐又隐而仕的，即既担任官职却又向往隐逸，或过着半隐半仕、亦隐亦仕的生活。唐代王维先任职于朝廷，安史之乱时被迫接受伪职，事后因其弟王缙保护，被降职留用，从此心灰意冷，又无法辞官，于是"笃志奉佛，食不荤，衣不文彩，别墅在辋川，地奇胜……与裴迪游其中，赋诗相酬为乐"。

上述三种皆可算是真正的隐士。另有身隐而心未隐，以"隐逸"为晋身之阶的。如唐代卢藏用考中进士而未授官职，心中不满，于是隐居终南山以自高，授官后颇为得意，对人说"此中大有嘉处"。此与上述三种大不相同，当时就有人指斥为"仕宦之捷径"。卢藏用后来"徇权利，务为骄纵，素节尽矣"，终于不配"隐士"二字。

真正的隐士应具备品德、才气、性情三个方面的品质。首先要品德高尚，不仅不愿做官，且必不肯做有违道德的事。其次要有才气，无才之人无所谓"隐逸"。第三要有常人所不具备的性情。陶渊明是具备这三条的"真隐士"。陶渊明归隐之初常"引壶觞以自酌，眄庭柯以怡颜，倚南窗以寄傲，审容膝之易安"，生活随心而惬意。后因失火宅院尽毁，生活陷入困顿，虽嗜酒，但"家贫不能常得，亲旧知其如此，或置酒而招之。造饮辄尽，期在必醉。既醉而退，曾不吝情去留。环堵萧然，不蔽风日，短褐穿结，箪瓢屡空，晏如也。常著文章自娱，颇示己志，忘怀得失"。《南史·隐逸上》以"行吟山泽，皆用宇宙而成心，借风云以为气"概括隐士的气质、襟怀与风度，其不同于常人可以想见。

隐士实为"士"的一类，非"士"不可以称"隐士"，非有"士"的品格不足以为真正的隐士。因而隐士虽在山林，却未必忘怀于天下。诸葛亮早年"躬耕陇亩，好为《梁父吟》……每自比于管仲、乐毅"，可见隐居者未必无天下之志。后因刘备"三顾于草庐之中"，"由是感激，遂许先帝以驱驰"，始于"三顾频烦天下计"，终于"两朝开济老臣心"。

六、侠士文化

侠士指行侠仗义之人，即侠义之士。侠义即见义勇为、舍己助人的性格、气质或行为。《史记·游侠列传》认为"游侠"乃"言必行，行必果，已诺必诚，不爱其躯，赴士之厄困，千里诵义者也"。"义"即正义，也有解释为"宜"的，即合于道义。中国人崇尚行侠仗义，崇拜侠义之士。

"侠义"首先是一种正义的品格。若不能匡扶正义，镇压邪恶，行善济弱，"行侠"便失去了内涵，自然不属于"侠义"的范畴。"行侠"者往往有勇力，或有财力，或有智谋，但前提是"仗义"。东汉末鲁肃"家富于财，性好施与，尔时天下已乱，肃不治家室，大散财货，摽卖田地，以赈穷弊结士为务，甚得乡邑欢心"，周瑜曾向其借粮，鲁肃家中有米两囷，借一囷（三千斛）与周瑜。此为以财物行侠。战国时期秦围攻赵都邯郸，辛垣衍劝赵尊秦王为帝，以解邯郸之围。鲁仲连"义不帝秦"，与辛垣衍反复辩论，辛垣衍感动，称"吾乃今日而知先生为天下之士也，吾请去，不敢复言帝秦"。此为以智谋行侠。至于《水浒传》中鲁达闻得郑屠霸占金翠莲，三拳打死"镇关西"，则是以勇力行侠。

由于"侠义"原是正义指导下的一种行为，因而即使不拥有勇力、财力、智谋，仍可以行侠仗义。明末魏忠贤专权暴虐，以江南士大夫为主的东林党上疏弹劾魏忠贤。魏忠贤杀东林党人杨涟、左光斗等，并到苏州抓捕另一东林党人周顺昌，激起苏州民变。危急时苏州市民首领颜佩韦等五人挺身投案，为保护民众慷慨就义。苏州民众将他们合葬，称"五人之墓"。继东林而起的复社领袖张溥感佩"五人生于编伍之间，素不闻《诗》《书》之训"，却终能"激昂大义，蹈死不顾"，于是作《五人墓碑记》，称"哀斯墓之徒有其石也，而为之记，亦以明死生之大，匹夫之有重于社稷也"。可知"侠义"并不拘于勇力、财力、智谋等，而是一种基于正义的牺牲精神，即孟子所说的"舍生而取义者也"。

从《史记·游侠列传》中季布、朱家二人事迹看，侠士必有常人所不及的品行、境界与作为。季布"为气任侠，有名于楚"，以至楚人传说"得黄金百（斤），不如得季布一诺"。季布善战，在项羽手下时曾屡屡使刘邦受到挫折。刘邦打败项羽后搜捕季布，朱家设法救了季布。朱家"振人不赡，先从贫贱始"，而自己却"家无余财，衣不完采，食不重味"。"既阴脱季布将军之厄，及布尊贵，终身不见也"，以至"自关以东莫不延颈愿交焉"。"义不帝秦"的鲁仲连挽救了赵国，事后赵国要厚谢他，他说"所贵于天下之士者，为人排患释难、解纷乱而无所取也。即有所取者，是商贾之人也，仲连不忍为也"，辞去后终身不复见。

在文学作品中，侠士往往有高强的武功和英武的气度，且行踪无定，来去倏忽，给人以神秘感，如李白《侠客行》："赵客缦胡缨，吴钩霜雪明。银鞍照白马，飒沓如流星。十步杀一人，千里不留行。事了拂衣去，深藏身与名。闲过信陵饮，脱剑膝前横。"侠士常有高远志向，如《虬髯客传》中虬髯客本"欲以此世界求事，当龙战三二十载，建少功业"，见到李世民后认为是真命天子，于是飘然而去，后在东南建立了大功业。侠士可以是"闾巷之侠，修行砥名，声施于天下"，如朱家。侠士也可以成为贤能清官的助手，如《三侠五义》中的展昭、《施公案》中的黄天霸等。

第二节　中国文化的世态人情

世态人情即"世情"。不同的国家、民族有不同的世情，而同一国家或民族，世情虽会变迁，却有一定的传承性和稳定性。中国文化源远流长，迁演流变，其中相对稳定的世情则贯穿古今，成为中国传统文化的内核与特征。

一、平安

"平安"是中国文化最核心的内容之一，指人处在平和、安定、自在中，没有不安感、危机感。《韩非子·解老》说："人无智愚，莫不有趋舍。恬淡平安，莫不知祸福之所由来。""平安"是人们最基本的愿望。如果平安失去保障，其他则无从谈起。唐代岑参在边塞遇到回京使者，托其传口信给家人，"马上相逢无纸笔，凭君传语报平安"。

"平安"的理念渗透在我国古代社会的各个方面，是最广泛的文化浸淫。唐代段成式《酉阳杂俎续集》载"北都（今山西太原）惟童子寺有竹一窠，才长数尺，相传其寺纲维每日报竹平安"。竹子生于北方不易，于是寺主要求司事僧人每天向他报告竹子的情形。宋代韩元吉《水调歌头·席上次韵王德和》："无客问生死，有竹报平安"，"竹报平安"遂成为平安家信的代称。

我国各地取名中寓意"平安"的例子很多。如浙江临海之地常有海潮，五代时置望海县（今属浙江宁波），不久改为"定海"，清康熙时又改为"镇海"，不外是希望能免于海潮造成的灾害。而钱塘（今浙江杭州）则有江潮为害，北宋初建六和塔，希望能借助佛力镇压江潮，此塔实为祈望平安的产物。古时岷江泛滥为患，桥常被洪水冲垮，今都江堰上有"安澜桥"，系清代嘉庆建的竹索桥，桥名"安澜"，亦表达人们对平安的祈愿。

面对人力难以抗衡的自然和变化莫测的命运，人们将对平安的祈望寄托于神祇的庇佑。在这些神祇中，关帝、观音、门神、灶神最为普遍。关帝即关羽，后世以为忠义的化身。据洛阳关林清康熙五年董笃行等所立《关圣帝君行实封号碑记》，宋徽宗先后封关羽为忠惠公、崇宁真君，明神宗封关羽为三界伏魔大帝神威远镇天尊关圣帝君，清顺治帝封关羽为忠义神武关圣大帝。观音即观音菩萨，也称"观自在菩萨"，具有平等无私的广大悲愿，众生遇到困难和苦痛，只要诚心称念其法号，就会得到救护。《妙法莲华经·观世音菩萨普门品》说"蚖蛇及蝮蝎，气毒烟火燃，念彼观音力，寻声自回去"，又说"诤讼经官处，怖畏军阵中，念彼观音力。众冤悉退散"。关帝忠勇仁义，疾恶如仇；观音大慈大悲，救苦救难，自然成为人们祈求平安的依托。实际生活中平安的概念可以扩展，人凡有所求，只要不是非分胡为，似都可以拜求关帝或观音。《聊斋志异》中的《大男》篇，大男的父亲离家不归，大男方七八岁，问母亲自己何时才能长大，母亲说"汝往塾，路经关圣庙，当拜之，祐汝速长"。另一篇《菱角》中，胡大成跟着塾师学习，"道由观音祠，母嘱过必入叩"，后果然逢凶化吉，"由此持《观音经咒》益虔"。

门神、灶神也是保平安的神祇。我国先秦即有门神。《礼记·祭法》述王七祀，诸侯五祀，大夫三祀，士二祀，庶人一祀，皆有门（户）神。门神驱邪辟鬼，护佑良善，是威猛刚烈的形象。《论衡·订鬼》引《山海经》说"沧海之中，有度朔之山，上有大桃木，其屈蟠三千里，其枝间东北曰鬼门，万鬼所出入也。上有二神人，一曰神荼，一曰郁垒，主阅领万鬼。恶害之鬼，执以苇索，而以食虎"，神荼与郁垒成为后世的门神。唐代以后，钟馗与秦琼、尉迟恭成为门神常见的形象。我国灶神信仰也很悠久，《礼记·月令》有"五祀"，东汉郑玄解释为"五祀，门、户、中霤、灶、行也"，"灶"即灶神。与"门神"不同的是，灶神不仅可以保平安，还奉玉帝之命考察人家善恶，所以人家每年"祭灶"要用麦芽糖等，为的是请灶神"上天言好事，下界降吉祥"。宋代晁补之有词（失调名）曰："灶马门神，酒酌醑酥，桃符尽书吉利……交年换新岁，长保身荣贵，愿与儿孙，尽老今生，祝寿遐昌，年年共同守岁"。生动地描写了古时岁末除旧布新中反映出的灶神和门神信仰。

在日常生活中还有许多祈望平安的表达方式，对联是其中极为普遍的一种。民国出版的《日用酬世大观》中记载的小店对联，"风风雨雨朝朝暮暮可怜他来来去去个个忙忙碌碌，我我卿卿夫夫妇妇但愿得平平稳稳年年喜喜欢欢"，"平安"之愿显然其中。人们往往认为逸乐易致祸患，勤劳可保平安，于是又有"为人莫想欢娱欢娱即生烦恼，处世休辞劳苦劳苦乃得安康"。

二、吉祥

《说文解字》对"吉"的解释是"善也"，后凡善、美皆称为"吉"；对"祥"的解释是"福也"，后凡吉、善皆称为"祥"。"吉祥"一词始见于《庄子·人间世》"虚室生白，吉祥止止"，成玄英疏："吉者福善之事，祥者嘉庆之征，止者凝静之智，言吉祥福善，止在凝静之心，亦能致吉祥之善应也。"可知"凝静之心"是"吉祥"的前提。若心如虚室，自然能见真道，无妄作，无妄言，不贪婪，不邪僻，吉祥便随之而生。因此，古人认为"吉祥"不是外来的好处，而是道德修养的"善应"，所谓"吉人自有天相"。"吉"作"吉利"则是后起的意思。

《尚书·汤诰》有"天道福善"的说法，于是人们相信行善可以致祥，致祥当须行善。古时所谓"善行"涉及极广，凡忠君孝亲、恪守职责、施药济贫，只要利国利民，无不属于"善行"。古时认为"百善孝为先"，于是多有以孝行得善报的记述。曹植《灵芝篇》："董永遭家贫，父老财无遗。举假以供养，佣作致甘肥。责家填门至，不知何用归。天灵感至德，神女为秉机"，是"因孝致祥"的典型。《聊斋志异·水灾》篇后记"康熙三十四年，平阳地震，人民死者十之七八。城郭尽墟，仅存一屋，则孝子某家也。茫茫大劫中，惟孝嗣无恙，谁谓天公无皂白耶"，亦是对孝行的"善报"。

除孝行外，乐于布施、赞助公益、端正不妄等，亦可"致祥"。"布施"被认为是慈悲精神的体现，原指佛教徒资助贫困，后来主要指信众向佛寺捐献财物。佛教信众相信布施可以积累功德而最终得到福报。《水浒传》中赵员外能将鲁达送到文殊院出家，是因为"祖上曾舍钱在寺里，是本寺的施主檀越"。《红楼梦》中的铁槛寺"原是宁荣二公当日修造，现今还是有香火地亩布施，以备京中老了人口在此便宜寄放"。襄赞公益是重大的善行。古时每遇饥荒灾害，往往有捐资赈济的。《宋史·刘宰传》记载刘宰"置义仓，创义役，三为粥以与饿者，自冬徂夏，日食凡万余人，薪粟、衣纩、药饵、棺衾之类，靡竭不获……桥有病涉，路有险阻，虽巨役必捐资先倡而程其事"，刘宰去世，"乡人罢市走送，袂相属者五十里，人人如哭其私亲"。古时认为人品行端正而不妄念妄为，可以免灾致祥。西汉刘向在《条灾异封事》中说"和气致祥，乖气致异"。《三国演义》中的糜竺乘车回家，路遇火德星君幻化为美妇来求同载，糜竺虽与同车，但目不斜视，火德星君为其端正不妄所感动，临别告诉他将有火灾，速搬财物，糜竺按其所告行事，最终减少了损失。《周易·坤卦·文言》中"积善之家，必有余庆；积不善之家，必有余殃"的说法，对后人"积善致祥"具有深刻影响。

对吉祥的向往引导了古人的想象与创造，为了吉祥，或为了守护吉祥，逐渐形成了诸多风俗。如《礼记·礼运》称麟、凤、龟、龙为"四灵"，是因为"龙以为畜，故鱼鲔不淰（惊走）；凤以为畜，故鸟不獝（惊飞）；麟以为畜，故兽不狱（惊跑）；龟以为畜，故人情不失"，于是古人将"四灵"视为"瑞兽",作为吉祥的象征。南朝宗懔《荆楚岁时记》所载"正月一日……鸡鸣而起,先于庭前爆竹,以辟山臊恶鬼……造桃板著户,谓之仙木,绘二神,贴户左右,左神荼,右郁垒,俗谓之门神……长幼悉正衣冠,以次拜贺。进椒柏酒,饮桃汤。进屠苏酒、胶牙饧。下五辛盘,进敷于散,服却鬼丸"。宋代王安石《元日》诗:"爆竹声中一岁除,春风送暖入屠苏。千门万户曈曈日,总把新桃换旧符。"都表现了古人以各种形式祈求吉祥。

三、富贵

"富"为富有,"贵"为高贵,两者原本不同。早期中国社会有"富"而不"贵"的,也有"贵"而不"富"的。如名商巨贾,虽家财万贯,但位列士、农、工、商"四民"之末,甚至"止衣绢、布"(《明史·舆服志》),即使富可敌国,亦不能称"贵"。而"君子之泽,五世而斩"(《孟子·离娄下》),世家子弟亦有不善经济而困不得意,甚至日用匮乏的,不能称"富"。

但由于地位与财富的密切关联,"富"与"贵"往往并存,富者多贵,贵者多富,"富贵"一词至晚在春秋时期已经出现。《史记·秦始皇本纪》载始皇四年"十月庚寅,蝗虫从东方来,蔽天。天下疫。百姓内粟千石,拜爵一级",开捐纳买官之例。此后凡乱世末世,皆捐官成风。《清史稿·食货志》载乾隆三十九年开行常例捐纳,道员、知府以下,各有标价,而"咸、同之际,捐例大开,稍有余资者,莫不捐纳一官,夸耀乡里"(《清裨类钞》)。员外郎为六部各司的次官,清代中期以后富人多以捐纳而得,是将富人称为"员外"的由来。

富贵对人有巨大的吸引力。陈胜与人佣耕,怅恨不已,跟同伴说"苟富贵,无相忘",被同伴取笑,慨叹"燕雀安知鸿鹄之志哉",可知"鸿鹄之志"即含富贵。项羽攻入关中,杀秦王子婴,烧秦宫室,有人建议他建都关中,项羽不以为然,认为"富贵不归故乡,如衣绣夜行,谁知之者",被讥为"沐猴而冠"。可知向往富贵并张扬富贵是人之常情。而圣贤如孔孟,则强调对待富贵的态度要端正,应取之有道,而不能为之役使。如《论语·述而》"不义而富且贵,于我如浮云";《孟子·滕文公下》"富贵不能淫,贫贱不能移,威武不能屈,此之谓大丈夫"。

为富贵而努力是最常见的世情。《琵琶记》中"你为甚十年窗下无人问,只图个一举成名天下知。你若不锦衣归故里,谁知你读万卷书",前句反映为"富贵"而读书的价值观,后句反映"衣锦还乡"的荣耀观。《初刻拍案惊奇》中"转运汉巧遇洞庭红,波斯胡指破鼍龙壳"一则,商人文若虚经营受挫,濒临破产,机缘巧合,因转卖橘子(洞庭红)、鼍龙壳而获大利,最终"家道殷富不绝",反映为财富而冒险的精神和对暴富奇遇的憧憬。唐代传奇《枕中记》借卢生之口,"士之生世,当建功树名,出将入相,列鼎而食,选声而听,使族益昌而家益肥",表达了读书人对富贵的向往。

然而"金玉满堂,莫之能守。富贵而骄,自遗其咎"(《道德经·第九章》),若过分贪恋富贵而行止无度,则往往隐藏危机,招致祸患。所以《韩非子》说"人有福则富贵至,富贵至则衣食美,衣食美则骄心生,骄心生则行邪僻而动弃理,行邪僻则身死夭,动弃理则无成功"。《尚书·洪范》将寿、富、康宁、攸好德、考终命列为"五福",实有告诫人们不可孜孜于富贵而不顾其他的用心。霍去病少年英武,立大功,汉武帝对其亲重超过卫青。"其从军,天子为遣太官赍数十乘,既还,重车余弃粱肉,而士有饥者。其在塞外,卒乏粮,或不能自振,而骠骑尚穿域蹋鞠",《史记》责之"贵"而不体恤士卒。《孟子·滕文公上》:"为富不仁矣,为仁不富矣"，东汉赵岐注"富者好聚，仁者好施，施不得聚，道相反也"，可见协调好"富贵"与"仁爱"的关系并不容易。

四、寿考

《诗经·大雅·棫朴》说"周王寿考"，东汉郑玄注"文王是时九十余矣，故云寿考"。《尚书·洪范》中"五福"之一的"考终命"，孔安国解释为"各成其短长之命以自终，不横夭"，意思是各人寿数本有短长，若能各尽其数，自然地老去，无横夭之灾，便是"考终命"。怎样才能"考终命"，《吕氏春秋》认为"天生阴阳寒暑燥湿，四时之化，万物之变，莫不为利，莫不为害。圣人察阴阳之宜，辨万物之利以便生，故精神安乎形而年寿得长焉"。"寿考"的关键在于"察阴阳之宜，辨万物之利"，目标在于"便生"，即《素问》所称的"志闲而少欲，心安而不惧，形劳而不倦，气从以顺，各从其欲，皆得所愿"。《吕氏春秋》不认为药物可致长生，于是说"巫医毒药，逐除治之"，"为其末也"，东汉高诱注为"古之人治正性、保天命者也"。《黄帝内经》中将这种方法阐释为"法于阴阳，和于术数，食饮有节，起居有常，不妄作劳"，故"能形与神俱，而尽终其天年，度百岁乃去"。

尽管不可能人人"寿考"，但人人皆抱有"寿考"的希望。殷代有彭国传八百余年，后人传为彭祖寿八百余岁，可见对长寿的渴望与推崇。这种渴望与推崇体现在方方面面。《周礼·地官·大司徒》提出"保息六养万民：一曰慈幼，二曰养老，三曰赈穷，四曰恤贫，五曰宽疾，六曰安富"，"养老"与"慈幼"并居前列。《礼记·月令》："养衰老，授几杖，行糜粥饮食。"甘肃省武威县出土的汉代《王杖十简》，大意是说，皇帝出于尊敬老人的目的，对七十岁以上的老人授以王杖，王杖上有鸠饰，若有敢谩骂、殴打持杖老人者，比照大逆不道罪论处。王杖制度虽不能等同于养老制度，但从中可见敬老、养老之意。《史记·龟策列传》记载江南地区"江傍家人常畜龟饮食之，以为能导引致气，有益于助衰养老"。古代医学也十分重视养老，将其作为专题来探讨。如唐代《千金翼方》有"养老大例"，宋代《太平圣惠方》有"食治养老诸方"，元代《格致余论》有"养老论"，宋代有《寿亲养老新书》，明代有《遵生八笺·延年却病笺》，清代有《老老恒言》，"养老"一直是古时医学的重要内容。

"寿考"在文学中亦有许多意象。《诗经·小雅·斯干》："秩秩斯干，幽幽南山，如竹苞矣，如松茂矣"，为"寿如南山不老松"的流觞。松树自此成为最常见的长寿象征。《太平广记》卷四百十四在"服饵"下集录服松脂、饵松蕊、服茯苓、服菖蒲、服桂、饵柠实、服五味子、食术、服桃胶、服地黄、服远志、服天门冬、饮菊潭水、饮甘菊谷水诸条，大致有强健、长寿、多子、美色、明目的功用。其中"饮菊潭水"条记："荆州菊潭，其源傍芳菊被涯澳，其滋液极甘。深谷中有三十余家，不得穿井，仰饮此水，上寿二三百，中寿百余，其七十八十犹以为夭。菊能轻身益气，令人久寿。"于是祝寿语又有"松菊延年"。《抱朴子·内篇·对俗》："知龟鹤之遐寿，故效其道引以增年。"《搜神后记》记丁令威外出学道，后化鹤归来，向乡人说"有鸟有鸟丁令威，去家千年今始归"，于是祝寿语又有"松鹤长春"。《诗经·豳风·七月》有"为此春酒，以介眉寿"句，《毛传》以眉寿为"豪眉也"，孔颖达认为"人年老者必有豪毛秀出者"，后世将"眉寿"作为长寿的代称。

五、喜乐

《说文解字》解释"喜"为"乐也",《尔雅》解释"乐"为"喜乐"。《素问·阴阳应象大论》:"人有五脏化五气,以生喜怒悲忧恐",可知"喜(乐)"是人类基本的情感之一。《礼记·檀弓》:"人喜则斯陶(心初悦而未畅),陶斯咏(歌咏),咏斯犹(摇动身体),犹斯舞(手舞)",可见"喜乐"有程度的不同。"喜乐"是一种愉悦的情绪,可因相见而起,如《诗经·小雅·菁菁者莪》"既见君子,我心则喜";可因相知而生,如屈原《九歌·少司命》"悲莫悲兮生别离,乐莫乐兮新相知";或因游玩聚会,如王羲之《兰亭集序》"天朗气清,惠风和畅,仰观宇宙之大,俯察品类之盛,所以游目骋怀,足以极视听之娱,信可乐也";或因久别重逢,如唐代李益《喜见外弟又言别》"十年离乱后,长大一相逢。问姓惊初见,称名忆旧容";或因战乱终止,如杜甫《闻官军收河南河北》"却看妻子愁何在,漫卷诗书喜欲狂。白日放歌须纵酒,青春作伴好还乡"。

生活日复一日,难免感觉平淡,"喜乐"便成为最好的调剂。中国古代节日众多,从春节(古称正旦、元旦、元日等)到除夕,从宫廷到民间,几乎每个节日都有"喜乐"的方式。逢节多有饮宴,南朝《荆楚岁时记》记述正旦饮屠苏酒,王安石《元日》:"爆竹声中一岁除,春风送暖入屠苏。"饮酒之余,还有游戏助兴,如李商隐《无题》"隔座送钩春酒暖,分曹射覆蜡灯红";欧阳修《醉翁亭记》"宴酣之乐,非丝非竹,射者中,弈者胜,觥筹交错,起坐而喧哗者,众宾欢也"。宫廷的"喜乐",既讲究皇家气象,如曹植《元会》"欢笑尽娱,乐哉未央,皇家容贵,寿考无疆";又提倡"与民同乐",甚至因皇家的喜事而大赦天下,以示恩德。《孟子·梁惠王上》就说"古之人与民偕乐,故能乐也"。古来诸多节日中,以元宵节最为普天同庆,这种风俗在宋代达到鼎盛。《宋史·礼志三》:"元观灯本起于方外之说,自唐以后,常于正月望夜开坊市门燃灯,宋因之。上元前后各一日,城中张灯,大内正门结彩为山楼影灯。起露台,教坊陈百戏。天子先幸寺观行香……从臣、四夷蕃客各依本国歌舞列于楼下。东华左右、掖门、东西角楼、城门大道、大宫观寺院悉起山棚,张乐陈灯……其夕开旧城门达旦,纵士民观。"丁仙现《绛都春·上元》:"玉勒争驰都门道。鳌山彩结蓬莱岛。向晚色、双龙衔照。绛绡楼上,彤芝盖底,仰瞻天表。缥缈。风传帝乐,庆三殿共赏,群仙同到。迤逦御香,飘满人间闻嬉笑。"描写的就是宋徽宗时东京的元宵胜景。

节庆之余,平日也有"喜乐"机会。古代笑话以"笑"为名,诙谐中不乏讽喻。《史记》已有专门的"滑稽列传",其中优孟"多辩,常以谈笑讽谏",优旃"善为笑言,然合于大道",虽以"笑言"形式取乐,却不乏深意,司马迁评价为"岂不亦伟哉"。我国古来诙谐专书很多,如《笑赞》《笑府》《广笑府》《古今笑谭》《笑林》《笑海千金》《笑林广记》《笑得好》《笑笑录》《嘻谈录》等。《笑得好》编者金成石在自序中说:"正言闻之欲睡,笑话听之恐后,今人之恒情。夫既以正言训之而不听,曷若以笑话怵之之为得乎?予乃著笑话书一部,评列警醒,令读者凡有过愆偏私、朦昧贪痴之种种,闻予之笑,悉皆惭愧悔改,俱得成良善之好人矣。"可知"笑言"贵在警世启顽,使人得"好",非止仅仅一笑而已。

总之,尚喜取乐,是人们日常生活中的一个重要部分,从取乐的角度而言,其内容之广泛、形式之多样,不一而足,难尽其全。

下 篇 各 论

第四章 汉 字

　　汉字是世界上几种最古老文字中唯一流传至今，仍在使用的一种文字，也是当今世界上使用人口最多、地域最广的文字。汉字作为中国文化的重要符号，是中华民族告别蒙昧迈入文明的重要标志，也是中国文化得以传承不衰的重要载体。汉字的出现，使得中国历史文化进入到了信史时代。千百年来，无论走到哪里，无论操着怎样的方音，通过汉字中华儿女便可相互交流、彼此识别。汉字超越了时空阻隔，成为维系中华文化的纽带，传播中华文化的工具。可以说，汉字是中国文化的基石。

第一节　汉字的起源

　　探索汉字的起源和发展，是研究中国文化传承与发展的关键。我们的祖先首先是靠口头说话来交流思想的，但是这种方式常常受到时间和空间的限制。随着社会发展，人们需要将这些口头语言用文字符号记录下来，这样汉字就逐渐地产生了。

　　汉字的起源可以上推到何时？由于文献不足征，可资借鉴的资料较为零散，只能根据考古发现作大致的推测。目前发现的与原始汉字有关的资料主要是刻写的契符或者图画。例如河南省舞阳县沙河之滨的贾湖史前遗址，是一个距今 9000～7800 年的新石器遗址，考古人员对这个遗址的发掘所得表明中国先民那时就在龟甲、骨器、石器、陶器上刻划符号了，其中可以确认的契刻符号共 17 例。胡厚宣认为这些符号就是文字，并且与殷墟甲骨文有一脉相承的关系。李学勤认为贾湖遗址发现的契刻符号是已知的最终演变为汉字体系的最早前身。以此推算，中国汉字起源的上限至少可以追溯到大约 8000 年前。

　　同属新石器时代的仰韶、马家窑、龙山、良渚、大汶口文化，距今五六千年，发现了数十种在陶器上刻划的符号，其中有些与甲骨上所见的文字类似，因而也被认为是早期的原始文字。

　　汉字的起源问题，充满了神秘与魅力，一直是学者研究探讨的领域，这本身就是一个饶有趣味的文化现象。早在战国时期，就有人开始探讨汉字的起源问题。两千多年来，人们对于汉字的起源提出多种推测，下面介绍几种历史上流传较广的说法。

一、仓颉造字说

汉字起源传说中，影响最为广泛而深远的当属仓颉造字说。仓颉造字的说法早在战国时期就已出现。《荀子·解蔽》中记载："故好书者众矣，而仓颉独传者，壹也。"荀子认为，喜欢写字的人很多，唯独仓颉创造的汉字流传下来是因为他用心专一。其后，《韩非子·五蠹》《吕氏春秋·君守篇》等均有仓颉作书的记载。到了汉代，仓颉造字说依然流行，并进一步被神化。《淮南子·本经训》载："昔者仓颉作书而天雨粟，鬼夜哭。"高诱注："仓颉始视鸟迹之文，造书契，则诈伪萌生。诈伪萌生，则去本趋末，弃耕作之业而务锥刀之末利。天知其将饿，故为雨粟。鬼恐为书文所劾，故夜哭也。"高诱注《淮南子·修务训》还提到仓颉"生而见鸟迹，知著书"。

古人把创作汉字看作神圣的事情，认为造字的人也一定跟普通人不一样。所以汉代以后不仅记录仓颉造字，对仓颉的相貌、身份等描写也逐渐丰富。王充《论衡·骨相篇》记录了"仓颉四目，为黄帝史"的传闻。东汉许慎《说文解字·叙》也记载："黄帝之史仓颉，见鸟兽蹄迒之迹，知分理之可相别异也，初造书契，百工以乂，万品以察，盖取诸夬。"至南北朝时期，刘勰在《文心雕龙·练字》中说："仓颉造之，鬼哭粟飞，黄帝用之，官治民察。先王声教，书必同文。"种种传说显示了中国人对于汉字的崇拜，仓颉被逐渐神化，也就等于将汉字神圣化了。汉字的出现，将中华民族带入到文明社会，从此中国的信史时代开始了，这的确是一个惊天地、泣鬼神的大事。这也许就是汉字能够流传至今，并产生了与汉字相关的诸多文化现象的内在动力。

虽然仓颉一个人很难完成创造汉字这么浩大的工程，但是作为史官的仓颉完全可以在汉字发源阶段，对汉字进行收集、整理、规范、推广。仓颉造字，是因为历史发展到一定阶段，产生了社会需要。《淮南子》记载的"天雨粟"透露给我们一个信息：传说中的仓颉大约与粟有某种关系。今考"颉"字，从"页"，与头有关，《庄子·徐无鬼》"颉滑有实，古今不代"，是说荒诞不经的说法里，存在着事物的本质和规律，古往今来，概莫能外。仓颉的"颉"很可能就是头脑灵活、具有创新能力的意思。我们姑且假设黄帝部落的某个粮仓管理员，为了记录粮食的存储、发放，就在粮仓的墙壁上刻画记号，这种符号积累得多了，就成了最初的文字。须知上古时代，官吏基本上都身兼数职，占卜、授时、祭祀等，是最早的文化工作。粮仓附近一定会有很多鸟类，鸟的形状、鸟迹被管理粮仓的人摹写下来，或不足为怪。司马迁《报任安书》还说："文史星历，近乎卜祝之间。"所以，仓颉很可能就是一位早于甲骨文时代的文化人，在汉字创造过程中有过重要贡献。

二、八卦说

关于汉字起源于八卦，早在《易·系辞下》中就有记载："古者庖牺氏之王天下也，仰则观象于天，俯则观法于地；观鸟兽之文与地之宜，近取诸身，远取诸物，于是始作八卦，以通神明之德，以类万物之情。"东汉许慎《说文解字·叙》也有类似的记载："古者包羲氏之王天下也，仰则观象于天，俯则观法于地，视鸟兽之文与地之宜，近取诸身，于是始作《易》八卦，以垂宪象。及神农氏结绳为治而统其事，庶业其繁，饰伪萌生。"

从这两段文字中我们尚看不出八卦与汉字有什么关系，似乎八卦的作用是"以通神明之德，以类万物之情"。但是在汉代人所写的《易纬乾凿度》中，认为《易经》中的八卦符号就是八个汉字：乾卦（☰），即古文"天"字；坤卦（☷），即古文"地"字；离卦（☲），即古文"火"字；坎卦（☵），即古文"水"字；巽卦（☴），即古文"风"字；震卦（☳），即古文"雷"字；艮卦（☶），即古文"山"字；兑卦（☱），即古文"泽"字。

宋人郑樵《通志·六书略·论便从》也提出："文字便从（纵）不便衡（横）。坎、离、坤，衡卦也，以之为字则必从。故 ⫶ 必从而后成'水'，⫶ 必从而后成'火'，⫶ 必从而后成'灾'。"直接把八卦看作汉字的起源了。

实际上八卦是古代用于占卜的符号。八卦用作事物的象征，与汉字是两种性质完全不同的符号系统。但占卜与文字关系密切是毋庸置疑的。

三、结绳说

结绳说最早见于《易·系辞下》："上古结绳而治，后世圣人易之以书契。"《周易正义》引郑康成注："结绳为约。事大，大结其绳；事小，小结其绳。"唐代李鼎祚《周易集解》引《九家易》也说道："古者无文字。其有约誓之事，事大，大其绳；事小，小其绳。结之多少，随物众寡，各执以相考，亦足以相治也。"此外，《老子》《庄子》及许慎《说文解字》都有相关记载。《说文解字·叙》："及神农氏结绳为治而统其事。"段玉裁注："自庖牺以前，及庖牺，及神农，皆结绳为治，而统其事也。《系辞》曰：《易》之兴也，其于中古乎？虞曰：兴《易》者，谓庖牺也。庖牺为中古，则庖牺以前为上古，黄帝、尧、舜为后世圣人。按，依虞说，则《传》云上古结绳而治者，神农以前皆是。"清代朱宗莱《文学形义篇》则直言："文字之作，肇始结绳。"把结绳当作汉字的起源。

结绳记事，不仅上古有，近代亦有之。严如煜《苗疆风俗考》："苗民不知文字，父子递传，以鼠、牛、虎、马记年月，暗与历书合。有所控告，必倩土人代书。性善记，惧有忘，则结于绳，为契券，刻木以为信。太古之意犹存。"结绳记事的方法许多民族都有使用，如秘鲁印加人，我国藏族、高山族、独龙族、傈僳族、瑶族、哈尼族等。结绳是一种实物记事的方法，人们用结绳辅助记忆，或计数、计日，或记事。但是，结绳记事只能起到帮助记忆，避免忘记的作用，只是原始的记事法，既不能独立完整地记录事情，也不能表示语言中的读音，所以不可能直接发展为文字。

结绳记事法与原始初文的产生的确有一定的关系。如商周金文中的"十、廿、卅、卌"的字形，像一根或几根打结的绳子。但这些只能说明结绳记事法对汉字的某种有限的影响。

四、刻契说

所谓刻契，就是在木板或者竹板上刻些花纹、缺口等记号来记事。如《列子·说符》："宋人有游于道，得人遗契者，归而藏之，密数其齿，告邻人曰：吾富可待矣。"《史记·三皇本纪》："太昊、伏羲氏造书契，以代结绳之政。"刘熙《释名·释书契》："契，刻也，刻识其数也。"西汉焦延寿《易林》："符左契右，相与合齿。"刻契为约是一种帮助记忆的方法，刻契以计日、计数、为凭、记事。郭沫若在《古代汉字之辩证的发展》一文中指出：汉字有图画和随意刻画两个源头。"半坡遗址是新石器时代仰韶文化的典型，以红质黑纹的彩陶为其特征。其后的龙山文化，则以薄质坚硬的黑陶为其特征。值得注意的是：半坡彩陶上每每有一些类似文字的简单刻画，和器物上的花纹判然不同。黑陶上也有这种刻画，但为数不多。刻画的意义至今虽尚未阐明，但无疑是具有文字性质的符号，如花押或者族徽之类。后来的器物上，无论是陶器、铜器，或者其他成品，都有'物勒工名'的传统。特别是殷代的青铜器上有一些表示族徽的刻画文字，和这些符号极相类似。由后以例前，也就如由黄河下游以溯源于星宿海，彩陶上的那些刻画记号，可以肯定地说就是中国文字的起源，或者中国原始文字的孑遗。"于省吾亦云："西安半坡所发现的仰韶文化的陶器的口缘外，往往刻划着简单的文字……不难设想，当时的简单文字不会也不可能只限于陶器上，陶器以外，自然要有更多的文字，这种陶器上简单的文字，考古工作者认为是符号，我认为是文字起源阶段产生的一些简单文字。"

古人利用刻契的形式把一些数字符号或象形符号刻划在陶器或竹木片上，其中有的是作者署名。与结绳或八卦相比，刻契记事与文字有更多的相同点，因此刻契极有可能是最早的文字书写形式之一。

我们可以这样推测汉字的产生路径，是由图画文字以及刻在龟甲、石器、陶器上的刻符逐渐演变为较为抽象的字符，一个个零散的字符逐渐积累，达到一定数量后，由仓颉这样的史官进行规范整理，形成一个简单的文字体系。

一般说来，文字的发展常常有一个从多头到单头，从简单到复杂再到简单，从表形到表音的过程。图形符号、刻划符号都是汉字的源头。汉字主要由图形符号产生，小部分源于刻划符号。图形记事符号演变为象形字、会意字；刻划符号演变为指事字。随着社会的发展，汉字由原始文字逐渐发展成为完整的文字体系，这个过程中起到非常重要作用的是巫祝、卜史们。所以相传黄帝史官仓颉造字，是有一定道理的。

第二节　汉字形体的演变

汉字从创造到使用，其间经历了漫长的岁月，从目前可见资料来分析，我们能够看到的最早的成熟文字是殷商甲骨文，此后逐步演变为西周金文、春秋金文、战国文字、秦代小篆、汉代隶书以及魏晋以来的楷书。在演变过程中，汉字的形体和结构都发生了重要的变化。

一、汉字形体演变的过程及特点

殷商甲骨文是刻在龟甲和兽骨上的文字，内容多为殷朝占卜的记录，是目前已知的中国最早成体系的文字。传统六书中的象形、指事、会意、形声等结构方式在甲骨文中都有所体现。在字的构造方面，原始图画文字的痕迹仍比较明显，有些象形字的笔画多少、正反方向还不统一。甲骨文的形体，往往是以所表示实物的繁简决定大小，有的一个字可以占上几个字的位置，或长或短也不一致。甲骨文字是用刀刻在龟甲兽骨上，所刻线条粗细不一，以瘦硬线条为主，方折居多。殷商甲骨文字还没有完全独立为书写符号，它与占卜、祭祀等仪式属于一个统一整体，是那个时期占卜文化的体现。

金文，是指刻铸在钟鼎青铜器上的文字。我国使用青铜器的时间较长，因此金文也可分为商代金文、西周金文、春秋金文、战国金文等。商代金文，字形和字体与甲骨文近似，只是比甲骨文的象形程度更高，笔形较甲骨文圆润肥厚。新的独体字很少出现，有形符的合体字明显增加。字形较甲骨文稳定，有的字和偏旁逐渐趋于定型，异体字相对减少。行款基本固定，一般从右往左直行书写，成为后世汉字书写的典型款式。到了西周晚期，每篇铭文字体的大小趋于一致，甚至还出现了打格子书写的现象，力求字形方正匀称，奠定了汉字的方块形式。相较于甲骨文，金文的字符已经比较明显地趋向于整齐，表现出一定的规范性倾向。金文同样与祖庙、礼器、威仪等祭祀活动密切关联，因此金文的刻写也反映了商周时期重视祖先崇拜的特点。

战国时期，诸侯纷争，文字也呈现出极其复杂的局面。综合这一时期的文字特点，可分为"六国文字"和"秦国文字"两大系统。"六国文字"与金文相比，最明显的特点是笔画的随意简化，形体结构极为混乱。"秦国文字"接近正统的西周和春秋金文，比较严谨统一，后世称为"籀文"或"大篆"。因此，这一时期的文字具有地域色彩鲜明、出现正俗之分、俗体流行的特点。

小篆是在秦始皇统一全国后，推行"书同文"所采用的字体，是在秦国大篆籀文的基础上创制的统一文字。汉字发展到小篆阶段，其轮廓、笔画、结构基本定型，象形意味消减，文字的符号性进一步增强。秦王朝使用经过整理的小篆统一全国文字，使异体字大大减少，形声字大量增加。小篆比起前朝文字，在线条、结构、字形等方面前进了一大步，但是在运笔方法上还是圆转悠长，仍未完全摆脱象形的意味，书写速度较慢。

隶书是在汉代成熟并且通行的字体，其形由长变扁。隶书的出现是汉字演变史上的一个转折点，它改变了小篆使用的线条书写习惯，实现了书写的笔画化。从此，汉字失去了象形性。近人吴伯陶说："小篆和隶书实际上是两个系统，标志着汉字发展的两大阶段。小篆是象形体古文字的结束，隶书是改象形为笔画化的新文字的开始。"

楷书流行于魏晋之际，成熟于隋唐，至今依然在使用。楷书是在隶书的基础上，吸收行草书便于书写的优点，逐渐演变而来。它的字形由扁改为方，笔画中简省了汉隶的波折之势，横平竖直，笔画相互呼应。楷书结构严谨，便于识读，便于书写，历经千年而未变。

上述不同时期的汉字形体演变过程可分为两大阶段：古文字阶段和今文字阶段。其中古文字阶段始于殷商甲骨文，直至秦代小篆；今文字阶段起自汉代延续至今，以隶、楷为主。对于古文字，还可以按时代划分为原始文字、殷商文字、西周文字、春秋战国文字、秦小篆；或者以书写材料分为甲骨文、金文、陶文、玉石文、简帛文、玺印文、货币文等。专门研究古文字的学科称为古文字学。今文字主要从书写字体的角度来分类，一般分为隶书、楷书、草书、行书等。伴随着汉字的演变，还衍生出书法、篆刻等艺术形式。

二、汉字发展的规律

从汉字的结构看，汉字中形声字的比重逐渐上升，由少数变成了绝大多数。李孝定在《中国文字的原始与演变》中提到：在商代后期已认识的部分甲骨文中，形声字明显少于表意字，逐渐形声字的比重大幅上升。考察汉字的变化特点，我们可以看出，汉字通过形符或者义符的表意功能，来增强个体符形和整个系统的表意功能，顽强地保持着其表意的特点。汉字在表意与表音相互促进的发展过程中，一直顽强地坚持固有的表意特点，不断采用新的方式增强其表意功能。当汉字所记录的词所指的事物发生了变化，汉字总是及时地调整其字符。汉字中的假借字向形声字转化，成为汉字演变的一种规律。从早期形声字的来源看，它们不但不是表音性的产物，而且明显是汉字顽强地维持其表意体系的结果。所以汉字在易写与易识发生矛盾时，往往采用对个体形符的表意作用方面作调整，归并某些相似的形符，在对构件进行规整的前提下，形成一个严密的构形系统，以实现简繁适度的优化造型。

汉字在发展中不断完善和简化自己的构形体系。汉字的使用与发展都具有社会性，每一个汉字字符的创造与改变，一般都经过三个阶段：个人使用、社会通行和权威规范。汉字必须在自发发展的基础上进行人为的规范。从个人使用到社会通行，这是汉字自行发展的阶段；从社会通行到权威规范，这是人为规范的阶段。没有前一个阶段，汉字的社会性能便要丧失，它记录汉语的使用价值便会减弱；没有后一个阶段，汉字演变的合理性和构形功能系统的形成规整和密化就难以实现。所以，汉字需要人为规范，但应该遵循约定俗成与汉字发展规律相结合的原则。

汉字构形的最大特点是它在二维平面上，根据汉语中与之相应的某一个词的意义来构形。因此，汉字的形体总是携带着可供分析的意义信息。从历代汉字的构形系统考察，各时期平面上的汉字的整体系统，都是按表意原则维系的。如：英语 bird，直接拼读出的意义是"鸟"，声音就是这个词的载体。而汉字"鸟（鳥）"则是以像鸟的形态表达，从字形本身看不出字音。

新文化运动有学者倡导汉字拉丁化，甚至有人认为"汉字不灭，中国必亡"。而现今中国大陆使用的简化字就是这场运动的结果。汉字逐渐被看成是记录语言的一个工具，这样的结果就是汉字的文化记忆功能被严重削弱了。因此，许多有识之士提出汉字既是汉文化存在和建构的基本条件，又承担了汉文化复兴的重任。

三、古代对汉字研究的文化传承

中国古代很早就有对汉字进行研究的传统，形成了颇具影响的"小学"。为了统一汉字，相传太史籀收集、汇编了一个识字教科书《史籀篇》。《左传》中的"人言为信""止戈为武"等表明春秋战国时期已经开始了汉字的研究。秦李斯的《仓颉篇》、赵高的《爰历篇》、胡毋敬的《博学篇》，成为汉字研究和汉语字书编写的范本。汉代有了专门研究古文字的人。在西汉古今文经之争的过程中，古文经的推崇者如孔颖达、张敞、扬雄、许慎等具有非常大的影响，在他们的倡导下出现了古文字研究的风气。两汉时期为了规范汉字，又出现了一批识字课本，如司马相如的《凡将篇》、史游的《急就篇》、扬雄的《训纂篇》等。汉灵帝熹平四年，针对五经因字体差异而出现的混乱，蔡邕奉旨参校诸体文字，镌刻四十六块石碑以统一五经文字，即熹平石经。东汉许慎编写了我国第一部研究、解释汉字的专著《说文解字》，也是我国现存最早的字典。许慎著《说文解字》的目的，是通过对汉字的形音义关系的整理解说，正本清源，真正达到字义明乃经义明，小学明乃经学明的目的。该书奠定了传统文字学的理论基础，此后逐渐形成了专门研究《说文》的学问。汉末刘熙《释名》，尝试从字音的角度诠释汉字的字义。

魏晋南北朝时期，汉字形体出现了变化，俗体字盛行于世，汉字的数量急剧增加，大批的字书也纷然出现。如晋吕忱的《字林》、南朝顾野王的《玉篇》、魏李登的《声类》、西晋末年吕静的《韵集》。其中，《玉篇》是现存最早的楷体字典，《声类》是我国最早的韵书。到了隋唐时期，对于汉字的研究主要集中在刊正文字方面，如隋曹宪的《文字指归》，唐颜师古的《匡谬正俗》、颜元孙的《干禄字书》等。此外，这一时期还出现了注释汉字字音的韵书，如隋陆法言的《切韵》、唐孙愐的《唐韵》；解释儒家和佛教经典的字书，如陆德明的《经典释文》、慧琳的《一切经音义》等。宋代汉字研究依然盛行，主要集中在字书、韵书的编写，古文字研究等方面。较为著名的汉字研究著作有行均的《龙龛手鉴》、陈彭年的《广韵》、丁度的《集韵》等。随着大批铜器、石刻的出土，这一时期古文字的研究也出现了一个高潮。宋代对六书理论的研究更为深入，出现了"右文说"的理论。元明时期，依然有很多人从事六书的研究。梅膺祚的《字汇》首创同部首字按笔画多少顺序排列。在古文字研究方面，出版了诸如顾研山的《顾氏集古印谱》、顾从德的《顾氏印薮》等有关古印的书籍。有清一代是汉字研究的全盛时期，主要反映在字书的编纂、《说文》的研究、古文字研究等三方面。著名的字书如张玉书等奉敕编纂的《康熙字典》。这个时期《说文》的研究达到了鼎盛，出现了非常多的文字研究大家，如"《说文》研究四大家"段玉裁、桂馥、王筠、朱骏声。这个时期古文字研究也达到顶峰，出现了金文研究的著名学者钱坫、阮元、孙诒让等。随着殷墟甲骨的大量出土，包括甲骨文在内的古文字研究进入到了新的阶段。

　　总之，我国历朝历代的汉字研究始终延续着自己特有的文化承续。如果说孔子等一代先哲用汉字记录下他们的思想，解决了汉民族文化的记忆传承方式，那么许慎等汉字研究者通过解构汉字符号的构成与使用理论，解决了汉字文化传承的问题。汉字研究的目的是为了探寻汉字是如何创造的，汉字造字的理论体系是什么。字书的出现起到了规范汉字、识读汉字的作用。而千百年来对古文字的研究，逐渐形成了与之相关的多种相关文化。

第三节　汉字的构造

一、"六书"说

　　六书是最早的关于汉字结构的系统理论。"六书"一词见于《周礼·地官·保氏》："保氏掌谏王恶，而养国子以道，乃教之六艺：一曰五礼，二曰六乐，三曰五射，四曰五驭，五曰六书，六曰九数。"然而《周礼》只记述了"六书"这个名词，却没有加以解释。汉代解释"六书"最著名的有：班固《汉书·艺文志》引西汉刘歆《七略》曰："古者八岁入小学，故周官保氏掌养国子，教之六书，谓象形、象事、象意、象声、转注、假借，造字之本也。"东汉郑玄注引郑众说："六书，象形、会意、转注、处事、假借、谐声也。"东汉许慎在《说文解字·叙》中写道："周礼八岁入小学，保氏教国子，先以六书。一曰指事：指事者，视而可识，察而见意，'上''下'是也。二曰象形：象形者，画成其物，随体诘诎，'日''月'是也。三曰形声：形声者，以事为名，取譬相成，'江''河'是也。四曰会意：会意者，比类合谊，以见指㧑，'武''信'是也。五曰转注：转注者，建类一首，同意相受，'考''老'是也。六曰假借：假借者，本无其字，依声托事，'令''长'是也。"许慎的解说，是历史上首次对六书定义的正式记载。后世对六书的解说，仍以许慎为核心。现在普遍采取的是许慎的名称、班固引刘歆《七略》的次序。

二、汉字的结构

（一）独体字和合体字

　　许慎《说文解字·叙》："仓颉之初作书，盖依类象形，故谓之文；其后形声相益，即谓之字。文者，物象之本；字者，言孳乳而浸多也。""独体为文，合体为字"。"字"是"文"孳乳出来的。按"六书"归纳的汉字结构方式来看，象形、指事基本上是独体字，会意、形声基本上是合体字。在汉字中，独体字只占很小一部分，大量的字是由两个或更多的独体字组合而成的合体字。合体字是由两个或两个以上的单个字组成的字。独体字是由笔画构成的，合体字是由部件，也就是偏旁构成的。

合体字的结构一般有以下几种。

①左右结构。包括：左右相等（朋）、左宽右窄（刚）、左窄右宽（偏）、三等分（鸿）。

②上下结构。包括：上下相等（尖）、上短下长（学）、上长下短（蠢）、三等分（意）。

③内外结构。包括：外框全包（国）、三面包围（问）、两面包围（床）。

人们在分析汉字时常常用到"偏旁"这一名称。按传统的汉字结构学说，合体字的左方为"偏"，右方为"旁"。而长期以来，人们习惯上把合体字里一个组成部分，也就是汉字的基本构件，无论是左右还是上下，统称为偏旁。

在汉字的字书中，还常常可以见到"部首"这个概念。部首是字典、字书中对汉字进行分类排列以供查检的标目。部首和偏旁有一定的联系，字典里大多数部首都是由汉字中有表意作用的偏旁充当的，但是部首和偏旁并不完全一样。

（二）汉字的结构特征

汉字是由一个或一个以上的字根以二维方式在特定的空间、配置在一个正方块内而组成的，因此有"方块字"的别称。

从结构上来看，汉字有以下特色。

第一，单一字内就有很高的信息密度，在表达同样的事物时，可比表音文字用更短的篇幅表达同样的讯息，所以汉字的阅读效率很高。使用汉字阅读，熟练者可以做到一目十行。

第二，汉字由四百多个表意的形符作为基本字根，如日、月、金、木、水、火、土等，并将这些字符按照象形、指事、会意、形声等方式组合，形成一个个具有生命力的汉字。

第三，对于一个陌生汉字，可以通过拆字的方式，从组成汉字的偏旁部首，甚至部分读音以及空间的配置推断出其字义。

第四，组成汉字的各部件，平面组合的位置对字义有一定影响：如同样是"日""木"的组合，日上木下，组成"杲"；木上日下，组成"杳"。

第五，汉字的最小构成单位是笔画。书写汉字时，笔画的走向和出现的先后次序，即"笔顺"，是比较固定的。其基本规则是先横后竖，先撇后捺，从上到下，从左到右，先外后内，先外后内再封口，先中间后两边。不同书写体汉字的笔顺可能有所差异。

第四节　汉字的文化功用

汉字是中华民族精神之所寄。因其形体相对稳定，因而具有持久的延续性和凝固性。对于民族的融合和国家的统一，汉字所起的作用不容忽视。

一、汉字的特点

陈寅恪曾经说过："依照今日训诂学之标准，凡解释一字即是作一部文化史。"许慎《说文解字·叙》提出："盖文字者，经艺之本，王政之始，前人所以垂后，后人所以识古，故曰本立而道生。"汉字可以超越时间和空间的局限，形成自己特有的文化系统，它与汉民族的文化制度、思维方式、物质生活、价值取向、风俗习惯、艺术形式、审美情趣都有着密切的关联。

（一）表意性

汉字属表意文字，其形体和意义、语音之间的关系极为密切，每一个汉字都是形音义的统一体，都具有可视可读的特征。虽然隶变后有些汉字已经看不出造字之初的形象，但是仍能依稀察觉到具体物象的影子。例如"心"字，楷书已经看不出心脏的轮廓，尤其是演变为竖心旁后，更难看出它描摹的是心脏。然而每一个使用汉字的人，看到心旁的字都会自然地联想到心脏，又由"心之官则思"的逻辑，赋予这类字与情感、思维等相关的意义，如感、憨、悲、思、虑、怒、情、怀、愉等。

（二）哲理性

横平竖直，端正平衡，不偏不倚的字形特点，含有中华民族崇尚的精神特质。

而三火为焱、三木为森、三水为淼，三土为垚，三日为晶，三口为品，传统思维中"三"是一个虚数，代表众多义，由此就可以见形而知义。

历史上不断有人用中国传统哲学思维对汉字加以诠释。如"人"字，清代名医陈修园在《医学三字经·附录》"识一字便可为医说"中这样发挥道："今之业医者，无论不足为通儒，而求其识字者，则为良医矣。无论其识多字也，只求其识一字者，则可以为良医矣。客曰：此何字也，得毋所谓丁字乎？余曰：亦其类耳，不必他求，即人字是也。人乃阴精阳气合而成之者也，左为阳，左边一丿（撇），阳之位也；右为阴，右边一㇏（捺），阴之位也。作书者，遇丿处自然轻手挥之，阳主乎气，轻清之象也；遇㇏处自然重手顿之，阴主乎精，重浊之象也。两画不相离，阴阳互根之道也。两画各自位置，阴阳对待之道也。丿在左者不可使之右，㇏在右者不可使之左，阴阳不离之道也。左丿由重而轻，万物生于水，即男女媾精，万物化生之义，由阴而阳也。右㇏由轻而重，形生于气，即大哉乾元乃统天，至哉坤元乃顺承天之义，阳统乎阴也。二者合之则成人。合之之义，医书谓之曰抱，《周易》名之曰交，交则为泰矣。"虽然"人"的本义并非如此复杂，篆书只是象人侧立，陈修园完全按照楷书的笔画来分析，却引申出这么多宇宙人生的哲学思考。

（三）艺术性

汉字在二维平面上组合成不同的形式，以笔画上下左右内外的不同排列，构成意义不同的汉字，因此具有独特的结构美学。经过几千年的演变，以及众多书家的创造，汉字在其发展的各个阶段皆涌现出许多优美的书法作品和风格迥异的流派，更衍生出碑拓、篆刻等艺术门类。汉字方正对称的结构，体现了汉民族方正对称的审美。而草书则打破字形的平衡，表现我们民族精神中浪漫奔放的另一面。此外，由于汉字的特点，又形成了成语、律诗、对联、字谜等中国特有的文学形式。

（四）辨识性

与拼音文字不同，汉字一直遵循一字一音的路线。虽然不断有一字多音现象出现，但多为声调变化，基本上属于语法音变，即词性改变，例如"中"，读作四声，就是动词。还有一部分属于词汇音变，即文字产生新义后，仍然保留原有字形，例如"属"读作 zhu，可以表示"嘱"的含义。

汉字一字一音，每个音又分为四个音调，因此读起来响亮清晰，婉转动听，有节奏感，有音乐美。用这种语言写成的诗文，铿锵悦耳，抑扬顿挫，特别是诗词、对联，因其讲究平仄、对仗，所以文辞特别整齐，节奏特别鲜明，朗朗上口，极堪玩味。

汉字记录汉语可以非常有效地区别同音词。汉语音节结构简单，而且汉语词汇简短，以双音词为主，还有非常多的单音词。因此，汉语中的同音语素和同音词就非常多，如果仅仅从声音的角度区分很容易搞混。而汉字以其不同的字形起到了区分同音词的作用，所以在书面记录时不会出现同音词的混淆，这是表音文字无法做到的。关于此，语言学家赵元任《语言问题》中有一个看似极端的例子："漪姨倚椅，悒悒，疑异疫，宜诣医。医以宜以蚁胰医姨。医以亿弋弋亿蚁。亿蚁殪，蚁胰溢。医以亿蚁溢胰医姨，姨疫以医。姨怡怡，以夷衣贻医。医衣夷衣，亦怡怡。噫！医以蚁胰医姨疫，亦异矣；姨以夷衣贻医，亦益异已矣！"以一个音节写出了一个完整且复杂的故事。

（五）稳定性

汉字有极强的超时空性。汉字使用至今，已有数千年之久，虽然汉字的形体结构出现了变化，但是因为汉字的使用规则和表述的文化历史一脉相承，所以汉字的识读没有出现断裂，汉字始终是维系中华历史文化的重要基石。因此，一部《诗经》，从春秋到现在历经两千多年，中华民族的子孙依然可以读它。《黄帝内经》所承载的中医学基础理论思想，也让我们至今读来依然可以感受到"大圣之慈惠无穷"。因此，历史上很多文人常常会有读圣贤书而如听圣人教诲之感。

中国幅员辽阔，方言众多。早在《左传》中就有关于方言的记载。汉代扬雄发现方言的差别，经过充分调研写出了《方言》一书。是什么将不同方言区的人们统一在一起，摆脱了交流的障碍呢？是汉字。无论不同的方言区对同一个字的读音差别有多大，只要能够识写汉字，就可以走遍中国。因此，汉字在民族统一大业中是重要地位毋庸置疑。可以说，没有汉字，就没有今天的中华文明。

二、汉字的意象思维特点

汉字与传统思维方式有着密切的关系，两者彼此影响。从汉字的形象中可以体现汉民族的文化思维特质，即由象到意的演绎。汉字的创造和发展过程具体践行了这种"象－意"的思维模式。许慎《说文解字·叙》记载的"古者包羲氏之王天下也，仰则观象于天，俯则观法于地，视鸟兽之文与地之宜，近取诸身，于是始作《易》八卦，以垂宪象"的过程，就是这种思维方式的具体体现。我们可以想象古人在创造汉字，构形汉字时，以自己的生活经验、视觉、触觉为中心来取象。因此，汉字的字形本身就反映了汉民族的思维特征。如甲骨文"女"字，是女子低垂双手跪坐的样子，从中反映了当时女子的地位和形象。又如"王"字，董仲舒认为这个字"古之造文者，三画而连其中谓之王。三者，天、地、人也，而参通之者王也。"孔子也曾经说过："一贯三为王。"一个看似笔画简单的"王"字，包含了如此丰富的寓意。汉字形体结构的实物象征和会意特点，可以让我们体悟到古人造字的思维过程。汉字在其相对具体的构形基础上表现抽象意义，是意象思维的反映，即以具体形象表现抽象意义。

汉民族的思维方式具有经验综合性，对于没有事类可象的抽象概念，便往往从整体直观思维方式出发，运用联想、象征、比喻等方法造字。比如"寒"字，由于没有实物可象，古人就用多个字符部件组合在一起来表达。《说文解字·宀部》："寒，冻也。从人在宀下，以茻荐覆之，下有仌。"其形象为在一间结冰的屋子里人蜷缩在草中。这种抽象的方式所造出来的字不仅是生活经验和文化的反映，而且也体现了汉民族重视整体直观、重视综合分析的思维特点。

汉字中合体字的组合，通过字形上下、左右、内外的对称平衡，反映了汉民族以平衡对称为美的审美观念。

总之，汉字是中国传统文化中整体思维观念的具体体现，在汉字造字、用字过程中，渗透着汉民族取象比类、由象到意的一种思维模式。在语言的功能上，汉字不仅仅作为一种语言符号存在，它与传统思维方式具有诸多相同的文化特征，与中国文化密不可分。

三、汉字的文化交流与传播

人类文化的传承，一方面通过人的语言和行为，一方面通过文字与器物。自从有了文字，人的思想、语言、行为与器物，皆可用文字加以记录。因此，文字的传承功能要比口说与行为等更加广泛、更加持久。

在相当长的历史时期内，汉字承担着不同民族间文化交流的功能。日本、朝鲜、越南等先后采用汉字作为自己民族语言的书面形式，并逐渐形成了汉字文化圈。例如日本语大量吸收汉字，保留了古代汉语的某些读音特点，甚至把古代入声字的辅音韵尾也保留至今（只不过后面加上一个元音）。由于汉字对于同音词的区分具有不可替代的作用，所以直到今天日本语依然离不开汉字。更为有趣的是，日本语的字母，即假名，是拆解汉字的笔画、偏旁而构成的。明治维新以前的日本医书，几乎全是用汉字写成的。汉方医学文献则完全用汉字书写。而朝鲜在15世纪以前，因朝鲜文尚未创制，其上层人士普遍借用汉字进行书写。如朝鲜著名医家许浚的《东医宝鉴》、朝鲜著名学者李滉（号退溪）的诗文都全部用汉字书写。日本语、朝鲜语与汉语分属不同语系，但在历史上却都有名人笔谈的记录。例如日本医家森立之晚年转让藏书，与中国学者杨守敬讨价还价，完全是用汉字书写达成的。

随着中国综合国力的提高，中国文化正在世界范围内迅速传播。使用汉字在许多地区成为一种时尚。汉字成为服装的纹饰和刺青的花样。许多名人在演说中秀几个汉语词，收到迅速拉近心理距离的效果。汉字正在不同民族间搭建心灵沟通的桥梁。

四、汉字的文化信息

与拼音文字不同，汉字携带着大量的文化信息，传递着不同时代的社会意识。例如"武"字，由"止""戈"构成。最初的含义应当是"扛起戈矛上战场"，止，脚趾，表示出发，行走。可是到了战国时期，楚庄王却赋予"武"新的含义：止戈为武，即制止战争。止，制止，也能讲得通。"信"字，表示人言而有信，说话算数，反映出中华民族传统美德。

因此，有学者提出汉字通过表意来实现示源功能，而每一个汉字就是一个意符。这种示源功能我们可以从姓氏来分析，如西周时期的姓约有三十个左右，像姜、姒、嬴、姬、姚、妊等字皆以"女"为部首，是母系氏族社会的反映。

中华民族许多古老的传统观念，都可以在汉字结构中找到演变的痕迹。例如"醫"字，起初作"毉"，显然是医、巫不分时代的产物。后来，医学昌明，逐渐与巫术划清了界限，获得了新的字形。到了汉代，司马迁在《史记·扁鹊仓公列传》中明确提出"信巫不信医，六不治也"。"巫"字，《说文解字》："巫祝也。女能事无形，以舞降神者也。象人两袖舞形。"可见巫祝在远古时代的地位是很高的。

有趣的是，许多汉字字形的含义，在不同时代、不同观念的解释中大相径庭。最著名的是王安石《字说》，他解释汉字带有任意性，把形声字都解释成会意字，以致后来一些医家也望文生训。例如李中梓的《内经知要》解释"活"字，曰"千口水成活"，似乎深得生命要义。其实"活"字的右边并不是千口，"活"的本义是流水声。类似这样的例子，即使像李时珍这样严谨的名家也不能识别。《本草纲目》里照抄王安石《字说》的例证比比皆是。

到了测字算卦者的嘴里，汉字简直就成了故弄玄虚的玩物。例如某叶姓士绅患病，测字者见其匾额有"养（養）浩"二字，这本取自《孟子》"我善养吾浩然之气"。测字者却说"養"字为"羊食"，"浩"字为"牛口"，而"叶"子到了牛羊口中，焉能不病？这是汉字的悲哀。比起测字，文字狱的悲哀则更有甚者。从表面上看是对亵渎文字者的严厉惩罚，实际上是统治者利用对文字的吹毛求疵而禁锢人心。

汉字是承载文化的重要工具，目前留有大量用汉字书写的典籍。不同的方言都使用汉字作为共同书写体系，因而汉字在历史上对中华文明的传播起到了重要作用，并成为东南亚文化圈形成的内在纽带。在汉字发展过程中，留下了大量的诗词、对联等，并形成了独特的汉字书法艺术。

汉字以其原始的取形构字的理据及形体演变的脉络反映出浓厚的文化信息，其数量之浩瀚，内涵之深广如一座恢宏的历史博物馆。几乎每一个汉字都可以从字形、字义、字音上解读一部分文化史，成为后人能识古的超时空的文字符号。它不仅是记载历史文献的工具，而且其本身更为我们提供了大大早于历史文献的远古文化信息。汉字的形体字符，映射出社会文化的每一个细节，携带着社会的物质文化、精神文化和方式文化的信息，展示社会文化的多维层面。

汉字经过简化后，许多字的最初含义已经很难直接看出来。而有些人喜欢据简化字的字形妄加揣测，得出一些标新立异的解释，这并非做学问的正途，不宜提倡。

总之，汉字本身是中国文化的重要组成部分，同时又是中国文化从"史前时期"走向"有史时期"的界碑。

第五章　图　书

"图书"一词的渊源，可追溯到《周易·系辞上》记载的"河出图、洛出书"的典故。它反映了图画和文字的密切关系。后来，"书"引申为一切文字记录。早期的文字，如甲骨卜辞、青铜器铭文等，多是记事性质的，主要作用是为帮助记忆，以便于需要时查检参考，其性质相当于后世的档案。在实践中，人们逐步认识到，这些记录的材料可以改变成总结经验、传授知识的工具，于是便出现了专为传授知识、供人阅读的图书。

随着历史的发展，人们对于图书的认识也在不断变化，诸如文书、档案、书信等，后来一般不包括在图书的范围之内。刘国均《中国书史简编》将"图书"定义为：以传播知识为目的而用文字或图片记录于一定形式的材料之上的著作物。

图书的产生是继文字之后，人类文明的又一次重大进步。尤其是造纸术和印刷术的发明，对于促进人类文明的发展与延续发挥了无可比拟的作用。刘国钧指出：图书是人类在其发展过程中所创造出来的最重要工具，是人类物质生活和文化生活借以进步的重要手段。图书也是一种文化现象，图书内容表达着人们的思想、对周围事物的认识和对生活的理解，并推动他们的发展。图书也是一种工艺产品，它所表现的工艺水平也是人类文化的一个组成部分。对于图书可以从形式和内容两方面去理解。

第一节　古代书籍制度

书籍制度，指书籍的外观形式，主要体现在装订形式上。在我国漫长的图书发展史中，由于不同时期的图书所使用材料及样式的不同，形成了多样的书籍制度。概括而言，我国古代书籍制度主要分为三大类，即简牍制度、卷轴制度和册页制度。这三种书籍制度大体上代表了不同历史时期书籍的发展状况，期间也有交叉现象。

书籍制度与载体及制作方法密切相关。典型书籍产生之后，其制作材料有过竹木简、缣帛和纸张的变化，其制作方法有过手写和印刷的不同。各种书籍制度正是在适应这些变化的前提下产生的。虽然古代书籍制度本身已经远离了当代社会，但其中所包含的大量中国传统文化元素，却都保存在我们的图书文化之中。

一、简牍制度

简牍制度是我国最早的书籍制度，亦称简策制度。简牍以竹木制成，即东汉王充《论衡·量知》所说："竹生于山，木长于林，截竹为简，破以为牒，加笔墨之迹，乃成文字"，"断木为椠，析之为板，力加刮削，乃成奏牍。"竹木是我国简牍图书的主要载体。另外，也有个别用玉石制的简，如在山西省侯马市出土的"侯马盟书"等。

多片简编连在一起称册，又称策。所以简册（策）常泛指书籍，亦作"简笄"。编连简片的绳子常用丝编、韦（熟皮条）编。《史记·孔子世家》记载："孔子晚而喜《易》……读《易》，韦编三绝。"表明孔子用功之勤。丝编有各种颜色，据古籍记载，古代《孙子》书用缥（青白色）丝绳编，《穆天子传》用素丝绳编，《考工记》用青丝绳编。此外，考古还发现了用麻线或帛带编连的简册。

商代甲骨文中已经有了"册"字和"典"字。册，甲骨文作"𠕋"，象形字，意为简的并列。东汉许慎《说文解字》引庄都云："典，大册也。"今人认为象以手捧册置于架上。《尚书·多士》亦云："惟殷先人，有册有典。"所以，用竹木制成的简册，在商代就已存在了。目前在考古发掘中出土的简，最早的属战国前期，如 1978 年湖北随州擂鼓墩 1 号墓发现的楚简（时间为前 433 年）；版牍最早的属战国晚期，有 1975 年在湖北云梦县睡虎地 4 号秦墓发现的两件木牍家信（时间约前 223 年）。

简的长短也有规矩。据王国维《简牍检署考》，汉代的简有二尺四寸、一尺二寸、八寸、六寸等规格。《论衡·量知》："大者为经，小者为传、记。"《孝经钩命决》云：《春秋》，二尺四寸书之。《孝经》，一尺二寸书之。"郑玄《论语序》云："书以八寸策。"可见，《春秋》是经，用二尺四寸简；《孝经》为传，用一尺二寸简；《论语》为记，用八寸简。六寸之简常用来做符信，即凭证之类。《说文》："符，信也。汉制以竹长六寸，分而相合。"二尺四寸长简也用来写法律文书，汉之八寸相当于周之一尺，故法律文书又称"三尺法"，如《史记·酷吏列传·杜周传》："不循三尺法，专以人主意指为狱。"上述简册的长短制度，从已发现的汉简看，大体上一致，但并不十分严格。

竹简的制作也有讲究。新竹水分多，为防止变形或腐烂，必须将简片烘干水分，这个工序叫"汗青"，也叫"杀青"。东汉应劭《风俗通》说："刘向《别录》云，杀青者，直治竹作简书之耳。新竹有汗，善朽蠹，凡作简者，皆于火上炙干之。陈楚间谓之汗，汗者去其汁也。吴越曰杀，亦治也。"所以竹简又称"汗简"。经过"汗青"处理的简，就可用来写字了，所以"汗青"常用作书籍的代称，南宋文天祥就有"人生自古谁无死，留取丹心照汗青"的诗句。后来，人们写定书稿，也称为"杀青"。

从已出土的实物看，简牍上的字几乎都是用毛笔蘸上墨汁书写的。随同简册，还出土过战国、秦及汉代的毛笔、墨、砚等，说明古人很早就用笔在简牍上写字了。为了刮去简牍上写错的字，古时刀和笔配合使用。湖北江陵凤凰山汉墓，随同笔、砚、墨等也曾出土青铜削刀，显然是配套的文具。所以《后汉书·刘盆子传》"其中一人出刀笔书谒颂贺"，唐李贤注："古者记事书于简册，谬误者以刀削而除之，故曰刀笔。"因刀笔并用，文职官员也就被称作"刀笔吏"。《汉书·张汤传》："汤无尺寸之功，起刀笔吏，陛下幸致位三公，无以塞责。"后来，又将讼师称作"刀笔吏"，谓其深谙法律之规则，文笔犀利，用笔如刀，已是转义了。

简牍制度是我国最早的书籍制度，对后来书籍形制的发展有很大影响。钱存训《书于竹帛》说："竹简和木牍是中国最早的书写材料，在中国传统文化上，简牍制度有其极为重要和深远的影响。"

简牍制度对书籍的影响首先表现在书写格式上。中国文字的直行书写和自右至左的排列顺序，甚至书名、篇名的书写位置和格式等，都渊源于简册。其次，后世书籍的计量单位、术语等，也都受简册的影响。简册如果编连太长，使用和收藏都不方便，因此便分成若干"篇"，如《论语》二十篇、《孟子》七篇等。简册之"篇"，内容上或是一意相贯，或是以类相从，正是后世书籍文章分"篇"的由来。同样，后世内容宏富的书籍往往分成若干册，也正肇始于简册。编连好的简册一般要卷起来存放，所以古书称"卷"也源于简册。许多简编连成册，书写文字也就有了天然的行格，可以保持文字整齐、清晰。受此影响，后来的卷轴制度书籍，直到雕版印刷的册页制书籍，也大都有行格。

其次，简牍制度对书籍内容的影响也不容忽视。编连简片的编绳，经过反复舒卷，不免断裂。编绳一旦断裂，简片的排列顺序就极易混乱，书籍或文章的内容也就颠倒错乱了，所以辨别简片编连的正确顺序是一件极为繁难的工作，稍不留意就会排错，甚至脱落，即产生"脱简"或"错简"的情况。如果一部书的乱简再和别种书简混在一起，清理就更为困难。此种现象在简册书籍中比较常见，正如《汉书·艺文志》所说："刘向以中古文（《尚书》）校欧阳、大小夏侯三家经文，《酒诰》脱简一，《召诰》脱简二，率简二十五字者，脱亦二十五字；简二十二字者，脱亦二十二字。文字异者七百有余，脱字数十。"更严重的是，在简册书籍里，由于"脱简""错简"造成的文字错误，往往被后世书籍照旧流传下来，其间虽然经过历代学者的研究、校勘，已经被发现和纠正了不少，但仍有一些存在于流传至今的古籍中，有的尚未被发现，有的虽有觉察但没有校正的依据，因而给后人带来阅读和理解上的困难。所以，简牍制度对书籍内容的影响，直至今日也还远未消失。

二、卷轴制度

卷轴制度是将帛书或纸叶用书轴卷成卷子的书籍装帧形式。帛书是写在缣帛等丝织品上的书籍或文章。纸叶卷子是以纸为载体，并以卷轴装订的书籍。

帛书的出现晚于简册，确切时间待考，但在春秋末期至战国文献中已时有记述。《论语·卫灵公》："子张书于绅。"《墨子·明鬼》："书之竹帛，传遗后世子孙。"由于丝织品价格昂贵，不便普及，所以帛书始终未有一个独立使用阶段。它的前期伴随着竹木简牍的盛行而兴起，后期则伴随着纸书的兴起而衰落，从公元前 4～5 世纪到公元 3～4 世纪，大约使用了近千年的时间。南北朝以后，缣帛虽然不再作为书籍材料，但诏书圣谕、书画作品仍有使用，直到今天，绢帛仍然用于绘画。

帛书可以折叠收藏，但反复折叠难免破损，所以帛书大多采用卷轴装，将一书轴安于书尾，自后向前卷起收藏。书轴多为木制，也有竹制的。唐人徐坚《初学记》卷二一说："古者以缣帛，依书长短，随事截之。"敦煌发现的两件东汉初年缣帛书信，其一约 9 厘米见方，另一件长 15 厘米，宽 6.5 厘米，可见帛书的长度和宽度都是根据需要来裁截的。帛书的书写格式继承了简册的习惯，由上而下书写，每行字数不一。为使各行文字书写整齐，有的帛书用朱笔或墨笔画上界行，如马王堆帛书《老子》，各行间就有用朱砂画成的红色界行。也有用赤丝或黑丝织出的界行，后人称之为"朱丝栏""乌丝栏"。

东汉蔡伦改进了造纸术，造出了成本低廉、质地良好、便于书写的植物纤维纸，纸张便被广泛应用开来。正如南朝宋范晔的《后汉书·宦者列传·蔡伦传》中说："自古书契多编以竹简，其用缣帛者谓之为纸。缣贵而简重，并不便于人。伦乃造意，用树肤、麻头及敝布、鱼网以为纸。元兴元年奏上之，帝善其能，自是莫不从用焉，故天下咸称'蔡侯纸'。"由于造纸技术日益提高，自魏晋以后，纸逐渐取代了竹木简牍，成为书写的主要材料。纸书出现以后，直到雕版印刷术发明之前，其装帧形式主要是和帛书相同的卷轴装。甚至宋以前的早期刻本，特别是佛经，也都是卷轴装。1900 年，在敦煌莫高窟发现的数万卷 5 ~ 11 世纪初的卷子书，都属此类。而后期向册页制过渡时，才演进为独特的形制，即经折装、旋风装。

为了防止虫蛀，造纸技术上有用黄檗汁浸染纸张的"入黄"（又作"入潢""染黄"）工艺。后魏贾思勰的《齐民要术》中，就有"染潢及治书法"一节，详细叙述了用黄檗汁染书的方法。入黄后纸张颜色发黄，称"黄纸"，以之抄写的书称"黄卷"。北宋宋祁《宋景文公笔记·释俗》说："古人写书，尽用黄纸，故谓之黄卷。"成语"青灯黄卷"即指灯下辛勤读书之义。在纸上写错了字，常用"雌黄"来涂改。雌黄又名鸡冠石，可用作绘画颜料，用来涂改错字，不仅颜色与黄纸相仿，而且错字"一漫即灭，仍久而不脱"。这种涂改法在《齐民要术》"雌黄治书法"中有详细记载。因此，后人讥讽那些曲解古书、妄加评论者为"信口雌黄"。

卷轴制的帛书及纸卷，还有包首、带、帙、签等附属品。包首是在卷头外加的缣帛或硬纸，用来保护书卷。包首中间系上一根带子，用来捆扎卷子，叫"带"。带一般是丝织品，有时用不同颜色的带子，来区分不同门类的书籍。大部头的书往往有许多卷，为避免与他书混淆，并保护卷子不受损伤，还要用"帙"包裹。《说文》："帙，书衣也……裹，帙或从衣。"帙一般是以麻布为里，丝织品为表，考古发现也有用细竹制成的。帙的一端也有带，以便捆扎。通常以十卷为一帙。所以后来形容书之内容宏富为"卷帙浩繁"。用帙包书，只包裹卷身，卷子两边轴头仍露在外，堆放时只能看见轴头。为便于查寻，往往在轴头挂一小"签"，写上书名和卷次。"签"一般用木、纸或帛为材料，考究的用象牙制成，叫作"牙签"。唐代集贤院所藏图书，分别用红、绿、碧、白四色牙签来区分经史子集四部。包首、带、帙、签连同卷、轴，就构成了卷轴制度书籍的各个组成部分。这种卷轴形式一直沿用到唐代末年才有所变化。

三、册页制度

卷轴制度到唐代发展至顶峰，但由于卷轴装的书籍在展读、查阅方面有诸多不便，唐代后期开始向册页式过渡。与此同时，伴随着雕版印刷的发明与应用，文化知识得到更广泛传播，社会上对书籍的需求也大大增加，这就推动了册页制度的不断发展和完善。

（一）经折装

经折装又名折子装，唐代后期出现，是对当时流行的卷轴装加以改造而成的一种新型装帧形式。具体做法是将一幅长卷向左、右反复折叠，形成一个宽度相等的长方形的折子，首页、尾页分别裱上较硬的纸，作为封面和封底。这种折叠而成的书，与印度传入的梵文佛经的装帧形式酷似，故名"经折装"。经折装书籍体积小，阅读方便，可随手翻检，是书籍制度的一大进步，是由卷轴向册页的过渡形式。

折叠后的长方形有点像树叶，所以又称为"叶子"或"叶"。后来依然沿用，不过"叶"字大多改写为"页"，意义上也有所变化。北宋欧阳修《归田录》卷二："凡文字有备检用者，卷轴难数卷舒，故以叶子写之。"

后来大臣写给皇帝的奏折，以及一些石刻拓本等，也采用经折装形式，并且一直沿用下来，盖取其便于携带和阅读的特点。

（二）旋风装

经折装避免了卷轴舒卷的麻烦，但翻阅时易于散乱，折叠处易于断裂。为此，有人在此基础上作了改进：将一张大纸对折，作为书皮，再把经折装书籍的首页和末页都粘连在书皮内，读时就不会散开了。首尾固定后，翻阅时可从前至后，从后到前，来回翻转，"宛转如旋风"，故称"旋风装"。旋风装大约出现于唐代后期，一直沿用到北宋。宋代张邦基《墨庄漫录》卷三曾提到旋风装："今世间所传《唐韵》，犹有旋风叶，字画清劲，人家往往有之。"

另一种观点认为，旋风装即龙鳞装。具体做法是将一张长纸裱成卷轴形式，将书页依次如鳞状排列，一张张粘在长纸上，故称'龙鳞装'。现存实物一件，即故宫博物院收藏的唐写本《刊谬补缺切韵》。龙鳞装也克服了卷轴的缺点，也是向册页式过渡的形式。

（三）蝴蝶装

经折装、旋风装的书籍，虽然阅读方便，但其折叠处容易断裂。为了克服这一缺点，唐末五代时又出现了一种新的装订形式：将雕版印刷的书页有文字的一面向内对折，然后把这样对折的一叠散页用一张纸从前包到后面，并将各页折口处牢牢地粘连在这张纸上，以免脱落。翻开时，一张完整的印页便呈现眼前，而印页的中心又粘于书背，左右对称，犹如蝴蝶展翅，故称"蝴蝶装"。

蝴蝶装用以包裹书册前后、形成封面和封底的纸，叫"书衣"。书衣往往内用软纸，外加一层硬纸。其粘连的一侧称为"书背"（又称"书脊""书脑"），散开的一侧称作"书口"，书的上端称为"书首"，下端称作"书根"。上架时，书背朝上，书口朝下，书根向外。书背或书根上往往写有书名、卷次，以便查阅。如北京图书馆旧藏宋代蝴蝶装《册府元龟》和《欧阳文忠公集》，书根上写着书名和卷次，而且是由书背的一侧向书口一侧直行向下书写，书口处又有摩擦痕迹，都是书口向下立放的明证。

蝴蝶装书籍翻阅方便，装订成册后又不易断裂、散乱，所以很快成为书籍的主要形制。此式起始于唐末五代，盛行于北宋。《明史·艺文志》"秘阁书籍皆宋元所遗，无不精美，装用倒折，四周向外，虫鼠不能损"，就是对蝴蝶装的记载。蝴蝶装的出现标志着书籍册页制度正式开始，它彻底改变了沿袭一千多年的卷轴式样，是我国书籍制度上的一次革命。

（四）包背装

蝴蝶装的书籍虽不易脱落，但也有阅读不连贯的缺点。于是有人又加以改进，将书页有字的一面向外对折，把散开的书边依次逐叶粘连在包背纸上，使原先内向的版心向外成为书口。这样，打开书本都是有字的书页，可逐页阅读，不致间断。包背装始于北宋末，一直沿用到明代中叶。《永乐大典》就是采用包背装的形式装订的。

包背装书籍，书口正是书页的版心，上刻篇名、书名、卷次、页码，查阅方便。但如果仍然采用蝴蝶装书口向下的插架办法，磨损后势必导致书页从中缝处断裂。这样，不仅版心上的书名、篇名等不可辨识，翻阅和展读时又会像蝴蝶装那样屡遇空白。因此，人们改为将书平置架上。既然是平放，书衣也就不必用硬质的材料了，这样就出现了软书衣。而书根上的书名、篇名之类，也就由上下直写改为横写，如同后来的线装书一样。

为了装订得更牢固，后期的包背装有所改进，人们在书边处打二三个孔，再用纸捻穿进小孔，把一册书订牢，外边再用整张书衣包裹起来，外表依然和起初的包背装一样。这种经过改进的包背装，为后来的线装奠定了基础。

（五）线装

包背装在书背处容易破损，书脑的上下两角纸张容易卷起，影响外观和阅读。于是，在明代中期，线装开始盛行。

线装是现存古籍最普遍，也是最进步的一种装帧形式。具体做法是：通过打孔、穿纸捻订牢书身，再用两张半页大小的纸，分置书册前后，作为封面和封底，与书册一起在书背处打孔穿线，订成一册。最外层的书皮称"书衣"，多用黄褐色或磁青色厚纸，考究的则用丝织品。书衣左侧贴有书签，上题书名。书衣里边一般衬一空白纸页，称为"护页"或"副页"。线装书书脑一侧的上下两角容易磨损，有些贵重的书籍便用绫锦之类把书角包裹起来，叫"包角"。有时旧书修补或重装，在每页书里衬上一张白纸，叫"衬纸"。衬纸往往比原书纸长，这样修补或重装的书籍，原书纸一般黄旧，衬底则洁白，黄白相间，人称"金镶玉"，又称"袍套装"或"惜古衬"。

由于线装书都是软书衣，为保护书籍，也为了便于上架收藏，明清以来人们常为线装书制作书套，又称为"函"。书套一般用硬纸作衬里，外面裱糊蓝布，里面裱糊白纸，把书籍的四边包起，只留书头和书根，再用两个牙签插紧，称"四合套"。讲究的制成"六合套"，即将书头和书根也一同包裹起来。

综上所述，我国古代的书籍制度由简牍到卷轴、到册页，经历了漫长的历史过程和不同的发展阶段。不同的书籍制度，总是与书籍载体的变化相联系，与那一时期人类的文明程度相适应。书籍制度的发展，是由简到繁、由粗到精的过程，其间凝结着我国人民的聪明和才智。

第二节　古书的编撰与流布

著书立说是中华民族的优良传统。先人的辛勤著述，给后人留下了浩如烟海的古籍，其中承载着我们祖先的智慧和汗水，体现了我国各个历史时期在政治、经济、文化、科学等各方面的成就。在古书编撰和流布的过程中，也蕴含着丰富的文化因素。

一、古书编撰

（一）书名

1. 书名的起源　传说中最古老的书，当推《三坟》《五典》《八索》《九丘》。此说最早见于《左传·昭公十二年》，楚灵王称赞左史倚相："是良史也，子善视之，是能读《三坟》《五典》《八索》《九丘》。"《左传》历代注家都说是古书名，贾逵说："三坟，三皇之书；五典，五帝之典；八索，八王之法；九丘，九州亡国之戒。"据说由孔子撰写的《尚书序》则称："伏牺（羲）、神农、黄帝之书，谓之《三坟》，言大道也。少昊、颛顼、高辛、唐（尧）、虞（舜）之书，谓之《五典》，言常道也。至于夏、商、周之书，虽设教不伦，雅诰奥义，其归一揆，是故历代宝之，以为大训。八卦之说，谓之《八索》，求其义也。九州之志，谓之《九丘》。丘，聚也，言九州所有，土地所生，风气所宜，皆聚此书也。"但终因这些书籍没有传世，上述说法无法得到印证。

先秦图书多单篇别行，所以许多书最初是没有书名的。《史记·老子韩非列传》说韩非

"作《孤愤》《五蠹》《内外储》《说林》《说难》十余万言"；说老子"至关，关令尹喜曰：'子将隐矣，强为我著书。'于是老子乃著书上下篇，言道德之意五千余言而去，莫知其所终"。两处都只提篇名，并未提及书名。

书名起于何时，目前尚无确考。一些传世书籍的书名记载可以上溯到春秋末期。《庄子·天运》："丘治《诗》《书》《礼》《乐》《易》《春秋》六经。"可见在春秋末期已经出现了六经的书名。《论语》书名出现也较早，《礼记·坊记》："《论语》曰：'三年无改于父之道，可谓孝矣。'"据说《坊记》是孔子的孙子子思所作。子思，姓孔名伋，战国初期人。则至迟在战国初期《论语》书名已经产生了。

2. 古书命名方法　汉代以前，是有名之书与无名之书并存的时期。汉代以后，图书命名逐渐增多。到了晋代以后，就已经相当普遍了。古书命名方法总体来看分两类，即与作者有关的书名和与内容有关的书名。

（1）与作者有关的书名　《汉书·艺文志》在刘歆《七略》基础上改编而成，著录了西汉时国家所收藏的各类图书，共收书 38 种，596 家，13269 卷。《汉志》中对书名的称呼，绝大多数都与著者有关。余嘉锡说："古书多无大题，后世乃以人名其书。"因为先秦著作多无书名，为了称呼方便，就以人名书，除非不知谁人之书，才用别的方法命名书籍。可见，以人名书的做法由来已久。

以作者命名的书籍名称，常与作者的姓氏、字号、谥号、爵号、官职、籍贯、书室名等有关。以姓氏命名者，如《孟子》《晏子》《苏沈良方》（宋代沈括与苏轼）、《张氏医通》（清代张璐）、《沈氏尊生书》（清代沈金鳌）等；以字号命名者，如《稼轩长短句》（南宋辛弃疾号稼轩）、《洁古家珍》（金代张元素字洁古）、《濒湖脉诀》（明代李时珍晚号濒湖山人）、《洄溪医案》（清代徐大椿号洄溪）等；以谥号命名者，如《欧阳文忠公集》（宋代欧阳修谥号文忠）、《窦文贞公六十六穴流注秘诀》（金元间窦默谥文贞）；以爵号命名者，如《英公本草》（又称《新修本草》，此书后期由司空英国公李勣领衔编撰）；以官职命名者，如《穆参军集》（宋代穆修初授泰州同理参军）；以籍贯命名者，如《王临川集》（宋代王安石是江西临川人）《柳河东集》（唐代柳宗元是河东人）等；以书室命名者，如《先醒斋医学广笔记》（明代缪希雍）、《静香楼医案》（清代尤怡）等。

（2）与内容有关的书名　以书的内容命名也是一种普遍现象。具体命名方式常与书中的主要人物、事件发生的时间地点、学术流派、成语典故等相关。

以书中的主要人物命名者，如《金瓶梅》（书中三个主要人物潘金莲、李瓶儿和春梅的合称）等；以事件发生的时间命名者，如《明史》《清史稿》等；以事件发生的地点命名者，如《苏州府志》《牡丹亭》等；以学术流派命名者，如《花间集》（收录了温庭筠、韦庄等 18 位花间词派诗人的经典作品）等。

特别值得一提的是，以成语典故命名的书名，往往含蓄而典雅地传递着作品的主旨或作者的用意，但有时也晦涩难懂。例如：清代柯琴著《伤寒来苏集》，其中"来苏"语出《尚书·仲虺之诰》："徯予后，后来其苏。"后，为上古帝王之通称，此指商汤；苏，异体作"甦"，有再生之义。原句意为商汤一来，百姓就能摆脱夏桀的残暴统治而重获新生。柯氏用"来苏"二字名书，寓有伤寒患者期盼此书解除疾苦、恢复健康之意。又如明代薛己的儿科专著《过秦新录》、赵献可的妇科专著《邯郸遗稿》，二书书名皆取典于《史记·扁鹊仓公列传》：

扁鹊过秦，闻秦人喜爱小儿，即为小儿医；又过邯郸，闻赵人尊重妇女，即为带下医。作者用"过秦""邯郸"暗寓书的内容。

3. 同书异名与同名异书　同书异名与同名异书现象在古籍中都非常普遍，经常造成查阅古籍上的困难。

（1）同书异名　早在汉代刘向整理图书时，已经有同书异名现象了，当时的《战国策》就有六个不同的书名。宋代医家朱肱撰《伤寒百问》，后更名为《南阳活人书》，又因作者自号无求子，故后代人称是书为《无求子伤寒百问》《无求子伤寒活人书》，这样一部书就有了四个名称。相比其他古籍，医书的同书异名现象更为突出，杜信孚《同书异名通检》（江苏人民出版社 1982 年出版）著录的有 4 个以上异名的 43 种图书中，医书占 53.5%。

（2）同名异书　同名异书现象在先秦时期就普遍存在，如《孟子》《荀子》《庄子》《孙子》等都有 2 种以上，《公孙子》有 7 种，《晋书》有 6 种。目前发现最多的重名书是《易说》，达 26 种。在中医图书中，书名完全相同而作者与内容截然不同者也很多，如《食物本草》6 种，《脉诀》7 种。因此我们在阅读和引用古书时，只看书名是不够的，还要注意作者、卷数，这样才不致混淆。

（二）作者

西周以前，官府垄断了学校教育和一切学术，只有贵族才有机会接受教育，平民百姓不得其门而入。这种官学合一的现象，称作"学在官府"。同时，图书编撰也由官方垄断，所有图书均由集体编撰。

到了西周末期，出现王官失守、学术下移、私学兴起的现象，逐渐出现了私人编撰的书籍。《国语·鲁语下》："昔正考父校商之名《颂》十二篇于周太师，以《那》为首。"孔颖达《毛诗正义》云："言校者，宋之礼乐虽则亡散，犹有此诗之本，考父恐其舛谬，故就太师校之也。"可见正考父曾校定《诗经》中的《商颂》。他是西周宣王时宋国的大夫，是目前可考的最早的图书编撰家。

大量的私人著述，当自战国以后始。章学诚《文史通义·诗教上》云："至战国而著述之事专。"周王朝原来的一部分官员成为专职教师，专注于私人讲学和著书立说，不少人成为思想家和教育家，形成了百家争鸣的局面。自此之后，历代私人著述层出不穷。

官修书，是指中央各官署和地方政府依其职责所编撰的书籍。在我国历史上，官方编撰图书的活动从来也没有间断过，成为我国图书编撰的重要力量。许多大型图书的编撰，都要靠政府的主持和推动才能完成，如古代最大的丛书《四库全书》、古代最大的类书《永乐大典》，以及最早的国家药典《唐本草》等无不如此。政府为了修书，设置专门的修书机构和官员。如东汉桓帝时设立的秘书监，是集藏书与著述为一体的机构，沿袭了一千多年。从明太祖洪武三年（1380）开始，到清代末期，翰林院取代了秘书监的修书职能，多数官修书出自翰林院官员之手。另外，为编撰某书临时设立编修机构的情况也不少，如清代曾设立四库全书馆。除编修机构外，许多政府部门也有修书职能，如历朝太医院，就负有编撰出版医书的责任。

（三）著作方式

图书把众多知识信息汇集在一起，使之具有系统性和条理性。这就要求通过一定的著作方式把众多知识信息组织在一起。张舜徽《中国文献学》认为：综合我国古代文献，从其内容的来源方面进行分析，不外三大类，即著作、编述、钞纂。

著作，古人称"著"或"作"，指原创性质的书籍。清代学者焦循《雕菰集·述难》对"作"的定义是："人未知而己先知，人未觉而己先觉，因以所先知先觉者教人，俾人皆知之觉之，而天下之知觉自我始，是为作。"

编述，古称"述"，是在许多可以凭借的资料基础上加以提炼制作。焦循对"述"下的定义是："已有知之觉之者，自我而损益之。或其义久不明，有明之者，用以教人，而作者之义复明，是之谓述。"可见"述"不仅是简单的继承，还有理解阐发、增益删订使之完善等工作，历代大量的注释，当属于此类。

张舜徽《中国文献学·古代文献的基本情况》说："凡是前所无承，而系一个人的创造，这才叫作'作'，也可称'著'。凡是前有凭藉，而但加以编次整理的功夫，这自然只能叫作'述'"。孔子便自况为"述而不作，信而好古"（《论语·述而》）。

钞纂，古人叫"论"，是资料的汇编性质。"论"的本字，应是"仑"，是排列、编纂成辑的意思。钞纂的重要特点是，原始条文都是其他文献的原文，不加篡改。钞纂也有高下之分，好的钞纂类书籍在搜集资料、编排体例上也需要下一番功夫。最常见的钞纂成果如类书、丛书、总集等。王充称自己的《论衡》："非作也，亦非述也，论也。论者，述之次也"（《论衡·对作》）。从创新性来看，"论"比"述"要低一等。

可见，古人对著作方式是有严格区分的，并且标准很高。相比之下，今天对著作方式的衡量标准，比古人要宽泛许多。

另外，翻译也是自古就有的著作方式之一。我国传世图书中由翻译而来者为数也不少，其中佛经的翻译自东汉就有了，还有明朝末期以来大量西方图书的引进和翻译。

二、古书流布

图书形成之后，就要在社会上流传散布，以发挥其文化传播的功能，从而推动人们知识的积累和思想意识的进步，推动社会的发展。

在古代社会，一部书籍成书之后，在社会上的主要流布方式有抄写、石刻、雕版、活字排版、石印等。

（一）抄写

在印刷术发明以前，无论是以简牍、帛书、纸为载体的书籍，都是手写的。

简牍在历年的考古工作中屡有发现，比较著名的有 1975 年在湖北云梦睡虎地发现的 1 千余枚秦简、1930 年在内蒙古居延等地发现的 1 万枚汉简等，为我们了解汉代之前的图书状况提供了实物证据。帛书由于材料的原因，很难保存长久，到目前为止，只有一次大型的考古发现，即长沙马王堆汉墓出土的 20 多种 12 万字的帛书，是考古学界的空前发现。内容涉及战国到西汉初期的政治、军事、思想文化及科学等方面，有着重要的史料价值。东汉至隋唐，是写本文献的发展时期。这一时期，我国的学术得到了迅速发展，许多学者著书立说，写本文献成为迫切的客观需要，同时造纸术的进一步发展和推广应用，为写本文献的发展提供了有利条件，所以，这段历史时期内，写本文献的数量是非常大的。但由于时代的变迁，社会的动荡，战火的摧残，当时的文献保存到现在的为数极少，举世闻名的敦煌遗书只是当时写本文献中的一小部分。

即便是在宋代以后，雕版印刷日益兴盛，印本成为图书的主要形式，但抄写仍然是图书流布的主要方式之一。一些规模庞大的著作，如果付诸刻板印刷，实属费时费力，就仅仅以抄本的形式存世。像明代的《永乐大典》，成书以后只抄写了正副两部；清代的《四库全书》成书以后，先后共抄写了七套，分别收藏于修建在全国各地的七个藏书楼。另外，古代许多学者有抄书的习惯，明代以后，藏书家抄书更是蔚然成风。目前，全国各地的图书馆大都藏有抄本古籍，而其中绝大部分是印刷术普及之后的产物，可见抄本在图书流布中所起的作用也是不容低估的。

（二）石刻

把书的内容刻在石上，也是古书流布的方式之一。现存最早的石刻文献是唐朝初年在天兴县（今陕西省宝鸡附近）发现的十个鼓形石头，由十块坚硬的花岗岩凿刻而成，每个石鼓上刻有四言诗一首，内容是歌咏秦国国君游猎的情况，字体是秦国统一文字以前的大篆，考古学家称之为石鼓，又称"猎碣"，是秦国统一以前的石刻，现藏北京故宫博物院。

《后汉书·窦宪传》："封神丘兮建隆碣。"唐李贤注曰："方者谓之碑，员者谓之碣。碣亦碣也。"魏晋以后多用碑。碑常用于纪功纪事，表彰功德。一般分为碑首、碑身、碑座三部分。碑首又称额，碑座又称趺。唐代刘禹锡《刘梦得集·奚公神道碑》："螭首龟趺，德辉是纪。"螭，龙生九子之一，一种没有角的龙。用螭和龟装饰，是最讲究的碑。

古人常把重要经典刻在石碑上，作为标准读本，称作石经。石经可以分为太学石经和释道石经两类。太学石经又称为"儒经"，历史上共有七次大规模的石刻，即东汉熹平石经、魏正始石经、唐开成石经、蜀石经、北宋石经、南宋石经、清石经。这些石经，尤其是刻于唐代之前的三次石经，对于儒家经典的流布，具有非常重要的意义。因为唐代以前印刷术还没有发明，这种刻在石碑上的标准读本便起到了规范文本的作用，等于向天下所有的书生提供了一个最标准的书稿，供人们传抄阅读。

（三）雕版

印刷术是中国四大发明之一。运用印刷手段，可以快速、大量出产图书，极大地促进图书流布的速度和广度。雕版印书起于唐代，但那时雕刻的书籍主要是日历、佛经、韵书等。五代时期，雕版印刷事业发展迅速，国子监开始刊印儒家经典。到了北宋，雕版印刷业已经非常发达，官府、私家、书坊都有印书，所刻书籍的范围已经扩大到经史子集各类。

1. 官刻本　官刻本是指由中央、地方各级政府机构及书院等官设教育机构主持刊印的书籍。因刻书机构不同，又有多种版本名称。如"监本"是指各朝国子监刻印的书，"经厂本"是指明代经厂刻印的书，"殿本"是指清代武英殿所刻的书，"内府本"是清代宫廷内务府所刻的书，"太医院本"是各朝太医院刊刻的书等。由于是官方主持，所以官刻本的质量都比较好。

2. 私刻本　私刻本（又叫家刻本、家塾本），是指私人出资刻印而非出售牟利的版本。私刻本最初大都是为教授私塾子弟而刻印的书籍，至明清两代，一些著名学者不但是藏书家，而且也从事校刻古籍活动，刊行了很多私刻本。因此，私刻本总体质量较好，受到后世藏书家的重视。

这类书籍，有以室名称呼者，如明代毛晋"汲古阁本"，清代纳兰性德"通志堂本"，清代鲍廷博"知不足斋本"；有以姓名称呼者，如宋代"黄善夫本"，明代"吴勉学本"等。

3. 坊刻本　坊刻本是指历代书商所刻的版本。凡版本中署记某某书肆、书林、书铺、书棚、书局等字样的古籍，大多是坊刻本。坊刻本种类繁多，以营利为目的，所刻之书多为社会所需要，对于书籍的广泛流传和普及，起到了主导作用。但坊刻本的质量参差不齐，有粗制滥造者，也有广受青睐的精刊本。

有些著名的书坊，历经数世，所刻书籍历代流传，影响广泛。据《大清高宗纯皇帝实录》记载，建安余氏勤有堂"其先世自北宋迁建阳县之书林，即以刊书为业。彼时外省板少，余氏独于他处购选纸料，印记'勤有'二字，纸板俱佳。是以建安书籍盛行。至勤有堂名，相沿已久。宋理宗时，有余文兴，号勤有居士，亦系袭旧有堂名为号。今余姓现行绍庆堂书集，据称即勤有堂故址，其年代已不可考。"

（四）活字排版

雕版印刷对文化的传播起了重大作用，但是也有明显缺点，如费工费料、成本较高、书版存放不便等。据北宋沈括《梦溪笔谈》记载，北宋庆历年间（1041～1048），毕昇经过反复试验，制成了胶泥活字，实行排版印刷。这是印刷史上一项重大的革命，是活字印刷术的开端。虽然泥活字技术没有流传下来，但在毕昇的启发下，后代又发明了锡活字、木活字、铜活字等。其中，木活字发明于元代，对后世影响较大，仅次于雕版。

明代用木活字印的书较多，如明万历十四年（1586）的《唐诗类苑》、嘉靖年间（约1515～1530）的《璧水群英待问会元》等都是木活字本。在清代，由于得到政府的支持，木活字技术获得空前的发展，最大规模的木活字印书是在乾隆年间，共刻成大小枣木活字253500个，印成《武英殿聚珍版丛书》134种，2389卷。

铜活字发明于明代，清代陈梦雷《古今图书集成》，是历史上最大的一部铜活字版印刷的书籍，共印64部，每部10040卷，装订成520册。

（五）石印

石印术是采用特种石材制版印刷。它是根据石材吸墨及油水不相容的原理创制的。其基本程序是：先将文稿平铺在石版上，上面涂上脂肪性的药墨，使原稿在石版上显印出来，然后涂上含酸性的胶液，使字画以外的石质略为酸化再开始印刷。因酸化的石材受水拒墨而无色，未酸化的部分拒水着墨而显色，这样便将字画按原样印在空白纸页上。

石印术是德国人A·逊纳菲尔德于1798年发明的，19世纪30年代开始在我国出现。从清末到民国时期，国内有大小石印书局百余家，以上海为中心遍布全国。20世纪30年代以后，石印的地位逐步被更为完善的现代铅印技术所取代。

第三节 古代图书分类

图书分类是根据图书的内容或其他特征的异同，按照一定的体系，将图书分门别类地揭示或组织起来的一种手段，是目录学研究的主要内容之一。

图书分类在我国有着悠久的历史。早在周代，就已经有了图书分类的萌芽。西汉时期，我国古代最早的目录学家刘向、刘歆父子创立了古代最早的图书分类法——六分法，此一创举为世界史上最早将人类知识加以系统化，对后世产生了深远影响。此后，陆续出现了反映历代藏书情况的分类目录，所使用的图书分类方法也有一个发展演变的过程，其中影响最大的是产生于魏晋、成熟于唐代的四分法，在我国历史上应用的时间最长，范围最广。直到辛亥革命前后，出现了具有现代特征的图书分类法，旧的格局才被打破。建国以后，刘国钧编制的《中国图书分类法》得到了普遍的使用。

章学诚在《校雠通义序》中指出，目录研究的目的是"辨章学术，考镜源流"。我国古代各种图书分类法的形成及演变，同各个历史时期的学术状况是密不可分的，主流学术思想是影响古代图书分类最重要的因素。正如郭英德等《中国古典文献学的理论与方法》指出："古籍分类与文化传统之间具有一种潜在的文化互动关系。透过古籍分类，我们可以从一个角度探测中国古代文化的奥秘及其变迁轨迹。"

一、六分法

六分法是我国古代最早的图书分类方法，在图书分类发展史上具有里程碑意义，首创于西汉刘向、刘歆父子共同编撰的《别录》和《七略》。由于时代久远，两书均已亡佚，所幸东汉班固编撰的《汉书·艺文志》收载了《七略》的内容，使我们得以考见原书的面貌。

（一）产生背景

西汉和平三年（前26），汉成帝派陈农搜求天下遗书，使国家藏书更加丰富，同时命刘向等人校理国家藏书。刘向等人每校完一部书后，便写一篇简明的叙录，介绍书目篇名、校勘经过、著者生平、著书原委、学术源流和书的价值等。其后，将众叙录汇编成《别录》。其子刘歆据《别录》删繁就简，编成《七略》，这是我国最早的图书分类目录专书。东汉班固在撰写《汉书》时，为记录西汉藏书的状况，在《七略》的基础上改编而成《汉书·艺文志》。

班固的《汉书·艺文志》保留了《七略》6大类、38小类的分类体系，对《七略》所著录的图书基本上按原貌保存下来，个别的增减或改移之处都有注明，又将《七略》中"辑略"的内容分散附在各类之后，所以我们可据《汉书·艺文志》推知《七略》的内容。

（二）分类体系

《七略》全书分为七部分，首为"辑略"，简要说明了当时各种学术的源流、性质和发展情况，不具体著录图书。梁代阮孝绪《七录序》解释道："其一篇即六篇之总最，故以'辑略'为名。""辑略"其余六部分依次为"六艺略""诸子略""诗赋略""兵书略""数术略""方技略"，将图书分为6大类，每类又分成若干小类，全书共分为38小类，将图书著录于各类之下。所以书名虽然叫《七略》，实际上它是一种六分法。《七略》的分类体系如下：

六艺略：易、书、诗、礼、乐、春秋、论语、孝经、小学，共9小类。

诸子略：儒家、道家、阴阳家、法家、名家、墨家、纵横家、杂家、农家、小说家，共10小类。

诗赋略：屈赋之属、陆赋之属、荀赋之属、杂赋、歌诗，共5小类。

兵书略：兵权谋、兵形势、兵阴阳、兵技巧，共4小类。

数术略：天文、历谱、五行、蓍龟、杂占、形法，共6小类。

方技略：医经、经方、房中、神仙，共4小类。

从各略分列的小类可知，"六艺略"收录儒家经典著作及其注疏，"诸子略"收录诸子百家，"诗赋略"收录诗赋，"兵书略"收录军事著作，"数术略"收录天文、历法、占卜之书，"方技略"收录医药卫生方面的书籍。刘向、刘歆创立的这一图书分类体系，包含了当时国家收藏的全部图书，也显示了西汉时期的学术特点。

（三）影响

六分法作为中国古代图书分类法中第一个成熟的分类法，其影响是巨大的，不仅东汉班固将《七略》直接载入《汉书·艺文志》，而且这种分类方法一直波及南北朝时期，后来的《七志》《七录》虽然是七分法，却也都是仿照《七略》六分法的体例和格局。

由南朝刘宋秘书丞王俭编撰的《七志》原书已佚。据《七录序》及《隋书·经籍志》记载，《七志》继承了《七略》的分类体系而有所发展，将图书分为"经典志""诸子志""文翰志""军书志""阴阳志""术艺志""图谱志"七大类，又把道经、佛经附于篇末。与《七略》相比较，《七志》更改了大部分类名，"六艺"改为"经典"，"诗赋"改为"文翰"，"兵书"改为"军书"，"术数"改为"阴阳"，"方技"改为"术艺"，并增补了"图谱"一类，打破了《七略》不收图谱的旧例。加上附录的佛、道二类，著录图书更加全面，具有进步与合理性。

其后，梁代阮孝绪搜集南朝宋、齐以来各家私藏书目，并参校官目，在继承《七略》《七志》分类成果的基础上，编撰了《七录》。《七录》虽佚，但从保存下来的《七录序》可知，原书分内篇5录，外篇2录。内篇依次为"经典录""纪传录""子兵录""文集录""术技录"；外篇即"佛法录""仙道录"。与《七志》相比较，阮孝绪将史书单独列类，置于"经典录"之后，名之曰"纪传"，同时将"文翰"改为"文集"，此为后世史部、集部之初露端倪。这些变革，适应了当时图书分类的实际需要，也促成了发端于魏晋时期的四部分类法的最终定型。

二、四分法

四分法即四部分类法，产生于魏晋时期编制的《中经》及《中经新簿》，正式确立于唐代官修《隋书·经籍志》，是我国古代图书分类的第二个里程碑，在唐代以后的图书分类法中占有统治地位，其应用时间之长，影响范围之广，是其他古代图书分类法所不可企及的。

（一）产生背景

魏晋南北朝时期，随着社会政治经济的发展，学术的进步和变化，原有的六分法体系已经不能满足当时图书分类的需要，于是产生了四分法体系。四分法的创始人当属郑默、荀勖。据《七录序》记载："魏晋之世，文籍逾广，皆藏在秘书中外三阁。魏秘书郎郑默删定旧文，时之论者谓为朱紫有别。晋领秘书监荀勖，因魏《中经》，更著《新簿》，虽分为十有余卷，而总以四部别之。"又《隋书·经籍志》序云："魏氏代汉，采掇遗亡，藏在秘书中外三阁。魏秘书郎郑默始制《中经》，秘书监荀勖又因《中经》更著《新簿》，分为四部，总括群书。"可见荀勖是在郑默《中经》的基础上，创立了四部分类法。

荀勖《中经新簿》（一说《晋中经簿》）原书已佚，从《隋书·经籍志》可看出其梗概。荀勖将图书分为甲、乙、丙、丁四部，甲部纪六艺、小学类图书，乙部有古诸子家、近世子家、兵书、兵家、数术、方技类图书，丙部含史记、旧事、皇览簿、杂事类图书，丁部载诗赋、图赞、汲冢书。从内容来看，不仅四部之名尚未确立，而且子史书籍的顺序、个别类目的归属也有待调整。

《中经新簿》完成十余年，北部匈奴攻陷洛阳，荀勖整理的图书被焚，直到东晋初，朝廷才得以重新搜集图书，并由李充整理编目。在《中经新簿》的基础上，李充编撰了《晋元帝四部书目》，分类体系遵循《中经新簿》，却将乙、丙两部的内容互换，即子类图书归于丙部，史类图书归于乙部。因此，《晋元帝四部书目》的四分法虽然仍名曰甲乙丙丁，而实际内容则按照经史子集的次序排定，为唐代四部分类法的成熟铺平了道路。

唐代初期，社会稳定，经济发达，面对学术的进步和书籍数量的增加，四分法显然更能适应当时图书分类的需要，于是，魏征等人奉诏编修《隋书·经籍志》时，继承了郑默、荀勖、李充等人的分类方法，同时有所改进，以经史子集取代甲乙丙丁作为四部的名目，从此确立了经史子集四部分类法在中国古代图书分类中的主导和独尊的地位，影响着后世的图书分类。

（二）分类体系

《隋书·经籍志》把群书分为经史子集四部，部下又分若干类，总40类，又仿《七志》，在书末附有佛经、道经，只记小类和数量，不载书名，不计入四部。其分类体系如下：

经部：易、书、诗、礼、乐、春秋、孝经、论语、纬书、小学，共10类。

史部：正史、古史、杂史、霸史、起居注、旧事、职官、仪注、刑法、杂传、地理、谱系、簿录，共13类。

子部：儒、道、法、名、墨、纵横、杂、农、小说、兵、天文、历数、五行、医方，共14类。

集部：楚辞、别集、总集，共3类。

附道经：经戒、饵服、房中、符箓，共4类。

附佛经：大乘经、小乘经、杂经、杂疑经、大乘律、小乘律、杂律、大乘论、小乘论、杂论、记，共11类。

（三）影响

《隋书·经籍志》的四部分类法，集之前图书分类法的优点于一身，成为后世图书分类的标准，始终处于正统地位。五代十国及宋、元、明的图书分类，无论官修目录、史志目录还是私人藏书目录，绝大部分都沿袭《隋志》，并且直接影响了清代对《四库全书》的分类，从而使四部分类法得到进一步丰富和完善。

清代乾隆时期，纪昀等人奉敕编撰《四库全书总目》，对二级以下类目作了调整，同时增添了不少类目，形成了一个4部44类66小类的分类体系：

经部：易、书、诗、礼（周礼、仪礼、礼记、三礼总义、通礼、杂礼书）、春秋、孝经、五经总义、四书、乐、小学（训诂、字书、韵书），共分10类。

史部：正史、编年、纪事本末、别史、杂史、诏令奏议（诏令、奏议）、传记（圣贤、名人、总录、杂录、别录）、史钞、载记、时令、地理（宫殿疏、总志、都会郡县、河渠、边防、山川、古迹、杂记、游记、外纪）、职官（官制、官箴）、政书（通制、典礼、邦计、军政、法令、考工）、目录（经籍、金石）、史评，共分15类。

子部：儒家、兵家、法家、农家、医家、天文算法（推步、算书）、术数（数学、占候、相宅相墓、占卜、命书相书、阴阳五行、杂技术）、艺术（书画、琴谱、篆刻、杂技）、谱录（器物、食谱、草木鸟兽虫鱼）、杂家（杂学、杂考、杂说、杂品、杂纂、杂编）、类书、小说家（杂事、异闻、琐语）、释家、道家，共分14类。

集部：楚辞、别集、总集、诗文评、词典（词集、词选、词话、词谱词韵、南北曲），共分5类。

与《隋书·经籍志》相比较，《四库全书总目》的类目更加分明，分类更加合理，逻辑关系更加紧密，使四部分类体系趋于完善，把我国古代图书分类提高到了一个新的水平，可谓集四分法之大成。

三、图书分类与学术的关系

古代图书分类法是在学术发展基础上形成的，同时又通过类目体系、类目序列及名称的变化等方式反映学术源流，并且在一定程度上推动了学术的发展。

（一）图书分类反映学术发展状况

"辨章学术，考镜源流"是我国古代图书分类的一个重要特征。历代图书分类均以书籍内容为出发点，所以特定时期图书的分类，必然能够反映出当时的学术发展状况。因此，目录学具有学术史的作用。

1. 图书分类源于学术的分类 姚名达在《中国目录学史·分类篇》中论述了分类的三个层次，首先开始于对事物的分类，后来发展到对学术的分类，最后才发展到对图书的分类，强调了"学术思想之分类对于图书之分类关系之密切"。

战国时期，出现了百家争鸣的局面，诸子百家形成了多个流派，对学术进行分类成为迫切需要，于是出现了许多关于学术分类的论述。例如，《孟子·尽心下》将诸子百家学说分为杨、墨、儒三家；《庄子·天下》把百家之学分成七个流派，并对各个流派进行评述；西汉司马谈在其《论六家要旨》中，对战国时期的儒、墨、阴阳、名、法、道德等六家学派进行了分析。刘向、刘歆在《七略》类目的设置上必然受到前人学术分类的影响。章学诚《校雠通义·补校汉艺文志》云："《汉志》最重学术源流，似有得于太史叙传，及庄周《天下篇》、荀卿《非十二子》之意。"可见，我国古代的图书分类思想和学术分类具有十分紧密的联系。刘向、刘歆正是在汲取当时学术分类思想的基础上，根据国家实际藏书情况，创立了最早的图书分类体系，比较全面地概括了先秦至西汉时期我国的学术发展状况。历代的图书分类虽然有变化演进，然而其基本板块结构却极为相似。究其原因，首先应该归结于它们具有相同的封建时代政治思想和文化思想基础。

2. 类目序列反映各类学术的地位 古代图书分类的类目，不仅从设置上能反映学术的门类，其序列也同样能反映出各类学术在特定历史时期的地位。

汉武帝"罢黜百家，独尊儒术"，使儒家思想处于主导地位，必然在图书分类中有所反映。《七略》除"辑略"不用来类分图书，其余六略中"六艺"居首，专门著录儒家经典及其传注类的著作，又将普通儒家著作列为诸子之首。这种将儒家著作置于突出地位的做法，显然有奉为圭臬之意。受此影响，后世的《七志》《七录》《隋志》等目录著作中，儒家居首的地位岿然不动，反映出历代封建统治者极力推崇儒家思想的一贯政策。

3. 类目变更基于学术发展变化的状况 通过对历代图书分类法的考察，可以发现这些分类方法在子目上并没有实质性区别，只是根据我国古代学术发展变化的情况，对子目进行了分合、增加或删减，而实际上真正增加或者删减的子目数量很少，绝大部分只是对其进行了分合处理，子目的这种延续性体现了我国古代学术发展的连续性。

史书的独立列类诠释了这一点。刘向、刘歆编撰《七略》时，史书甚寡，于是附于春秋类，"今众家记传，倍于经典，犹从此志，实为繁芜"，所以必须单列"记传录"（《七录序》）。正是由于我国古代史学的发达，史书数量不断增加，使其在《七录》以后的主流目录中一直独占一个部类。

在四部分类中，一些二级类目的变化也反映了学术时代特点。比如《孟子》类书籍，在南宋以前一直被列入子部儒家类，但是自从朱熹在宋淳熙年间将《大学》《中庸》《论语》《孟子》定为"四书"以后，《孟子》的地位大大提升，于是自南宋以后的目录书中，均将《孟子》类书籍由子部升入经部。先是南宋陈振孙《直斋书录解题》将《论语》与《孟子》合并为"语孟类"，之后《明史·艺文志》改称"四书类"，《四库全书总目》也沿袭设置了"四书类"。

（二）图书分类是探究学术的门径

历代学者都非常重视目录学，认为掌握图书分类规律是"即类求书，因书究学"的前提。清代史学家王鸣盛说："目录之学，学中第一紧要事，必从此问途，方能得其门而入。"又说："目录明，方可读书；不明，终是乱读。"人们常把目录比喻为打开知识宝库的金钥匙，学海行舟的导航图。

著名学者余嘉锡的亲身经历印证了王鸣盛之语。余嘉锡《四库提要辨证·序录》云："阅张之洞《书目答问》，骇其浩博，茫乎失据，不知学之所从入，及读其《輏轩语》曰：'今为诸生指一良师，将《四库全书提要》读一过，即略知学问门径矣'……遂日求购读。光绪二十六年庚子，年十有七矣，先君子以事于长沙，始为购得之，则大喜，穷日夜读之不厌。"他还说，在阅读《四库全书总目》时遇有疑问，便详加考证，三十余年中积累了二十余册读书笔记，在此基础上，他完成了《四库提要辨证》这部八十余万字的巨著。他深有体会地说："余之略知学问门径，实受《提要》之赐。"可见，一部好的目录书确实能给人启迪，指引读书治学的门径。

第四节　古书的收藏与散佚

在历史长河中，华夏民族创造了优秀灿烂的文化。浩如烟海的古籍文献是承载古代文化的载体，是历史文明发展的见证。大量的古代书籍之所以能够流传到今天，有赖于历代藏书文化的传承。几千年来的藏书文化是中国历史文化的重要组成部分。从官府藏书到私人藏书，历代藏书事业对古书的流传起到了重要作用。然而，古书能够流传到今天的只是其中的一部分。由于种种原因，大量古书在历史各个阶段纷纷散佚，是民族文明的重大损失。

一、古书收藏

中国古代藏书主要由官府藏书、私家藏书、寺观藏书、书院藏书四个系统组成，各个系统的培育与发展又与一定时代的政治、经济、文化等背景密切关联，并形成各自的特点。四个系统中影响最大的是官府藏书和私人藏书。

（一）官府藏书

我国古代官府藏书历史悠久。历代最高统治者高度重视图书收藏，往往制定有完备的图书管理制度，设置专门的图书管理人员，建有专门的图书收藏场所。历代建国之初，往往有大型的图书聚集举措，广开献书之路，以充盈官府藏书规模。利用官府藏书，国家培养造就了一批人才，也推出了一批在图书史上有重要意义的学术成果。

官府藏书的历史，可追溯到殷商时代。专藏甲骨的龟室是我国最早的国家图书档案馆，史官贞人是早期的文献管理者。周代文献收藏管理更加制度化。在周王室和各诸侯国，史官称"史"或"太史"，负责记载国事和保藏政府文献。那一时期，学在官府，私人是不允许收藏图书的。

汉兴，开始向民间广泛征求图书，百年之间书积如丘山。汉初出现了专门的皇家藏书阁——石渠阁、天禄阁、麒麟阁。汉成帝时，指定刘向对皇家藏书进行整理校勘，西汉末年，刘向、刘歆父子写成我国最早的图书分类目录《别录》和《七略》。自西汉以来，这种以国家的力量，在全国访求图书，建立专用的皇家藏书阁，并指派学者对收藏的书籍进行校正整理的做法，为后代各朝所承袭，形成一种制度。东汉恒帝时又专门设置了秘书监一职，专管艺文书籍，以后历代王朝大都沿设此官。

官府藏书的制度化，使得宫廷集中了大量图书。隋炀帝时，政府藏书已达三十七万卷之多，是历代政府藏书的最高纪录。

唐朝开元年间，置弘文馆、崇文馆，设校书郎，将图书分列经、史、子、集入库贮藏，因而有了"四库"之称。据《旧唐书·经籍志》记载，"及四部书成，上令百官入乾元殿东廊观之，无不骇其广"。

五代以后，随着雕版印刷技术的推广，图书数量迅速增加。宋初的国家藏书机构有三：史馆、昭文馆和集贤院。宋太宗时又增加秘阁来管理图书；神宗时，在秘阁之上设立了崇文院。此外，还陆续建立了龙图、天章、宝文、显谟、徽猷、敷文等六阁以及太清楼、四门殿等多处藏书楼。北宋君主为便于从浩如烟海的图书中选阅所需要的内容，命臣下凭借丰富的宫廷藏书，有目的地编纂大型的类书和总集，于是出现了著名的宋代四大类书——《太平御览》《册府元龟》《文苑英华》和《太平广记》。

明灭元后，将集于大都的宋金元旧藏，悉数运往南京，贮于文渊阁、大本堂。明仁宗以后，又建了广寒殿、清暑殿、通集库等藏书处。到宣宗时，秘阁藏书已达二万余部，近百万卷。明代中央政府的各种机构，如翰林院、国子监等，都有藏书。在国家藏书的基础上，编成我国古代最大的类书《永乐大典》。

清代藏书的成就超过了历代。在编修《四库全书》时，乾隆下令建文渊、文津、文源、文溯"北四阁"和文宗、文汇、文澜"南三阁"，专门用来收藏《四库全书》。此外，清宫内还有多处藏书之所，如昭仁殿的天禄琳琅、养心殿的宛委别藏、圆明园的长春园，还有宫内刻书处武英殿等，都藏有大量图书。1929 年清理宫廷藏书时，尚有 1381 部，计 195732 册。清代许多政府机关也有藏书，如收藏《四库全书》底本的翰林院，以及最高学府国子监和内阁等。

（二）私人藏书

我国历史悠久，历代典籍的数量不断增加，这其中也有私人藏书家的功劳。周代学术下移之后，我国便出现了私人藏书家。

到了汉代，废止了秦始皇制定的私人不得藏书的禁令，加之纸张的发明，使私人藏书逐渐多了起来。汉武帝刘彻的弟弟刘德，是当时著名的藏书家，他不惜重金，收买古籍，他藏书的数量可与朝廷藏书相媲美。据《汉书·河间献王刘德传》记载，献王"修学好古，实事求是。从民得善书，必为好写与之，留其真，加金帛赐以招之。由是四方道术之人不远千里，或有先祖旧书，多奉以奏献王者，故得书多，与汉朝等。"

魏晋南北朝时期，社会分裂，战争不断，国家藏书多数毁于兵火。文献典籍正是有赖于私人收藏，才得以保存和流传。晋代博物学家张华，也是位藏书家，他迁居时，仅书籍就装了30车。《晋书·张华传》载："天下奇秘，世所希有者，悉在华所。""秘书监挚虞撰定官书，皆资华之本以取正焉。"医学家皇甫谧也是当时有名的藏书家之一，晚年时患风痹，仍然手不释卷，由于他特别喜欢书，当时的人称他为"书淫"。他曾上表向晋武帝借书，武帝便赐书一车。《针灸甲乙经》的写成，与他藏书之富不无关系。

唐代的私人藏书比南北朝有了更大的发展，许多藏书家的藏书过万卷。韩愈曾写诗描述邺侯李泌藏书的盛况："邺侯家多书，插架三万轴。一一悬牙签，新若手未触。"

宋代的私人藏书，名家辈出，个人藏书量在几万卷的有28家之多。南宋著名藏书家晁公武，根据自己的藏书，写成《郡斋读书志》4卷，《后志》2卷，此书为我国第一部附有提要的私家藏书目录。同样，南宋陈振孙，官居浙江多年，收藏达五万卷以上，著《直斋书录解题》22卷，也是宋代重要的目录学著作。

明代的私人藏书很盛，可考的私人藏书家超过四百人，较著名的有50余位，其中最有名的是范氏天一阁和毛氏汲古阁。天一阁主人范钦，一生专于购求典籍，辞官后携书万卷定居宁波原籍，明嘉靖年间自建天一阁藏书楼，到范氏83岁去世时，所藏书籍达7万卷，以明代地方志和登科录为其特藏。天一阁建成至今已四百多年，是我国现存最古老的藏书楼。汲古阁主人毛晋，江苏常熟人，喜好读书、收藏、篆刻。他创办汲古阁，高价求购宋元珍本，所购珍本书达84000册。汲古阁刊刻的书籍，大多以宋版书为底本，先后校刻了《十七史》《十三经》等。许多宋版书，正是因为毛氏的翻刻，才得以流传到今日。明代医学家兼藏书家，首推王肯堂，他在潜心研究医学，为人治病的同时，留心搜集医学书籍，所获颇丰，在此基础上用十几年时间编成巨著《六科证治准绳》，为后人所推崇，名列明代50位大藏书家之中。

清代是藏书大家辈出的时代，藏书风气的盛行，比明代有增无减。在清代众多的藏书家中，有四大著名藏书家：瞿绍基，江苏常熟人，藏书楼名铁琴铜剑楼；杨以增，山东聊城人，藏书楼名海源阁；陆心源，浙江归安人，藏书楼名皕宋楼；丁丙，浙江钱塘人，藏书楼名八千卷楼。他们四家共藏书66万卷，占全国藏书量的28%。铁琴铜剑楼的形成和发展，经历了几代人的努力。瞿绍基没有做过大官，隐居于常熟，喜欢购藏宋元善本，历时十年，藏书达10万卷。乾隆几次南巡，都到瞿家看书。其书保存长达百余年。辛亥革命后，书归南京图书馆。海源阁与铁琴铜剑楼并峙，有"南瞿北杨"之称。其藏书经过杨以增及其儿孙三代的收集，共20万卷以上，仅宋元版书就有464部，一万多卷，可见价值之高。皕宋楼是陆心源花了数十年的时间经营起来的，共藏书15万卷，其中宋版书有一百多部，元版书近200部。陆氏之子不很爱书，致使损坏严重，后来家道中落，他把全部书籍卖给了日本人，使许多珍贵的图书流落海外。丁氏的八千卷楼，藏书约20万卷。丁丙和他的哥哥丁申号称"双丁"，爱书如命，除继承了父亲的八千卷楼外，又修建了小八千卷楼、后八千卷楼。清代的藏书家也喜欢刻书，如纳兰成德《通志堂经解》、鲍廷博《知不足斋丛书》、卢文弨《抱经堂汇刻书》、黄丕烈《士礼居丛书》、钱熙祚《守山阁丛书》等，都是古籍中的善本。

二、古书散佚

我国历史上，在藏书事业不断发展的同时，也存在着图书不断散佚的现象。难以数计的大量图书在人为或自然因素的影响下，从人们的视野中消失。图书散佚始终伴随着图书发展的各个阶段。早在隋代，大臣牛弘就提出了"五厄"说，认为至隋代之前，我国图书文献经历了五次大的灾厄。明代胡应麟在《少室山房笔丛》中续牛弘之说，认为至明代以前，我国图书文献共遭受了十次灾厄。然而，明代以后，直至现代"文革"时期，图书的散佚规模并没有丝毫减弱的趋势。

（一）政治原因导致古书散佚

历代统治者为了巩固统治地位，禁锢人们的思想，常常在上层建筑领域实行高压政策，限制某些内容的图书在社会上流传。最典型的就是秦朝的焚书和清代的禁毁。

公元前 221 年，秦始皇统一全国，建立了中央集权的封建帝国。为了巩固政权，秦始皇采取了一些重要措施。公元前 212 年，秦始皇采纳李斯的建议：废除私学，除史官所藏秦国史记外，别国史记一律烧毁；除博士官所藏图书，私人所藏儒家经典和诸子百家书也一概送官府焚烧；民间除医药、种树、卜筮之书以外，概不许收藏，违者及议论《诗》《书》的人一律处死。并于第二年活埋了四百六十多名儒生。"焚书坑儒"使大量先秦古籍灰飞烟灭，永远失传，这是中国文化史上的一次浩劫。

清代曾多次下令征书。乾隆年间，为编修《四库全书》，更是严令各地进书。征书的同时，也对图书进行了一次大清查，凡发现有碍清朝统治的图书，要修改、删削、查禁，乃至焚毁。据王彬《清代禁书总述》（中国书店 1999 年出版）统计，清代禁书共计 3236 种，规模接近《四库全书》。

（二）战乱兵火导致古书散佚

我国古代官府藏书，往往呈现出时断时续、旋聚旋散的状态，缺乏稳定性和连续性。具体表现在，历朝开国之初，国君励精图治，百废俱兴，国家便大量征集图书，于是官府藏书数量呈稳步上升趋势。然而，官府藏书，往往集中于宫廷、官府的特定地点，地处政治中心，一旦遭遇战乱，特别是改朝换代之际，便极易遭受毁灭性灾难。历史上几乎每一次朝代更迭、内乱外侮，如安史之乱、靖康之难、太平天国起义、火烧圆明园等，无不给官府藏书带来巨大损失。据史料记载，清末翰林院藏有《永乐大典》、《四库全书》底本和四库存目书原本等数以万计的珍贵图书，光绪庚子事变中，翰林院遭到灭顶之灾。据英国人普南特·威尔《庚子使馆被围记》描述，英使馆之北的翰林院"毁坏荒凉之状，俨如坟院"，"无价之文字亦多被焚，龙式之池及井中均书函狼藉，为人所抛弃"。

其他导致图书散佚的原因，还有水灾、火灾，以及由于保管不善造成的虫蛀、污损等。

三、古书辑佚

正是因为历史上图书散佚严重，才有了古籍整理工作之一——辑佚的产生。清代叶德辉《书林清话》对"辑佚"的含义概括为："古书散佚，复从他书所引，搜辑成书。"

许多古籍原书虽然已经散佚，但某些佚文有可能被其他书籍保存下来，有的甚至还保留了原书的体例或目录，这就为佚书的"复原"提供了一定的依据。于是，历代均有学者致力于辑佚工作，即根据存世文献中存留的各种古籍佚文，如一句话、一段文字或一篇文章，通过搜集摘录、考校整理、汇聚编排等工作，使佚书全书或部分复原。

我国古书的辑佚工作始于宋代。清代章学诚《校雠通义》认为辑佚之事始于南宋王应麟，后来学者多遵此说。

　　宋代的辑佚成就令人瞩目，一方面表现在现存的宋代辑佚著作可达数十种之多，另一方面，在辑佚理论上也有一定的建树。如郑樵《通志·校雠略》中有"书有名亡实不亡说"，为古书辑佚提供了理论依据。文章中还以已佚古医籍为例进行说明："书有亡者，有虽亡而不亡者，有不可以不求者，有不可求者……《名医别录》虽亡，陶隐居已收入《本草》；李氏《本草》虽亡，唐慎微已收入《证类》……李氏《本草拾遗》、《删繁本草》、徐之才《药对》、《南海药谱》、《药林》、《药论》、《药忌》之书，《证类本草》收之矣；《肘后方》《鬼遗方》《独行方》《一致方》及诸古方之书，《外台秘要》《太平圣惠方》中尽收之矣……凡此之类，名虽亡而实不亡者也。"郑氏之言，就是指诸多已佚之书，可以从现存文献中求而取之。郑樵的辑佚学说，对后世的辑佚理论和方法的建立都产生了很大影响。

　　清代是辑佚发展的鼎盛时期。涌现出一批著名的辑佚学者，如章宗源、严可均、张澍、马国翰等。辑佚对象广涉经、史、子、集四部，数量上远远超过前代，仅撰修《四库全书》时，就从《永乐大典》中辑出佚书 385 种，计有经部 66 种，史部 41 种，子部 103 种，集部 175 种，合 4926 卷。这些辑佚书大大丰富了《四库全书》的内容。清代在辑佚类型和辑佚的体例、方法上也更趋完善。这些成就与清代朴学考据之风的影响不无关系。

　　辑佚在古书利用方面具有重要意义。辑佚书使许多亡佚之书复见于世。通过辑佚过程中的考证与分析，可以推断佚书的历史原貌，有助于明确古籍的历史价值，正确分析学术的源流和传承。通过辑佚所得的资料，是提供学术研究线索与证据的重要来源。

第六章　儒　学

儒学是以人文文化为中心的关于礼、乐、文教、刑政的学术，在中国两千多年的封建社会中，一直处于正统地位，是中国传统文化的主干。

经典是儒学的重要载体。由汉朝的五经逐渐发展，最终形成南宋时期的十三经：《周易》《尚书》《诗经》《周礼》《仪礼》《礼记》《春秋左氏传》《春秋公羊传》《春秋穀梁传》《论语》《孟子》《孝经》《尔雅》。这些是儒学的基本著作，书中确立的儒家学说，渗透到社会的各个领域，成为社会思想文化的主导。两千多年来，最能代表中国文化思想的，莫过于儒学。

儒家学派由孔子初创于春秋，始盛于西汉，繁荣于宋明，绵延两千多年。《汉书·艺文志》："儒家者流，盖出于司徒之官，助人君顺阴阳明教化者也。游文于六经之中，留意于仁义之际，祖述尧舜，宪章文武，宗师仲尼，以重其言，于道最为高。"具体到"儒"字的解释，《说文解字》云："儒，柔也，术士之称。"徐灏《注笺》："人之柔者曰儒，因以为学人之称。"即"儒"类似于今所谓"学者"。"儒"的名称早在商代即已出现，主要职责是为贵族主持祭祀和接待宾客。至春秋时期，逐步转变为以传授礼仪知识谋生的自由职业者。他们出仕于朝廷，能为公卿尽其忠顺；入居于家中，能对父兄尽其孝悌，凡事能够按礼的规定约束自己。孔子学派提倡仁义礼乐，注重德教，讲求修身，因此后人也就以"儒"作为孔子学派的专称，是为儒家。

由孔子创立的儒家学派，是诸子百家中颇具影响力的一家，居十家（儒家、道家、墨家、法家、名家、阴阳家、纵横家、农家、杂家、小说家）之首，其思想随着时代的变迁不断发展演变。《史记·儒林列传》："自孔子卒后，七十子之徒散游诸侯，大者为师傅卿相，小者友教士大夫，或隐而不见。"韩非说："孔墨之后，儒分为八。"有"子张氏之儒""漆雕氏之儒""子思氏之儒""颜氏之儒""仲良氏之儒""乐正氏之儒""孟氏之儒"和"孙氏（荀子）之儒"。儒门八派的宗旨大多不可详考，唯孟子和荀子两派得以传世。至汉代，董仲舒提出"罢黜百家，独尊儒术"，儒学取得了独尊的地位。至宋明时期，儒学吸收了佛、道思想，形成理学。在此发展演变过程中，先秦儒学、两汉经学、宋明理学代表着儒学发展的三个重要时期，孔子、孟子、荀子、董仲舒、程颐、程颢、朱熹、陆九渊、王阳明则是最主要的代表人物。

第一节　儒家代表人物

一、孔子

孔子（前551—前479），名丘，字仲尼，春秋末期鲁国昌平陬邑（今山东曲阜）人。其祖先为贵族，孔子出生时，其家已沦为平民阶层，幼年丧父，家境贫寒，所以孔子说："吾少也贱，故多能鄙事。"（《论语·子罕》）孔子一生非常好学，对西周的典章制度有浓厚兴趣。大约 30 岁时开始私人讲学，这是他一生的主要事业。51 岁出任鲁国中都宰，后升任司空、司寇，因不能实现政治理想，55 岁时带领弟子离开鲁国，游说列国，十三年间，他到过宋、卫、陈、蔡、齐、曹、郑、蒲、叶、楚等国，自称"如有用我者，吾其为东周乎"（《论语·阳货》）。结果却是无一君主采纳他的主张。再回到鲁国时，已是 68 岁。但孔子并没有因为政治上的失意而消沉，晚年将主要精力用于培养弟子和整理古代文献。孔子一生"以诗书礼乐教，弟子盖三千焉，身通六艺者七十有二人"（《史记·孔子世家》）。在去世前的 5 年中，整理了重要的古代文化典籍《诗》《书》《礼》《乐》《易》《春秋》，使之成为影响至今的儒学六经。孔子的成就，为儒学的发展奠定了坚实的基础。72 位弟子中有很多成为各国栋梁，并为儒家学派延续了辉煌。从"拨乱世而反之正"和维护社会秩序的愿望出发，以"仁"为内容，以"礼"为形式，以"中庸"为准则，构成了孔子思想的基本内涵。

（一）正名思想

孔子把春秋时代，看作是"礼崩乐坏""杀君弑父"，"邪说暴行"不断发生的糟得很的大乱局面。例如，公元前 607 年，晋国赵穿杀了晋灵公。公元前 548 年，齐国崔杼杀了齐庄公。虽然晋灵公和齐庄公都是暴君，但臣杀君，在孔子看来就是犯上作乱的"暴行"。孔子认为要制止各种"邪说暴行"的流行，就必须恢复周礼的权威，重新肯定宗法等级制度的秩序，而其要害就是正名。他说："名不正则言不顺，言不顺则事不成，事不成则礼乐不兴，礼乐不兴则刑罚不中，刑罚不中则民无所措手足"（《论语·子路》）。只有正名，才能挽救秩序的崩溃，促进周礼的复兴；也只有正名，才能恰当地运用刑罚，制止邪说暴行的产生和流行。至于正名的具体内容，则是"君君，臣臣，父父，子子"（《论语·颜渊》）。即处在君这个地位的人，应该具备君这个名称所应有的品行，得到君这个名称所应有的对待；处在臣这个地位的人，应该具备臣这个名称所应有的品行，得到臣这个名称所应有的对待；父和子也是这样，以此类推。然而当时的实际情况已不是如此，孔子就想提出这个理想标准的"名"，来纠正那些不符合周礼情况的"实"。孔子这种用名以正实、名实相符的观点，就是后来所谓的"名教"。

（二）仁礼学说

1. 仁学思想　孔子贵"仁"，"仁"是孔子哲学思想的精髓所在，也是孔子政治思想、教育思想、文献整理思想的理论基础和前提。一部《论语》不足 2 万字，"仁"字出现 109 次。从孔子对"仁"的多种阐述来看，仁是一种极为广泛的道德观念，几乎包含了一切优秀的道德品质。仁既包括了个人的心性修养、为人处世的态度，又包括了价值评价的标准。具体来说主要分为四个方面：一是以人为本，珍爱生命。孔子以一个圣哲的胸怀表现了对生命的无限热爱和珍惜。《论语·颜渊》："樊迟问仁。子曰：爱人。"孔子所倡导的"仁"，以人为核心，以人为根本。《论语·乡党》记载："厩焚。子退朝，曰：伤人乎？不问马。"可见，孔子重视人身胜于财物。这种以人为贵的意识，对于当时封建统治者重财轻人、视下民为奴才的现实，具有积极意义。二是孝顺父母，友爱兄弟。孔子之所以讲究孝道，其目的在于以此来规范整个社会的秩序，进而推广开来，由父母兄弟之爱扩大到对所有人的爱，所谓"仁者，爱人"，就是用一种发自内心的善意去对人好。《论语·里仁》："子曰：父母在，不远游，游必有方。"《论语·为政》："子由问孝。子曰：今之孝者，是谓能养。至于犬马，皆能有养；不敬，何以别乎？"孔子试图通过血缘纽带建立一套适合于整个社会的普遍必然的伦理秩序，以孝悌从纵横两个方面把氏族关系和等级制度构造起来。三是修养自身，推己及人。《论语·雍也》："夫仁者，己欲立而立人，己欲达而达人。"又说："己所不欲，勿施于人。"就是设身处地地推己及人，也是孔子的忠恕思想。这种自己内心的活动，孔子称之为"内自省""内自讼""求诸己"。四是重视人格，有所担当。《论语·里仁》："子曰：富与贵，是人之所欲也，不以其道得之不处也；贫与贱，是人之所恶也，不以其道得之不去也。君子去仁，恶乎成名？君子无终食之间违仁，造次必于是，颠沛必于是。"《论语·卫灵公》："志士仁人，无求生以害仁，有杀身以成仁。"这是一种博大的仁爱精神，在必要的关头可以杀身成仁，舍弃生命，慷慨赴死。孔子仁学思想的直接目的是想通过对上下尊卑之间的人际关系的调节，维护君臣父子的等级差别，挽救"礼坏乐崩"的社会政治秩序，防止"犯上作乱"。

2. 礼学思想 礼学是孔子思想的另一个重要组成部分。孔子提倡"克己复礼"。他以"复礼"为己任，不辞辛劳，周游列国，游说自己的主张，就是要恢复周礼。所谓"周礼"，就是西周统治者制定的一整套政治制度和道德规范、礼节仪式等。其中心内容就是以血缘关系为纽带的等级制、分封制和世袭制。简言之就是"周之政法""礼乐教化"。孔子在《论语·阳货》中说："礼云礼云，玉帛云乎哉？乐云乐云，钟鼓云乎哉？"礼就是人与人相处的规矩和法度，"不学礼，无以立"（《论语·季氏》）。礼就其实质而言，是用以维护社会不同阶级和谐相处、人们安分于等级秩序的制度与习俗。因此，"礼"首先是指社会政治制度，其次才是伦理道德规范。孔子宣扬礼，是为了维系君君、臣臣、父父、子子的人伦关系，以其为治理国家的根本大法。《礼记·经解》说："有治民之意而无其器则不成。礼之于正国也，犹权衡之于轻重也，绳墨之于曲直也，规矩之于方圆也。"

3. 仁与礼的关系 孔子还把仁学注入礼学之中，阐述了仁与礼的关系。仁是内在的仁爱之心，礼是外在的行为规范。"人而不仁，如礼何"（《论语·八佾》）。孔子认为人们在具有这些外在的行为规范的同时，应具有仁爱之心。因为仁是实施礼的根本。仁是人的思想根源、感情内涵，礼是仁的外在流露、形式体现。失却了仁，只追求礼，礼也就流于形式，变成形式主义，使人成为虚情假意、装腔作势的木偶。同时，仁的实现必然要遵循礼所规定的路径，所以子贡在问及如何培养仁德时，孔子回答："工欲善其事，必先利其器。"即实施礼仪是培养仁德的利器。儒家培养人、塑造人要求仁与礼相统一，仁与礼两者不可偏废，即所谓"文质彬彬，然后君子"。把仁与礼结合起来，这就揭示了礼的内在本质，阐述了礼的生命源泉，赋予了礼以深刻的内涵，使礼达到了更深更高的层次。仁与礼的学说，即"内仁义""外礼乐"，其本质就是自古圣贤一以贯之的所谓"内圣外王"之道。

（三）中庸思想

1. 中庸概念的产生 《论语·尧曰》记载：古代圣王尧临终前，欲将帝位传于舜，告诉他统治臣民的四字秘诀，即"允执其中"。后来舜又将帝位传于禹，也授此四字秘诀。所谓"允执其中"，是指切实地抓住事物的中间，不可过之，也不可不及。《礼记·中庸》引孔子的话说："执其两端，用其中于民。"也就是说，对百姓既不能过分残暴，也不可宽厚无制，如此才能够维护住社会的统治秩序。"中"是不偏不倚，"庸"即平常、不变。中庸就是"以中为常道"，"不偏之谓中，不易之谓庸。中者天下之正道，庸者天下之定理"。

2. 中庸思想的主要特征 中庸是孔子思想中一个极其重要的概念，自始至终贯穿于孔子的整个思想体系中。其主要特征有二：一是反对过头和不及，中庸就是不偏不倚，无过无不及，恰到好处。从《论语》及相关典籍中不难看出，"中"是孔子品评人物、选才交友的标准之一，也是其自我修养的行为准则。如《论语·先进》："子贡问：'师与商也孰贤？'子曰：'师也过，商也不及。'曰：'然则师愈与？'子曰：'过犹不及。'"在这里孔子衡量弟子孰优孰劣的标准是"中"，即无过无不及。二是提倡中和，《论语·学而》指出："礼之用，和为贵。"儒家学者把"和"作为处理社会矛盾的最高政治伦理准则，中和是儒家认识世界、对待人生的基本价值观念。《礼记·中庸》："喜怒哀乐之未发，谓之中；发而皆中节，谓之和。中也者，天下之大本也；和也者，天下之达道也。致中和，天地位焉，万物育焉"。意即"中"是天下万事万物根本的价值标准，"和"是天下共行的大道。人们如果能把中和的道理推而广之，那么，天地万物都能各得其所，各遂其生了，可见"中和"是世界万物存在的一种理想状态。此外中和也是一种艺术美的原则，如孔子评价《诗经·关雎》说："关雎，乐而不淫，哀而不伤。"《论语·泰伯》："中和之为美。"《论语·雍也》："质胜文则野，文胜质则史，文质彬彬，然后君子。"就反映了孔子一以贯之的中庸思想。

二、孟子

孟子（前372—前289），名轲，字子舆，战国时期邹国（今山东邹城）人，是孔子的第四代弟子。为推行自己的政治主张，他曾游说齐、宋、邹、梁、鲁、滕等国，做过齐宣王的客卿。但"天下方务于合纵连横，以攻伐为贤"，他的学说终因不合时局需求而被认为"迂远而阔于事情"，不被当政者采纳。晚年，他退居讲学，与弟子一起"序《诗》《书》，述仲尼之意"（《史记·孟子荀卿列传》），有《孟子》七篇传世。南宋时朱熹将《孟子》与《论语》《大学》《中庸》合在一起称为"四书"。孟子继承并发扬光大了孔子的思想，建立了一套完整的儒学思想体系，对后世产生了极大的影响。

孟子出生在孔子去世后大约一百年，孔孟之间的儒学传承关系有史可据的是"孔子→曾子→子思→孟子"这个系统。孟子受业于孔门，以孔子的继承人自任，继承和发展了孔子的思想，是孔子之后重要的儒学大家，后人把他与孔子并称为"孔孟"，并尊称孟子为亚圣。孔子主张仁，基本内容尚属道德伦理范畴，并没有完全把政治直接建筑在仁的基础之上；至曾子主张以哀怜之心执行刑罚，开始将仁扩展到政治领域；孟子进而将仁的学说运用到政治上，发展为系统的仁政学说。从孔子主张德治到孟子提出仁政，是儒家学说的重大发展。孟子的性善学说、仁政主张、民本思想，以及"万物皆备于我"的观点，都是对孔子思想的继承发扬。孟子提出的"仁政说"和"性善论"，为后来中国封建社会儒家的政治思想奠定了理论基础。

（一）性本善论

"孟子道性善，言必称尧舜"（《孟子·滕文公上》）。为了论证其王道与仁政的合理性，孟子提出了著名的性善论学说。性善论可谓整个孟子思想的理论基础，四端说则是孟子对人性善的基本论证。

1."不忍人之心"即人之本心 孔子不以善恶讲性，孟子乃首先以善言性者。孟子认为："人皆有不忍人之心。""不忍人之心"即是仁心。孟子论证曰："所以谓人皆有不忍人之心者，今人乍见孺子将入于井，皆有怵惕恻隐之心"（《孟子·公孙丑上》）。意谓如果人们突然看到有小孩子要掉进井里去，都会马上反映出惊惧同情之心，所以说"人皆有不忍人之心"。而这

"怵惕恻隐之心"，即不忍人之心，就是人的"本心"："非所以内交于孺子之父母也，非所以要誉于乡党朋友也，非恶其声而然也"（《孟子·公孙丑上》）。即并非外界因素使然，而是心之本然。

2. "四端""四德"同为人之本心 孟子认为："恻隐之心，人皆有之；羞恶之心，人皆有之；恭敬之心，人皆有之；是非之心，人皆有之"（《孟子·告子上》）。此"四心"人皆有之。"由是观之，无恻隐之心，非人也；无羞恶之心，非人也；无辞让之心，非人也；无是非之心，非人也。"而"仁义礼智"这"四德"即发端于"四心"，"恻隐之心，仁之端也；羞恶之心，义之端也；辞让之心，礼之端也；是非之心，智之端也"（《孟子·公孙丑上》）。这就是孟子的"四端"说，"四心"为"四德"之端。孟子认为，"四心""四德"同为人之本有，同为人心之本然："人之有是四端也，犹其有四体也"（《孟子·公孙丑上》）。"仁义礼智，非由外铄我也，我固有之"（《孟子·告子上》）。故曰："恻隐之心，仁也；羞恶之心，义也；恭敬之心，礼也；是非之心，智也"（《孟子·告子上》）。恻隐之心就是仁，羞恶之心就是义，恭敬之心就是礼，是非之心就是智。

3. 保存天赋的道德本性 孟子对人性的理解可以分为两个层面解读：其一是人们的恻隐、羞恶、恭敬、是非"四心"生来就有，这种心便是人性。其二是"四心"分别为仁、义、礼、智之端，仁、义、礼、智为我所固有，因此，仁、义、礼、智也就是人性。孟子认为，"四端"就像刚刚燃起的火或刚刚流出的泉水，还需要"扩而充之"才能够发扬光大。"凡有四端于我者，知皆扩而充之矣，若火之始然，泉之始达。苟能充之，足以保四海；苟不充之，不足以事父母"（《孟子·公孙丑上》）。所以要成为真正的人，就须注意保存"四心"与"四德"这些天赋的道德本性，勿要失去。"四德"之中孟子特别强调仁义，他认为"未有仁而遗其亲者也，未有义而后其君者也"。当然其着眼点主要还是政治。与孔子的伦理思想相比，孟子将仁、义并称，"舍生而取义"，明显强调了义的重要性。

（二）仁政思想

孟子以性善论为根据，在政治上主张实行仁政，仁政是孟子政治思想的核心。何为仁政？《孟子·公孙丑上》曰："人皆有不忍人之心。先王有不忍人之心，斯有不忍人之政矣。""不忍人之政"即"仁政"也。施仁政就是以仁爱之心治理天下，就是争取民心以达到治国目的。

第一，废止虐政和霸道，代之仁政和王道。孟子所面对的是一个合纵连横、七雄争霸、诈伪并起、民不聊生的战国乱世。人民不仅要受战争之苦，而且还要受虐政之害。孟子认为："民之憔悴于虐政，未有甚于此时也！"而"争地以战，杀人盈野；争城之战，杀人盈城。"这些都是仁心丧失和霸道横行造成的。为此，他主张废止虐政和霸道，代之以仁政和王道，救民于水火，使天下归仁。他认为，以力假仁者霸，以德行仁者王。王道与霸道的区别在于是否得人心，是否用仁，而能否用仁则直接关系到国家的存亡。他说："三代之得天下也以仁，其失天下也以不仁。国之所以废兴存亡者亦然。""保民而王，莫之能御也。"王道之所以能王天下，在于它是符合人性的："人皆有不忍人之心……以不忍人之心，行不忍人之政，治天下可运于掌上。"他认为，霸道是以力服人，虽可能成为大国，但难以持久；王道是以德服人，人们心悦诚服，众望所归，对内就会国泰民安，政平人和，对外就会得道多助，天下无敌。

第二，行仁政和王道的具体方法。

（1）行仁政得民心 孟子为统治者行王道于天下提出了具体的方法，那就是以仁政得民心的方法。他说"得其心有道"，并提出了一系列具体措施：停止战争，正经界、行井田、省刑罚、薄税敛，制民之产以使其不受饥寒，谨庠序以明教化，与民同乐。他认为，只要从这些方面做起，实行王道易如反掌。《孟子·梁惠王上》中特别强调："是故明君制民之产，必使仰足以事父母，俯足以畜妻子；乐岁终身饱，凶岁免于死亡。""五亩之宅，树之以桑，五十者可以衣帛矣；鸡豚狗彘之畜，无失其时，七十者可以食肉矣；百亩之田，勿夺其时，八口之家可以无饥矣。谨庠序之教，申之以孝悌之义，颁白者不负戴于道路矣。老者衣帛食肉，黎民不饥不寒，然而不王者，未之有也。"

（2）民为贵君为轻　在孟子的仁政王道学说中，包含着一种十分可贵的"民本"思想。根据《尚书》中的"民为邦本，本固邦宁"，子思提出了"社稷所以为民，不可以所为民者亡民"。认为老百姓才是国家的根本，根本稳固了，国家也就安宁。孟子把它进一步明确为民贵君轻。《孟子·尽心下》："民为贵，社稷次之，君为轻。是故得乎丘民而为天子，得乎天子为诸侯，得乎诸侯为大夫。诸侯危社稷，则变置。""桀纣之失天下也，失其民也。"得人心者得天下，孟子对孔子的学说不但有所取舍，而且有所发展。《孟子·尽心下》："诸侯之宝三：土地、人民、政事。宝珠玉者，殃必及身。"实际上，以民为宝而不以珠玉为宝，这是统治者难以做到的，真正能接受"民贵君轻"思想的君王也少之又少。唯其如此，才更见孟子理论的可贵。

孟子关于仁政的主张，不少是针对时弊而发，然而就当时的社会需求来说，施行仁政却充满着不切实际的幻想。但在那个时代，能对民、国、君的关系有如此深刻的认识实属难能可贵。孟子的民本思想也对中国古代政治的发展产生了深远的影响。

（三）自我修养与浩然之气

浩然之气，实际上是讲人的道德修养，是孟子的理想人格，因为道德修养是施行仁政的根本。

首先，孟子阐发了"生于忧患死于安乐"的哲理。"天将降大任于斯人也，必先苦其心志，劳其筋骨，饿其体肤，空乏其身，行拂乱其所为，所以动心忍性，曾益其所不能……然后知生于忧患，死于安乐也"（《孟子·告子下》）。孟子认为，苦难的处境正是自我修养的好机会。

其次，孟子围绕着道德修养提出一系列见解。他说，任何情况下，人都应该知耻，坚守正义，保持善心。《孟子·尽心上》曰："人不可以无耻，无耻之耻，无耻矣。"《孟子·离娄下》曰："人有不为也，而后可以有为。"因为知耻，所以有所不为，然后才能真正有所作为。为了保持良心，提高道德修养，孟子提出要寡欲养心。他说："养心莫善于寡欲。其为人也寡欲，虽有不存焉者，寡矣；其为人也多欲，虽有存焉者，寡矣"（《孟子·尽心下》）。修养性情，是为人事天立命的根本，为此孟子提出了与之相应的尽心、知性、知天的认识路线，"尽其心者，知其性也；知其性，则知天矣。存其心，养其性，所以事天也；夭寿不贰，修身以俟之，所以立命也"。存心尽心之所以能够知性知天，是因为万物皆备于我的缘故，"万物皆备于我矣，反身而诚，乐莫大焉；强恕而行，求仁莫近焉。"诚身求仁之所以快乐，是因为所求者在我自己身上，"求则得之，舍则失之，是求有益于得也，求在我者也"（《孟子·尽心上》）。孟子又进一步指出，居仁行义绝非不能，而是不为。"挟泰山以超北海，语人曰：我不能，是诚不能也。为长者折枝，语人曰：我不能，是不为也，非不能也"（《孟子·梁惠王上》）。

最后，孟子提出了"养吾浩然之气"。《孟子·公孙丑上》曰："至大至刚，以直养而无害，则塞于天地之间。其为气也，配义与道；无是，馁也。是集义所生者，非义袭而取之也"（《孟子·公孙丑上》）。这就是说，浩然之气是道义之气日积月累而形成的充塞于天地宇宙的刚毅、豪迈的大丈夫之气。只有培养起至刚至大的浩然之气，才能理直气壮、勇敢无畏，做一个堂堂正正的大丈夫："居天下之广居，立天下之正位，行天下之大道。得志与民由之；不得志独行其道。富贵不能淫，贫贱不能移，威武不能屈，此之谓大丈夫"（《孟子·滕文公下》）。在孟子看来，倘若人人成为满腔正气的大丈夫，则除霸道而兴王道，废虐政而行仁政，使天下归仁，人民安乐。孟子的这一思想，无疑对培养中华民族的伟大性格具有重要意义。

三、董仲舒

董仲舒（约前179—前104），广川（今河北景县）人，西汉时期著名的经学家、哲学家、教育家。他刻苦好学，专心研究儒家经典《春秋公羊传》，曾三年不窥园，完成了经学巨著《春秋繁露》，并应诏进献了著名的《天人三策》。晚年以病老辞归，专门从事著述。其著作有《举贤良对策》三篇、《春秋决事》十卷（已佚）和《春秋繁露》十七卷八十二篇。《汉书·董仲舒传》称其"为群儒首"，"学士皆师尊之"。董仲舒继承并发展了以孔子为代表的先秦儒家学说，融合先秦法家、道家、阴阳家、墨家等各学派的思想，承上启下，建立了儒学的新体系，适应历史发展的客观要求，开创了汉代儒学的新局面。

（一）罢黜百家　独尊儒术

董仲舒对儒学的最大贡献是提出了"罢黜百家，独尊儒术"的主张。他在第三次应诏对汉武帝的策问中提出："《春秋》大一统者，天地之常经，古今之通谊也。今师异道，人异论，百家殊方，指意不同，是以上亡以持一统，法制数变，下不知所守。臣愚以为：诸不在六艺之科、孔子之术者，皆绝其道，勿使并进"（《汉书·董仲舒传》）。汉武帝出于进一步强化中央集权、改换统治思想的需要，采纳了他的建议，"罢黜百家，独尊儒术"，并在此后大量任用儒生为官，使得通晓儒家经典成为为官为吏的必要条件之一。儒家思想从此成为中国社会的统治思想，也成为中国传统文化的核心。

当然，汉武帝尊崇的儒术与孔子的思想相比，已经出现了很大的差别。这时的儒术，经过董仲舒的改造，已经成为以儒家思想为主体、大量吸纳众家思想的一种新的思想体系，其中包括道家的自然观、法家的集权思想和阴阳家的阴阳五行学说等等。

（二）天人感应　君权神授

董仲舒的思想体系是庞大的，从宇宙的本源论述到天地、阴阳、五行和人的"十端"。其思想核心是"天人感应"说。董仲舒把天视为至上的人格神："天者，百神之君也，王者之所尊也。"天和人同类相通，相互感应，天能干预人事，人亦能感应上天。身为统治者的天子，若违背了天意，不仁不义，天就会出现灾异，对其进行谴责和警告。"天子不能奉天之命，则废"（《春秋繁露·顺天》）。如其顺应天意，政通人和，天就会降下祥瑞以示鼓励。以"天人感应"说为基础，董仲舒建立起一套神学化了的封建社会伦理道德观，即"三纲五常"，后逐渐演变成为束缚人们思想的绳索。

董仲舒的思想不仅成为汉王朝统治的理论基础，而且还成了我国整个封建社会统治的理论基础，对后世的影响是广泛而深远的。汉武帝采纳董仲舒的主张，在各方面树立起儒学思想的权威，从此两千年间再也没有其他思想能与儒家思想抗衡。西汉后期的刘向、刘歆父子对董仲舒极其赞赏，刘歆认为董仲舒"令后学者有所统一，为群儒首"。东汉王充认为董仲舒"虽古圣之言，不能过增"（《论衡·案书篇》）。又曰："文王之文在孔子，孔子之文在仲舒"（《论衡·超奇篇》）。

中国儒学历史上有三位特别著名的思想家，对中国传统文化的发展起着划时代的作用，他们就是孔子、董仲舒和朱熹。孔子是儒家的开创者，董仲舒是经学大师，朱熹是理学大师。这三大思想家是不同时代儒家的代表，是儒学发展的里程碑。董仲舒上承孔子，下启朱熹，使儒家由诸子而成独尊，由一家而汇融百家，在儒学发展过程中起到了承前启后的关键作用。

四、朱熹

朱熹（1130—1200），字元晦，号晦庵，徽州婺源人。因长期寄居福建，其学派也称"闽学"。朱熹继承了程颐、程颢以"理"为核心的哲学思想，广泛吸收了周敦颐、张载、邵雍等北宋理学家的思想养分，成为理学的集大成者。他的学说构建起一个规模庞杂而又不失缜密精致的思想体系，在历代儒者中的地位及实际影响仅次于孔子和孟子。

（一）理气学说

朱熹认为"天地之间，有理有气。理也者，形而上之道也，生物之本也。气也者，形而下之器也，生物之具也"。并认为理与气不能相离，"天下未有无理之气，亦未有无气之理。有是理便有是气，但理是本"。尽管二者不可分离，但理是首要的、第一性的，理先于气而存在，先有理，后有天地万物。

朱熹把自己所谓的"理"与"太极"相比附，认为这个最根本的天理就是"太极"，他说："太极之义，正谓理之极至耳。""总天地万物之理，便是太极。"他认为"太极只是个极好至善的道理"，"其中含具万理，而纲领之大者有四，故命之曰仁义礼智"。太极或天理中，最主要的是仁义礼智这四种道德原则。他还进一步把这四种道德原则与自然界相类比，说："以天道言之，为元亨利贞；以四时言之，为春夏秋冬；以人道言之，为仁义礼智。"元是春，亨是夏，利是秋，贞是冬。春天万物复苏，草木生长，体现了仁；夏天草木茂盛，物尽其荣，体现了礼；秋天果实累累，收敛存放，体现了义；冬天草木凋零，生机潜藏，体现了智。把仁义礼智和春夏秋冬、生长收藏相类比，既把儒家道德天理化，又赋予自然以道德化。总之，朱熹在继承二程学说的基础上，吸取了佛学、道家以及周敦颐、张载的理论，以理为核心，以理气关系为框架，建立了最完备、最缜密的理本论哲学体系。

（二）格物致知

在认识论上，朱熹推崇"格物致知"。这里的"格"为"至"，"尽"；"物"既包括一切自然现象和社会现象，又包含人心中的仁、义、礼、智等道德观念，且都依托于"理"而存在。"格物"就是要达到一事物之极致，穷尽该事物固有之"理"。"致知"就是"致吾之知"，即根据心中已有的知识而类推，以求达到无所不知，也即对全部"理"的推求。朱熹引述二程的话说："今日格一件，明日又格一件，积习既多，然后脱然有贯通处。"又说："这事自有这个道理，那事自有那个道理，各理会得透，则万事各成万个道理；四面凑合来，便只是一个浑沦道理。"说到底，"格物致知"是包含认识论的方法论，但更多的仍是注重封建道德的修养和实践。

（三）存天理 灭人欲

朱熹说："圣人千言万语，只是教人存天理，灭人欲。""学者须是革尽人欲，复尽天理，方始为学。"后世人评判宋明理学时，多认为"存天理，灭人欲"禁锢了人的自由，实际上朱熹的这句话反映的是宋儒的理欲之辩，是对孟子以及二程思想的继承和发展。其主张的"存天理，灭人欲"是明理见性。《朱子语类》："去其气质之偏，物欲之蔽，以复其性，以尽其伦。"人被自己的私欲所蒙蔽，所以看不到自己的真实面貌，因而不能体悟到天地之理；要想体验到、找到万事万物的共同之理，就要除去人的私欲。天理构成人的本质，在人世间体现为"三纲五常"。"人欲"是超出维持人之生命的欲求和违背礼仪规范的行为，与天理相对立；理学家讲"存天理，去人欲"的目的在于提升人的精神品格。如果没有仁义礼智信这些理性精神，不仅不能建立社会秩序，人还会堕落为禽兽。理学家要"存天理，去人欲"，就是要存仁义礼智之天理，去肉体感官的贪欲，去掉过度膨胀的践踏人伦道德的私欲，从而把人提升到一个高尚的理性的精神境界。

第二节　儒家主要思想

儒学是春秋战国时期社会急剧变革的产物，当时，社会发展提出了一系列重大问题：应当建立一个什么样的社会？其政治原则、经济策略和文化方针是什么？如何实现理想社会？怎样看待民众？怎样看待君王？……孔子作为一个伟大的思想家，他总结了尧舜以来历代圣君贤主的治国经验，提出了以重民、爱民、富民、教民为核心的仁政德治思想。这一思想经孟子发扬光大，荀子整理改造，董仲舒进一步加以理论化、系统化，到汉代正式成为官方正统思想，统治了中国社会近两千年。

儒家追求的理想社会，是《礼记·礼运》中所描绘的"大同世界"："大道之行也，天下为公，选贤与能，讲信修睦。故人不独亲其亲，不独子其子。使老有所终，壮有所用，幼有所长，鳏寡孤独废疾者皆有所养。男有分，女有归。货恶其弃于地也，不必藏于己；力恶乎不出于身也，不必为己。是故谋闭而不兴，盗窃乱贼而不作，故外户不闭。是谓大同。"这种大同世界的特点是人人相爱，天下为公；任用贤能，人尽其才；社会安定，各得其所。它反映了在小农生产方式的基础上人们对真、善、美的追求，对社会进步的期待和渴望，具有鼓舞人们的信心和斗志，激励人们奋发向上的积极作用。但这一理想与现实社会有着很大的差距，"今大道既隐，天下为家，各亲其亲，各子其子，货力为己"。因此，必须以礼义为纪，正君臣，笃父子，睦兄弟，和夫妇，设立田里制度，"以贤勇智，以功为己"……为实现从"小康"到"大同"的过渡而努力奋斗。

儒家的理想社会在政治、经济、文化方面具有以下特点。

一、宗法伦理

儒家正统的政治观，与其正统的伦理观紧密地结合在一起，表现出一种伦理－政治型的文化范式。

中国进入文化社会时，氏族社会并未充分解体。孔子向往的西周社会，带有浓重的氏族制度的色彩，血缘亲族关系是社会人际关系的重要内容。由家族制度发展而来的国家制度中，宗法血缘的纽带将家和国紧密地联结在一起。孔子政治思想的核心是"亲亲"基础上的"爱人"（即仁），"德政"基础上的"礼治"。仁是心理基础，治世原则；礼是社会制度，具体规范。在国家政权方面，要维持天子的权威，保证"礼乐征伐自天子出"；在家庭关系中，要维持父权和嫡长子继承制。在孔子提出的"君君、臣臣、父父、子子"的正名主张中，把君臣关系和父子关系相提并论，是为了强调"孝悌"是"仁"的根本，"忠"与"孝"有着密切的联系。"孝悌"是"忠"的前提，"忠"是"孝悌"的目的。孔子把"孝悌"这个人人易于接受的观念运用于国家政治领域，把君臣等社会政治领域的规范类比于父子、兄弟、夫妇等广泛的亲情关系，这样，就能较好地缓解统治者内部的矛盾以及统治者与被统治者之间的矛盾，维持社会的安定。

孔子以后的中国封建社会，虽然经历了多个朝代的更替，但血缘亲族关系一直是中国社会人际关系的深层基础。国君是天子，又是全国的"父"，地方官则常称为"父母官"。"天地君亲师"是处理人际关系的伦理本位，君臣、父子、夫妻、兄弟、朋友五伦相提并论，是人们必须遵守的人际关系准则。《孟子》一书提出的"天下之本在国，国之本在家，家之本在身"的名言，就是对家庭关系和政治关系之本质联系的高度概括。

这种家国同构的伦理－政治型文化模式，通过后来儒家的发展，日益得到强化。董仲舒明确提出"三纲"，即"君为臣纲，父为子纲，夫为妻纲"。"天子受命于天，诸侯受命于天子，子受命于父，臣妾受命于君，妻受命于夫"（《春秋繁露》）。这样就把父权、夫权与君权打通，统一于至高无上的天。张载在其名篇《西铭》中，进一步提出"天下一家"的思想："乾称父，坤称母；予兹藐焉，乃浑然中处。故天地之塞，吾其体；天地之帅，吾其性。民吾同胞，物吾与也。大君者，吾父母宗子；其大臣，宗子之家相也。尊高年，所以长其长；慈孤弱，所以幼吾幼。圣其合德，贤其秀也。凡天下疲癃残疾，茕独鳏寡，皆吾兄弟之颠连而无告者也。"家庭中的亲爱之情，被扩大到普天之下，要求人们在天、地、人及万物的范围内推行"孝道"，识大体，顾大局，多爱心，善忍耐，从而使封建宗法制度合理化、天然化、永恒化。张载这一思想受到二程、朱熹等儒学大家的一致赞赏，成为后期封建社会的正统官方思想。

儒家这种"民胞物与""天下一家"的道德理想，把"仁""爱"原则贯彻到社会政治领域，提倡顾全大局，君民一家，互帮互助，尊老爱幼，同情孤寡，在当时具有一定的积极意义。但它又强调臣民对君主的"孝顺"，提倡"愚忠""愚孝"，在历史上也产生过消极影响。

二、中庸思想

中庸思想是儒家文化的又一基本精神，历代儒家都把它看作道统正传，在儒学中占有重要地位。

《论语》："尧曰：咨尔舜，天之历数在尔躬，允执其中。"这是尧让位于舜时说的话，其重点是"允执其中"，即以"中道"为政教准则。这种观念由尧舜传到孔子，成为中国文化的道统正传。孔子把它视为"至德"，倍加推崇。中庸是"不偏""不易"，"不过""不及"，强调中和、和谐，反对固执一端而失之偏激或片面。这成为儒学的主要思想方法，同时也是儒学的道德原则。

儒家教人，反对极端。《易经》中即有"亢龙有悔，盈不可久""人道恶盈而好谦"等说法。此皆有不偏不倚，无过无不及之意。同时也具有一定的包容性。《中庸》中记载孔子说过：

"宽柔以教，不报无道。""君子和而不流，中立不倚。"朱熹作了重要发挥，他解释说："宽柔以教，谓包容巽顺"，"所以抑血气之刚而进之以德义之勇也"（《论语集注》）。中庸思想的另一方面含义是宽容和忍让精神，以理性控制情感，这样便能使个体与社会同时得到"和谐"。

儒家提倡仁政德治，对于那些反对中庸的怨、恨、仇等思想主张用道德力量去化解和克服。张载说："有反斯有仇，仇必和而解"（《正蒙》）。这种和解与宽容精神都是中庸思想的表现，但也并不是无原则的。朱熹解释孔子的"以直报怨"时说，"直"者乃"至公而无私"之谓，对怨恨之类的矛盾不能抱姑息态度，应以正直无私的态度对待。这即是儒家处事的原则。

儒家的中庸思想无疑是深刻的，它是中国哲学思维发展的重要环节。孔子在坚守纲常名教这一中正之道的基础上损益结合，因革兼顾的历史观在事实上深为中国历代官方思想所青睐，并被封建社会所接受。

三、重农抑商

儒家文化，是在"以农立国"的土壤中生长发育的，所以对农业有着一种特殊的感情。在儒家的早期经典中，便有重视农业的许多记载。《尚书·无逸》劝诫统治者，要"先知稼穑之艰难"。《诗经》以农神后稷为先祖。孔子论政时，把"足食"放在第一位，"所重：民、食、丧、祭"（《论语·尧曰》）。儒家重视农业问题，因其是人心安定、社会安定的重要条件。孟子提出了一些具体设想，建议实行井田制，给农民以私有土地。"若无恒产，因无恒心"（《孟子·梁惠王上》）。孔孟的重农思想确实抓住了稳定社会秩序的一个关键的问题，"民以食为天"就是对这个问题的最好概括。

在宣传"重农"的同时，许多儒生还主张"抑商"。先秦诸子大都对商人持排斥贬抑态度。春秋时代，商贾被列于四民之末。韩非明确地称商工之民为五蠹之一。后世儒家也基本上持此态度。究其原因，主要有三个方面：一是认为工商害农，这是抑商的经济原因；二是认为工商兴则民风坏，这是抑商的政治原因；三是"德本财末"说，这是抑商的伦理道德原因。儒家重农抑商的经济思想，虽然在促进农业生产的发展与封建统治的巩固方面发挥过一定的积极作用，但对中国经济发展的消极影响是不可低估的。中国近代的落伍，与"重农抑商"的思想及政策导向有着十分密切的联系。

四、大一统文化观

儒学的创始人孔子和孟子，都有思想大一统的文化观。他们周游列国，不遗余力地宣传自己的思想，努力"以其学，易其道"，力图改变天下无道的混乱局面，实现大道流行的天下大治。这个大道，就是我们后来所说的孔孟之道，即孔子开创、孟子等大力发挥的儒家意识形态。孔孟主张在中原先进文化的基础上实现民族大一统。在孔子删削的《春秋》中，就有明确的"大一统"思想。《易传》中则有"天下同归而殊途，一致而百虑"的一统观。先秦最后一位儒学大师荀子进而提出了"一制度""风俗以一""隆礼而一""乐者审一"等主张，希望在制度、礼仪、道德、思想、风格、艺术、文化等各个方面出现统一的局面。然而，在孔孟所处的春秋战国时代，思想大一统与政治大一统一样，都缺乏实现的条件。儒家的社会政治思想在先秦未被各国统治者采纳，但在汉初，因其适应了统治阶级建立思想大一统局面的要求，上升为官方的意识形态，成为中国封建社会大一统的精神支柱。

为了避免重蹈秦朝迅速灭亡的覆辙，经过汉初七十年的探寻，汉武帝接受了董仲舒的建议，确定以儒学作为服务于封建大一统政治的思想体系。董仲舒发展了前人"思想大一统"和文化专制的思想，把二者紧密结合在一起。提出整个社会是大一统的，思想也要大一统，天下人的思想要统一于天子，天子要统一于天道。从此，儒学便成为中国封建统治阶级的正统思想，统治了中国思想界达二千年之久，这就为统一的文化传统的形成与承续提供了稳固的社会基础。

第三节　儒家经典著作

崇尚经典是中国传统文化的一个鲜明特点，甚至在各个不同门类中都有各自的经典，如佛经、道经、医经、农经、茶经、酒经等。然而，只有儒家经典具有特殊的地位，以《诗》《书》《礼》《易》《春秋》及相关著作形成了一类重要学问，称为经学。在中国古代图书四部分类中，经部独占一类，且为四部之首。元明清以来的科举考试，均以四书、五经为主，学习儒家经典是致仕的重要途径。

儒家的经典著作，通常概括为"十三经"，由孔子及其弟子门徒编纂修订而成。十三部儒家著作由普通著作上升到"经"的地位，历经了由汉至宋的时代变迁和种类的递增。汉代，立《易》《诗》《书》《礼》《春秋》于学官，是为"五经"。唐代增加《周礼》《仪礼》《公羊传》《穀梁传》，为"九经"，亦立于学官，并用以取士。唐开成年间于国子学刻石，所镌内容除"九经"外，又增《论语》《尔雅》《孝经》，合为"十二经"。至宋代再增加《孟子》，合为"十三经"。

"十三经"的内容极为广博，传统观念认为其中的《诗》《书》《易》《礼》《春秋》谓之"经"，《左传》《公羊传》《穀梁传》为《春秋》之"传"，《礼记》《孝经》《论语》《孟子》均为"记"，《尔雅》是汉代经师的训诂之作。这十三种文献，通常以"经"的地位最高，"传""记"次之，《尔雅》又次之。

一、五经

《诗》《书》《礼》《乐》《易》《春秋》，传承已久，经孔子删订整理，成为重要的儒学文献。《庄子·天下》云："天下之治方术者多矣，皆以其有为不可加矣。古之所谓道术者……其明而在数度者，旧法世传之史尚多有之。其在于《诗》《书》《礼》《乐》者，邹鲁之士、搢绅先生多能明之。《诗》以道志，《书》以道事，《礼》以道行，《乐》以道和，《易》以道阴阳，《春秋》以道名分。其数散于天下而设于中国者，百家之学时或称而道之。"可见，《诗》《书》《礼》《乐》《易》《春秋》六经的经典地位，在战国时期已经确定，并成为中国学术的重要源头。后因《乐》的佚失，则为五经。

（一）诗经

《诗经》，原称《诗》或《诗三百》，是中国最早的一部诗歌总集，其编者可能是王朝的乐官太师。相传由孔子删定，收录西周初年至春秋中叶间的诗篇共305篇。汉代列为儒家经典之一。按其内容可分为风、雅、颂三部分。"风"为十五国风，共有160篇，主要采自民间的诗歌，反映了当时十五个地区的社会生活和风土人情。"雅"又分"大雅""小雅"，合称"二雅"，共 105 篇。"二雅"多为宫廷宴饮和称颂功德的乐歌。"颂"有"周颂"31 篇、"鲁颂"4 篇、"商颂"5 篇，分别为西周王室和春秋前期鲁国、宋国用于宗庙敬神祀祖、赞美帝王功业的作品。《诗经》从艺术形式上可分为赋、比、兴三类。

西汉时期研究《诗经》的主要有四家，即鲁人申培所传的"鲁诗"，齐人辕固所传的"齐诗"，燕人韩婴所传的"韩诗"，鲁人毛亨与赵人毛苌共传的"毛诗"。鲁、齐、韩合称"三家诗"，属今文诗学；而毛诗的传本经文用先秦古文写成，属古文诗学。东汉以后，"三家诗"逐渐衰落，著名的经学家马融、郑玄潜心研究《毛诗》，且郑玄为《毛诗》作"笺"，从而确立了《毛诗》权威的地位。

（二）书经

《书经》也称《尚书》，是我国第一部上古历史文献。其中除了一些传说中的夏代和商代的文献外，主要是周代政府的公告，其形式有典、谟、训、诰、誓、命等。这些文献中总结了夏商两代兴衰的历史教训，如夏代之所以能够兴起，是因为夏代创始人禹通过治水为百姓带来了福祉，因而得到了民众的拥戴。又如夏代之所以灭亡，是因为其末代统治者夏桀荒淫暴虐，残害百姓，失去民心。通过这样的历史总结，周代的政府公告就非常重视以民为本，明确提出"民为邦本"的观念，认为"皇天无亲，惟德是辅"，"天视自我民视，天听自我民听"。一个国家能否兴旺，能否长久，关键要看统治者能否得到人民的拥戴。因此，《书经》强调作为一个统治者首先要加强道德修养，只有德行高尚，才能得到上天的护佑。

《书经》中的思想决定了中国文化的一个基本特性，就是以人为本，这也奠定了中国人文精神的基础。从文学的角度看，《书经》是最早的散文总集；从历史的角度看，《书经》是重要的历史文献汇编。但最重要的是，《书经》中包含着中国文化最根本的人本精神。

（三）《仪礼》《礼记》《周礼》

《仪礼》《礼记》与《周礼》，合称"三礼"。《仪礼》是讲人们日常生活中的伦理原则和行为规范，对不同阶层应遵循的礼进行了规定。《礼记》是对《仪礼》的解释，它既有《仪礼》中的基本内容，又从理论上阐发为什么要施行这样的礼，以及这些礼的作用和意义。《周礼》讲的是周代的官制，包括中央、地方各设哪些官及其职责。"三礼"经东汉末年郑玄注释后通行天下。

"三礼"中对后世影响最大的是《礼记》。其中对古代礼仪概括为六个方面：冠礼、婚礼、丧礼、祭礼、聘礼、射礼。这些日常生活中的基本礼仪是中国传统伦理规范得以建立的基础，对几千年来中国人的日常行为具有重要指导意义。此外，《礼记》中的《大学》《中庸》被抽取出来构成"四书"。《礼记》中还有一篇《乐记》，对音乐的起源、价值等进行了阐释。《礼记》中的《学记》对教育的必要性、教育的意义和方法进行了阐发。《礼记》中还对大同、小康等有所阐释。以上内容至今仍有重要价值和意义。

《周礼》中记载周代的官制分为天官、地官、春官、夏官、秋官、冬官（后散佚）六类。每类之下又明确了官员职位、职责及隶属关系，制定了严密的官员考核制度、赏惩措施，设立刑法等。《周礼》所提出的"六官"的政治制度对后世影响巨大，如隋唐中央行政机构的吏、户、礼、兵、刑、工"六部"就是参考《周礼》而设立的。

（四）《易经》

《易经》，亦称《周易》，简称《易》。《易》包括经和传两部分。

经的部分形成较早，其内容是古人占卜时所用的符号、卦辞、爻辞，主要用于占卜。《易经》中的卦象由最基本的符号阴爻（－－）和阳爻（—）相叠而成。阴爻、阳爻三叠而成八卦，即乾（☰）、坤（☷）、震（☳）、艮（☶）、离（☲）、坎（☵）、兑（☱）、巽（☴）。八卦中的一卦自重或其中两卦互重，构成六十四卦。对卦的释义称卦辞，对爻的释义称爻辞。

传的部分由十项内容组成，即所谓"十传"或"易传"。十传包括《系辞》（上、下）、《彖辞》（上、下）、《象》（上、下）、《文言》《说卦》《序卦》和《杂卦》。经的部分文辞古奥，十传是对经的解释，有羽翼之功，故也称"十翼"。

综合《周易》经、传来看，主要包括三方面的内容。第一是象，即卦象，是每一卦由六爻构成的形象。第二是言，即卦辞和爻辞，是对每一卦和每一爻的具体解释。第三是意，是每一个卦象及其卦辞、爻辞里所包含的意义。

《周易》虽是一部占卜之书，但其中蕴含丰富的哲理，是代表中国传统文化特征最重要的一部典籍。

（五）《春秋》

《春秋》实际上是一部编年史。西周没落后，进入春秋和战国时期。《春秋》所记载的即春秋时期的历史。但是《春秋》只是记载了某年某月发生了一件什么事，对于事件的来龙去脉，事件中包含的意义等，并未展开叙述。因此，后人对《春秋》进行了注释，即《春秋三传》：《左传》《公羊传》《谷梁传》。《左传》为左丘明所著，特点是以记事为主，侧重于对历史事实的注释。另两部注重阐发事件本身的意义，以及事件的经验教训与启示，即所谓"微言大义"。

一般认为《春秋》由孔子删订。据传孔子在删订《春秋》时，下笔非常慎重，每个字都包含其价值判断，表明他对事件和人物的赞扬或批评。这在中国历史上，称为春秋笔法。这种写法对乱臣贼子具有一定震慑作用，所以孟子说："孔子作《春秋》而乱臣贼子惧。"因此，《春秋》这部经，实际上是给人一种价值判断，汉代以来甚至有"春秋断狱"的说法。实际上，《春秋》对于汉代政治制度的建立和治国理念的形成确实起到过很大作用。《史记·太史公自序》云："夫《春秋》，上明三王之道，下辨人事之纪，别嫌疑，明是非，定犹豫，善善恶恶，贤贤贱不孝，存亡国，继绝世，补弊起废，王道之大者也。"因此，从《春秋》到《史记》再到以后的各代历史，中国史学一脉相承，成为中国文化的优良传统。

二、四书

《论语》《孟子》《中庸》《大学》合称"四书"。其中《论语》《孟子》分别是孔子、孟子及其学生的言论集，而《大学》《中庸》本是《礼记》中的两篇。北宋理学家程颐、程颢非常推崇这四部书，南宋时朱熹则将这四部书编在一起，称为"四书"。

（一）《论语》

《论语》是记录孔子及其弟子言行的一部书。其作者和成书年代一直未成定论。历史上一般认为有以下几种情况：一是孔子生前亲定；二是孔子的重要弟子（仲弓、子游、子夏等）修订；三是孔子的门人（子思）编撰；四是文景博士编定。

《论语》全书共计二十篇。由于该书是孔子与其弟子及他人的问答纪实，所以主要内容为教育，旁及哲学、伦理、道德和政事等多方面，是研究孔子思想和行为的重要依据。《学而》开篇讲立身之本，提出学习有提升自己、影响他人、利于时代的积极意义；《为政》之后的十八篇阐述了儒家的"仁学"体系；最后以《尧曰》篇提示了为道、为学、为人、为政的重要道理。其内容涵盖之广泛，以至于宋代赵普称："臣有《论语》一部，以半部佐太祖定天下，以半部佐陛下致太平。"此即"半部《论语》治天下"之由来。

（二）《大学》

《大学》与《中庸》本为《礼记》中的两篇。先由程颢、程颐将其从《礼记》中抽出，编次章句，后经朱熹将《大学》《中庸》《论语》《孟子》合编注释，成为"四书"，从此《大学》《中庸》成为儒家的入门经典。

《大学》重点讲道德规范，为"初学入德之门也"，其核心可以概括为三纲领八条目。三纲领即《大学》开篇的话："大学之道在明明德，在新民，在止于至善。"明明德、新民、止于至善，是人要追求的三个根本目标，所以称为三纲领。

八条目就是格物、致知、诚意、正心、修身、齐家、治国、平天下，是实现三纲领的途径。如果说"修身、齐家、治国、平天下"是最终目标，那么"格物、致知、诚意、正心"就是基础。在八条目中，修身是根本，是核心，"自天子以至于庶人，一是皆以修身为本"。修身就是加强自身修养，提高自身素质，目的在于达到道德层面的自觉自愿，只有这样，才能达到至善的境界。《大学》构建了从内心到身体、家庭、社会、国家相通的生命共同体，对后世影响深远。

（三）《中庸》

《中庸》为子思所作。从孔子开始，儒家即认为中庸这一品德是最高的境界。《中庸》探讨的就是中庸这一品德的内涵。

中庸是人生的大道，既是最高的道德标准，也是解决问题的最高智慧。中庸要达到的基本目的就是中，即做任何事情都应恰如其分，以中为用，中正不偏。就人生道路而言，也要不偏离，不摇摆。能用中则和，即所谓"喜怒哀乐未发谓之中，发而皆中节谓之和"，要达到的目的同样是恰如其分。"中也者，天下之大本也；和也者，天下之达道也。致中和，天地位焉，万物育焉。"《中庸》强调的另一关键是"诚"，认为"诚者天之道"。天最为诚信，"四时不忒"。人应该效法天的诚道，"诚者，天之道也。诚之者，人之道也。诚者，不勉而中，不思而得。从容中道，圣人也。诚之者，择善而固执之者也。"如何能做到"择善而固执"呢？"博学之，审问之，慎思之，明辨之，笃行之。"诚的提出，影响了整个中国文化的气质。总之，《中庸》所希望的就是要达到至仁、至善、至诚、至道、至德、至圣的品德。

（四）《孟子》

《孟子》是孟子关于治国思想和政治策略的言论汇编，由孟子及其再传弟子共同编写而成。主要内容为孟子有关仁政、王霸之辨，民本、格君心之非等论述。其学说出发点为性善论，提倡"仁政""王道"等核心观点，主张德治。

孟子认为，施行仁政应该从天子到庶人都要怀仁心，不然则达不到目的。"天子不仁，不保四海；诸侯不仁，不保社稷；卿大夫不仁，不保宗庙；士庶人不仁，不保四体。"

孟子认为，治理国家必须实行礼乐教化，而不能用强制甚至暴力手段，要行王道，而非霸道。实行王道的主要措施就是要置民恒产。如果老百姓没有固定且有保障的财产，就不会有恒心。没有恒心，国家就不会稳定。孟子所谓的恒产是指给百姓一定的土地，让他们拥有固定财产，从而自给自足，衣食无忧，受到教化。这自然是一个比较美好而安定的社会了。

NOTE

第七章　诸　子

　　诸子主要指先秦时期中国学术的不同派别。先秦之际，学术繁荣，诸子争鸣。由于流派众多，说到"诸子"，人们常常以"百家"相称。据《汉书·艺文志》著录，从先秦至汉初，"凡诸子百八十九家"。其中所列"诸子"多为先秦人物。汉代司马谈《论六家要旨》中，将先秦诸子影响较大的概括为"阴阳、儒、墨、名、法、道德"（《史记·太史公自序》）六家。其后，《汉书·艺文志·诸子略》将先秦诸家主要分作九流十类，即儒家、道家、阴阳家、法家、名家、墨家、纵横家、杂家、农家、小说家。其中儒、道、墨、法四家在当时及对后世的影响最大。本章重点叙述道、墨、法三家。

第一节　道　家

　　道家是产生于先秦时期的一个极其重要的学派，其称谓始见于汉初司马谈的《论六家要旨》，其理论创始人和奠基者是春秋末期的老子。先秦诸子皆论道，但都指向于具体的形而下的人事之道，只有老子以道作为天地万物之本原和形而上之本体。因此，后人以道家名老子学说及其学派。道家学派的发展，主要有三个历史阶段：第一阶段，春秋末期，道家学派的创始和奠基时期，以老子、关尹为代表。第二阶段，战国时期，道家学说的发展、完善和分化时期。这一时期，道家主要裂分为两个思想向度：一是继续从形而上学的本体论高度深研自然之道，侧重个体的修道、体道，并进而构建起顺道运化的人生理念、逍遥自适的人生态度和自然天放的生活方式，主要代表人物为庄子；一是注重发展老子学说中治国救世的一面，从自然无为的天道中推引出治国救世之道，形成了黄老学派，后来成为汉初治国理政的思想基础。第三阶段，魏晋玄学，道家学说新思潮及老庄正统地位确立时期。魏晋玄学有两大特征：一是道家和儒家相融合而出现的一种文化思潮；二是玄学家尊崇老庄，自此而后，老庄成为道家正统，并一直延续至今。虽然道家并未像儒家那样取得主流、正统的思想文化地位，但道家是中国文化史上仅次于儒家的重要学派，对中国文化产生了深远的影响。中国化佛教禅宗和新儒家宋明理学、阳明心学皆有道家的思想在其中，而且道家文化以其独特的生活魅力成为士人人格构建的重要组成部分，尤其是成为士人失意时的精神家园。任继愈先生曾指出："儒道两家的思想主导了中国两千多年思想文化的发展。"李约瑟博士也认为，中国如果没有道家，就像大树没有根一样。

一、老子

　　老子第一次提出了关于"道"的学说，并形成了以"道"为核心的哲学体系。关于老子的身世，历来颇有争论。据《史记·老子韩非列传》记述，老子，姓李名耳，字聃，楚国苦县（今河南鹿邑）人，曾做过周守藏史。老子晚年见世道衰微，决意隐居，在隐居之前著书"言道德之意五千余言"，随后不知所踪。老子留下的"五千余言"即今流传的《老子》一书，分上、下两篇，共八十一章，汉以后被称为《道德经》。

（一）道论

"道"是老子哲学的最高范畴，也是最基本和最核心的概念。《老子》中的另一个基本范畴"德"，是道在具体事物中的体现。德得自于道，依附于道，包含于道。人们对道所能认识的，就是德。至于其他一些范畴，比如无、无为、不争、虚静等，都是对道的本质、特性、功能的表述。

何谓"道"？东汉许慎《说文解字》释云："道，所行道也"。因此，"道"的本义是指人所走的道路。不过老子所说之"道"并非指直观可睹的道路，而是具有深刻内涵的哲学概念。老子对宇宙万物进行终极性追问：天地万物来自哪里？如何运化？他给出的答案就是"道"，"道"是产生天地万物的总源，并决定着天地万物的存在和发展。

在老子的思想里，道是兼具物质属性与非物质属性的一种混沌状态。他一方面提出"道之为物，惟恍惟惚。惚兮恍兮，其中有象；恍兮惚兮，其中有物"（《第二十一章》，本节引《老子》只注章次），"有物混成，先天地生"（《第二十五章》）。另一方面，又说"视之不见名曰夷，听之不闻名曰希，搏之不得名曰微。此三者不可致诘，故混而为一。其上不皦，其下不昧，绳绳不可名，复归于无物，是谓无状之状，无物之象，是谓恍惚"（《第十四章》），道视而不见、闻而无声、嗅而无味、缥缈恍惚，是一种无形、无状、无声、无体的超感知的存在。尽管老子的道兼具唯物主义与唯心主义的双重色彩，带有自我矛盾的两重性，但他能概括出一个最高实体的道作为世界万物的本原，与用自然的特殊实物（如五行学说的水、火、木、金、土和八卦学说的天、地、风、雷、水、火、山、泽）的性质和作用来说明事物的多样性及其统一性的原始唯物主义观点相比，应该说是人类认识的深化。

老子认为宇宙万物的生成源于道，是道生万物。其云：

道生一，一生二，二生三，三生万物。万物负阴而抱阳，冲气以为和。（《第四十二章》）

道生之，德畜之，物形之，势成之。是以万物莫不尊道而贵德。（《第五十一章》）

万物不但因道而生，而且要顺道而行，正所谓"人法地，地法天，天法道"（《第二十五章》），道是宇宙万物运化的法则。这究竟是一种怎样的运化方式呢？老子提出了"道法自然"的命题。

什么是"自然"？"自然"概念首见于《老子》。《老子》全书共出现"自然"5处，含义为"自然而然""自己如此"，作为宇宙的普遍原则和终极价值，突出万物所具有的自然生成性和本然自在性。所谓"道法自然"，并非说道之上还有个更高的"自然"法则和主宰，而是说道运化本身就具有自然而然的特性。道虽化生万物，却并不是万物的主宰，道是自然界本身所固有的本原及其规律性的概括。万物"法道"，即是"法自然"，就是自己按照自然规律自我运化，道是"无为"而任天下万物自在自为的，即"无为而无不为"（《第三十七章》）。老子将道的这种特性称为"玄德"："生而不有，为而不恃，长而不宰，是谓玄德"（《第五十一章》）。

道的运化遵循周行、反复的路线，即"独立而不改，周行而不殆"，"大曰逝，逝曰远，远曰反"（《第二十五章》）。在老子看来，道的运化方式有两个特点：一是无限前行延展，永无休止；二是循环往复，周而复始。这种线形发展与循环运化辩证统一的自然运化模式，是古代先人对自然变化观察体悟的结果。万物顺道而行，其运化的方式也是周行反复。"万物并作，吾以观复。夫物芸芸，各复归其根"（《第十六章》）。万物从无到有，从有到无，不断"物化"，生生不息。

在道的运化方式上，老子提出了"反者，道之动"的著名命题。老子首先发现，无论在社会中还是在自然界，矛盾都是客观和普遍存在的，如大小、高下、前后、生死、难易、长短等等。老子认为事物的矛盾不是孤立、凝固的，矛盾双方处在对立统一之中，是相互联系、相互依存的。他说："有无相生，难易相成，长短相较，高下相顷，音声相和，前后相随"（《第二章》）。老子不但看到万物自身存在矛盾，而且认为矛盾的双方无不向其相反的方面转化。其云：

物或损之而益，或益之而损。（《第四十二章》）

甚爱必大费，多藏必厚亡。（《第四十四章》）

物壮则老。（《第五十五章》）

祸兮福之所倚，福兮祸之所伏。（《第五十八章》）

对立双方向否定的一方转化，是事物生成和发展运动的规律，老子主张人们应自觉运用这一原理，"将欲歙之，必固张之。将欲弱之，必固强之。将欲废之，必固兴之。将欲夺之，必固与之"（《第三十六章》），并据此提出了"柔弱胜刚强"（《第三十六章》）、"弱者道之用"（《第四十章》）的命题，主张"守其雌"（《第二十八章》）、"至柔"，因为"天下之至柔，驰骋天下之至坚"（《第四十三章》）。

（二）认识论

老子认为，对道的认识不同于认识具体事物，不需要感性认识，只要用心体悟就可以了。其云：

不出户，知天下；不窥牖，见天道。其出弥远，其知弥少。是以圣人不行而知，不见而名，不为而成。（《第四十七章》）

老子一方面认为外界的感性世界能够迷惑人的心志，"五色令人耳盲，五音令人耳聋，五味令人口爽"（《第十二章》）；另一方面认为人为的认知是对大道的遮蔽，主张"绝圣弃智""绝仁弃义""绝学无忧"（《第十九章》），甚至进一步提出隔绝感官与客观事物的接触，甚至主张干脆取消感性认识，"塞其兑，闭其门"，只有塞住耳目口鼻，才能"终身不勤"，即终生不会劳苦。倘若"开其兑，济其事"，积极感知外界的事物，则"终身不救"（《第五十二章》）。在老子看来，要体悟大道，就必须抗拒外界感性事物的干扰，抛弃人为的所谓知识，做到"涤除玄览"（《第十章》），把人的内心打扫得干干净净，像一面最清澈的镜子。只有达到空明的心境，"致虚极，守静笃"（《第十六章》），内心清静、虚寂达到极致，才能直接把握道。

老子对道"静观""玄览"的认识论，其实质是主张从整体上把握大道，甚至整个身心与大道融合无间，既超越了"生而知之"的先验认识论，又具有观察的客观性、深入性和整体性的合理内核，有其符合人类认识发展逻辑进程的一面。但他无视"耳目之实"的感觉经验，也否定了学问思辨的理性知识，则陷入了唯心主义唯理论的认识路线，具有一定的神秘主义色彩。

（三）理想社会

老子绝不是位消极避世的人，《老子》一书中处处透露出对动乱失序社会的忧患意识。

其云：

大道废，有仁义；慧智出，有大伪；六亲不和，有孝慈；国家昏乱，有忠臣。(《第十八章》)

天下多忌讳，而民弥贫；民多利器，国家滋昏。人多伎巧，奇物滋起；法令滋彰，盗贼多有。(《五十七章》)

天之道，损有余而补不足。人之道则不然，损不足以奉有余。(《第七十七章》)

而社会之所以会如此混乱无道，老子认为其根源在于人有知有欲，背离了质朴的原真状态。他认为欲望会使人丧失自然本性，"五色令人目盲，五音令人耳聋，五味令人口爽，驰骋畋猎令人心发狂，难得之货令人行妨"(《十二章》)。自然本性的丧失，使人有了机心，反过来更加激发起人的欲望，所以说"人多伎巧，奇物滋起"。为了满足欲望，人们就会偷盗、争斗，甚至发生战争，使社会更加混乱。而自然本性的丧失，社会的混乱，又使人们努力制订一些所谓的社会规范，试图构建社会秩序，其结果是"慧智出，有大伪"，"法令滋彰，盗贼多有"。为什么会适得其反？因为在老子看来，在激发人类知和欲基础上的治理都是误入歧途，只能使社会更加混乱。正确的治理理念是使人无知无欲，重返浑朴自然的本真状态。其云：

不尚贤，使民不争；不贵难得之货，使民不为盗；不见可欲，使民心不乱。是以圣人之治，虚其心，实其腹，弱其志，强其骨。常使民无知无欲，使夫智者不敢为也。为无为，则无不治。(《第三章》)

古之善为道者，非以明民，将以愚之。民之难治，以其智多。故以智治国，国之贼；不以智治国，国之福。(《第六十五章》)

老子将社会混乱的矛头直指上位者，正因为统治者"损不足以奉有余"(《第七十七章》)，穷奢极欲，阴谋伪诈，才导致人心不古，天下大乱。因此，老子认为美好和谐社会构建的主要责任在于君王，君王治国的核心就是循道而行，处下守雌，无为不争。他形象地比喻为"治大国若烹小鲜"(《第六十章》)。烹调小鱼是不能轻易翻来翻去的，搅来搅去，鱼就散架了，成了一锅烂鱼。同样，治理国家也不能胡乱施政。因此，他的施政主张就是无为而治："我无为而民自化，我好静而民自正，我无事而民自富，我无欲而民自朴。"(《第五十七章》)

基于对现实社会的批判意识，老子学说的终极目的是致力于构建和谐美好的社会，而这种美好的社会集中体现于他的"小国寡民"理想。其云：

小国寡民，使有什伯之器而不用，使民重死而不远徙。虽有舟舆，无所乘之；虽有甲兵，无所陈之。使人复结绳而用之。甘其食，美其服，安其居，乐其俗。邻国相望，鸡犬之声相闻，民至老死不相往来。(《第八十章》)

这种理想的社会就是老子追求的"复归于朴"(第二十八章)、"复归其根"(第十六章)的社会状态。有人批评老子是在开历史倒车，实际上老子只是企图以此扭转日渐机诈的人心和浇薄的社会风气，正如宋元之际著名道教学者杜道坚所云："老圣叹世道不古，智诈相欺为乱，无以挽回人心，于是敷述上古无为之化，以诏后世，使反锲薄之风为淳厚之气"(《道德玄经原旨》卷四)。实际上，不止老子如此，恩格斯也曾赞美过原始的氏族社会，他说："这种十分单纯质朴的氏族制度是一种多么美妙的制度啊！没有军队、宪兵和警察，没有贵族、国王、总督、地方官和法官，没有监狱，没有诉讼，而一切都是有条有理的。一切争端和纠纷，都由当事的全体即氏族和部落来解决，或者由各个氏族互相解决"(《家庭、私有制和国家的起源》)。

老子以其深邃的思想、简约的语言对中国文化产生了持久而深入的影响。

NOTE

二、庄子

庄子（约前369—前286），名周，宋国蒙（今河南商丘）人。是继老子之后最重要的道家学派代表人物。据《史记·老子韩非列传》记载，庄周曾做过蒙"漆园吏"，但时间非常短暂。所以，庄周生活极其困顿，相传"庄周家贫，故往贷粟于监河侯"（《外物》，本节引《庄子》只注篇名），"处穷闾阨巷，困窘织屦，槁项黄馘"（《列御寇》）。尽管如此，庄周仍鄙视权贵，不慕名利，不愿与统治者同流合污，极力保持个体自由和人格独立。《史记》载楚威王曾派使者携千金聘礼请他前去做相，被庄周拒绝了。

庄周曾"著书十余万言"，即《庄子》一书。《汉书·艺文志》著录《庄子》五十二篇，流传至今的有三十三篇，为晋人郭象所编，计内篇七、外篇十五、杂篇十一。目前学界一般认为《内篇》是庄子本人所撰，而《外篇》《杂篇》则是庄学的著作，冯友兰先生说："《庄子》是战国以至汉初道家，尤其是庄子一派著作的总集。"《庄子》一书，大旨本于《老子》，但远比《老子》圆熟明彻。所论广及伦理、哲学、政治、人生、美学、艺术、语言、养生等诸方面，思想丰富，言辞汪洋恣肆，姿态万端，在中国文化发展史上居于独特的地位。

（一）道论

庄子继承了老子关于"道"的思想，并有所发挥，他说：

夫道，有情有信，无为无形，可传而不可受，可得而不可见；自本自根，未有天地，自古以固存。神鬼神帝，生天生地；在太极之上而不为高，在六极之下而不为深；先天地生而不为久，长于上古而不为老。（《大宗师》）

道虽然无为无形，却是"有情有信"的真实存在，"自古以固存"。它化生万物，是万物之本根，是"先于天地"的一种"自本自根"的绝对性存在。老子所言之道还具有唯物的色彩，庄子则认为道"非物""不形"，是不可言说听闻的一个"无"，甚至连"道"这个名称都不应有。他说：

道不可闻，闻而非也；道不可见，见而非也；道不可言，言而非也。知形形之不形乎！道不当名。（《知北游》）

庄子反对把道实体化，而是周遍于万物之中，通过物质的运动得以呈现。"天不得不高，地不得不广，日月不得不行，万物不得不昌，此其道与"（《知北游》）。"东郭子问道"的故事更是表明了这个观点：

东郭子问于庄子曰："所谓道，恶乎在？"庄子曰："无所不在。"东郭子曰："期而后可。"庄子曰："在蝼蚁。"曰："何其下邪？"曰："在稊稗。"曰："何其愈下邪？"曰："在瓦甓。"曰："何其愈甚邪？"曰："在屎溺。"东郭子不应。（《知北游》）

道在时空上是无限的，这种无限寄寓在有限之中，离开蝼蚁、屎溺这些有限，道是无从得以体现的。因此，道的无限性、虚无性，不过是有限的抽象，无限寓于有限，无形寓于有形。

无论是老子还是庄子都无法说清楚"道"，但是他们都坚信道的存在，并认为道化生万物，且为万事万物永恒不悖的法则。"且道者，万物之所由也。庶物失之者死，得之者生。为事逆之则败，顺之则成。故道之所在，圣人尊之"（《渔父》）。

（二）认识论

在庄子看来，道是渊深幽隐、极其玄妙的。靠才智、感官、言辩都无从求得，只能在弃除心机智巧的情况下，在静默无心中领悟得到。

《天地》篇有一则"象罔寻珠"的故事：

黄帝游乎赤水之北，登乎昆仑之丘而南望，还归，遗其玄珠。使知索之而不得，使离朱索之而不得，使喫诟索之而不得也，乃使象罔，象罔得之。黄帝曰："异哉！象罔乃可以得之乎？"

这里的"玄珠"指代"道"。才智超群的"知"、明察秋毫的"离朱"和善于闻声辩言的"喫诟"都无法得道，只有无智、无视、无闻的"象罔"得道了。庄子的认识论是不依靠思虑的，而是通过神秘的直觉达到与道体合一。为此，他提出了"心斋"和"坐忘"。

回曰："敢问心斋。"仲尼曰："若一志，无听之以耳而听之以心，无听之以心而听之以气！耳止于听，心止于符。气也者，虚而待物者也。唯道集虚。虚者，心斋也。"(《人间世》)

仲尼蹴然曰："何谓坐忘？"颜回曰："堕肢体，黜聪明，离形去知，同于大通，此谓坐忘。"(《大宗师》)

所谓"心斋"，就是关闭一切感觉器官，隔绝外界虚幻世界的干扰，求得精神上的宁静，扫除心内的杂念，获得空虚清洁的心灵世界。正所谓"虚室生白，吉祥止止"，空寂的心灵，纯白无瑕，空旷明朗，一派祥和，自然会与大道融通一体。所谓"坐忘"，就是静心空物，物我两忘，此种状态可和大道浑同相通。

(三) 世界观

庄子是立足于道来认识世界的，他以道为全，以具体事物为"偏"。道衍生万物，而万物只不过是道不断"物化"产生的"形"，"万物以形相生"(《知北游》)。以"形"相生相易的万物都有成有毁，某一事物的出现是"成"，但同时对另一个事物来说是"毁""亏"。他以鼓琴为喻，"有成与亏，故昭氏之鼓琴也；无成与亏，故昭氏之不鼓琴也"。鼓琴无论演奏何种音调，都会同时遮蔽其他音调，都是音调的"偏"，因此，只有不演奏，才能彰显所有的音调。庄子认为这些所谓通过"成"与"毁"变易相生的"形"都是通于道的，都是道衍化的产物，道是无成无毁的，是绝对的"全"。"其分也，成也；其成也，毁也。凡物无成与毁，复通为一"(《齐物论》)。由此出发，庄子提出了著名的"齐物论"的思想。

所谓"齐"就是"同"，就是"一"，就是"无差别"。"齐物"，就是取消万物之间的任何差别，齐"物""我"，齐是非，达到万物相通为一的境界。庄子把世界万物看成浑整的同一，这种哲学视角是从对世界万物的回溯得出来的。如果说老子的哲学是一种世界演化生成的哲学，那么庄子则反其道而行之，是一种还原哲学，任何事物都可以还原到其源头"道"，在道那里，哪里有什么差别性的事物存在！庄子认为世界一开始是没有差别的，世界有了差别的过程，也就是道被损毁的过程，他说：

古之人，其知有所至矣。恶乎至？有以为未始有物者，至矣，尽矣，不可以加矣。其次，以为有物矣，而未始有封也。其次，以为有封焉，而未始有是非也。是非之彰也，道之所以亏也。道之所以亏，爱之所以成。(《齐物论》)

庄子认为古人以为世界上本就没有什么"物"，这是达到了智慧的极点。其次，是认为世界上有"物"，但物是一个整体，并没有什么区分。再次，认为物有区分，但并没有什么是和非，没有什么对与错。一旦是非的观念出现了，道就受到了破坏。道遭到破坏，人就会产生偏爱私心，就会沉溺于是非的争论中而不能自拔。

为了引导人们恢复到世界浑整通一的原初认识，在论证上，庄子从老子的相对论出发，并继而超越了相对论而达致基于道的绝对统一。首先，庄子基于现实社会中有分别的事实，认为万物都是分"彼""此"的，"彼""此"的观念是相对而生、相依而存的，"物无非彼，物无非是。自彼则不见，自是则知之。故曰彼出于是，是亦因彼"（《齐物论》）。但同时，庄子看到"彼"与"此"的相对是变动不居的，承认"彼是方生之说"，"方生方死，方死方生；方可方不可，方不可方可；因是因非，因非因是"（《齐物论》）。因此，庄子指出分别"彼""此"的做法"圣人不由"，而应"照之于天"。从本然观之，则"是亦彼也，彼亦是也"。"彼是莫得其偶，谓之道枢"，没有彼此之分，彼此不相对待就是大道的枢纽；"枢始得其环中，以应无穷"，合于道枢才能得入大道圆环的中心，以顺应无穷的流变。为此，庄子展开了论述。比如，庄子认为判断事物并没有统一的标准。他说：

> 民湿寝则腰疾偏死，鳅然乎哉？木处则惴栗恂惧，猨猴然乎哉？三者孰知正处？民食刍豢，麋鹿食荐，蝍蛆甘带，鸱鸦嗜鼠，四者孰知正味？猨猵狙以为雌，麋与鹿交，鳅与鱼游。毛嫱丽姬，人之所美也，鱼见之深入，鸟见之高飞，麋鹿见之决骤。四者孰知天下之正色哉？（《齐物论》）

正如庄子所言，人、鱼、鸟和麋鹿四者谁的审美能作为共同的标准呢？

再比如事物大小、寿命长短，庄子认为"天下莫大于秋毫之末，而大山为小；莫寿于殇子，而彭祖为夭"（《齐物论》）。秋毫之末再小，但比起比它小的东西来说它又是大的；泰山再大，可比起比它大的东西来说它又是小的。夭折的婴孩寿命虽然短暂，但相对比它短命的来说它是长寿的；彭祖虽然长寿，可在整个历史长河中也只是短暂的一瞬。继而，庄子指出世间之所以有差别，正是因为人们没有从事物的根源上来把握，如果从道的根源上来看世界，便是个无差别的世界，"故为是举莛与楹、厉与西施，恢恑憰怪，道通为一"（《齐物论》）。

（四）人生观

庄子从世界皆"齐"的视角出发，认为万物皆融通同一于大道，因循大道而行，达到"天地与我并生，万物与我为一"的境界，才是人生的最高追求。庄子为此提出了摆脱物累、重生、无用之用等逍遥无为游于世的思想。

1. 摆脱物累 物我两忘

庄子认为名利权位，甚至自我，都是"物累"，必须要舍弃，不能让之入于心。《逍遥游》中他极力推崇拒受天下的贤哲许由，他自己也拒受相位，都是基于不以外物累心的思想。《大宗师》中，庄子指出只有做到"外天下""外物""外生"，方能"朝彻"，朝彻之后方能"见独"。所谓"外"即是让之不入于心，如此物我两忘之后，就好像早晨睡醒一样，大梦觉醒般地彻底觉悟了。觉悟之后，就可以领悟独一无二的大道。悟道之后，即可以进入一种无古无今、无生无死、无成无毁，内心虚静与万物融通的玄妙境界，庄子将这种境界称为"撄宁"。

"外生"忘我的一个关键点就是看破生死。人人都喜生恶死，庄子认为这种观念本身就是违逆大道的，得道的真人"不知说生，不知恶死"（《大宗师》）的。庄子认为生死就是自然的运化，妻子死后，他"箕踞鼓盆而歌"，当前来吊唁的惠子批评他时，他回答说："察其始而本无生，非徒无生也而本无形，非徒无形也而本无气。杂乎芒芴之间，变而有气，气变而有形，形变而有生，今又变而之死，是相与为春秋冬夏四时行也。人且偃然寝于巨室，而我噭噭然随而哭之，自以为不通乎命，故止也"（《至乐》）。人之死生乃是气的聚合与流散，犹如四季的更替一般运化不停，人之死只是回归自然罢了，又有什么可悲伤的呢？

2. 无用之用 避祸重生

庄子主张一定要善于"用"自己。追求名利，包括治理天下，都是"小用"。只有逍遥放达，自然无为，方为"大用"。惠子告诉庄子自己有大葫芦，因为太大没有什么用处就把它打碎了，庄子就批评他"拙于用大"，说"今子有五石之瓠，何不虑以为大樽，而浮乎江湖"。惠子告诉他自己有棵大树，"其大本拥肿而不中绳墨，其小枝卷曲而不中规矩，立之涂，匠者不顾"。庄子就说"今子有大树，患其无用，何不树之于无何有之乡，广莫之野，彷徨乎无为其侧，逍遥乎寝卧其下。不夭斤斧，物无害者，无所可用，安所困苦哉！"（《逍遥游》）

庄子的所谓"用大"，实际上就是无用、无为。庄子之所以有这种思想，和当时的时代密切相关。楚国狂人接舆曾这样描述当时的社会："方今之时，仅免刑焉。福轻乎羽，莫之知载；祸重乎地，莫之知避"（《人间世》）。而人为什么有祸患呢？正是由于"有用"，"山木自寇也，膏火自煎也。桂可食，故伐之；漆可用，故割之。人皆知有用之用，而莫知无用之用也"（《人间世》）。所以，庄子主张在乱世中"无用"以自保。在《人间世》中庄子甚至描写了一位极度残疾的"支离疏"来论述自己的观点：

支离疏者，颐隐于脐，肩高于顶，会撮指天，五管在上，两髀为胁。挫针治繲，足以糊口；鼓筴播精，足以食十人。上征武士，则支离攘臂而游于其间；上有大役，则支离以有常疾不受功；上与病者粟，则受三钟与十束薪。（《人间世》）

支离疏正是由于身患残疾才在乱世中不遭祸患，不但得以全身，而且生活逍遥。当然庄子此说并不是希望人人都像"支离疏"那样残疾，而是希望人人都能超脱于世俗道德观念之外，做到生死不入于心，得失不留于意，逍遥自适。"夫支离其形者，犹足以养其身，终其天年，又况支离其德者乎"（《人间世》）。

（五）理想社会与治国理念

庄子的理想社会承继老子，《胠箧》中有一段与老子"小国寡民"类似的描述："昔者容成氏、大庭氏、伯皇氏、中央氏、栗陆氏、骊畜氏、轩辕氏、赫胥氏、尊卢氏、祝融氏、伏羲氏、神农氏，当是时也，民结绳而用之，甘其食，美其服，乐其俗，安其居。邻国相望，鸡狗之音相闻，民至老死而不相往来。若此之时，则至治已。"

在治国理念上，庄子认为应保全人的浑朴本性，不使之受到毁坏。《应帝王》中有一个"浑沌之死"的故事：

南海之帝为儵，北海之帝为忽，中央之帝为浑沌。儵与忽时相与遇于浑沌之地，浑沌待之甚善。儵与忽谋报浑沌之德，曰："人皆有七窍以视听食息，此独无有，尝试凿之。"日凿一窍，七日而浑沌死。（《应帝王》）

浑沌纯朴自然，无知无为，合和与天。儵和忽都是急速飘逸不定的形象，都有了所谓的聪明智巧，他们想使浑沌有感官和认识，反而害了它，使它"死"去，所谓"死"去，也就是失去了浑朴本真的原初状态。《骈拇》篇云："是故凫胫虽短，续之则忧；鹤胫虽长，断之则悲。故性长非所断，性短非所续。"人为地干涉自然天性只会造成祸患。在《马蹄》篇中庄子明确反对伯乐治马、陶匠治埴木，"马，蹄可以践霜雪，毛可以御风寒，龁草饮水，翘足而陆，此马之真性也。"伯乐治马，违逆马的天性，使马死亡过半。而"夫埴木之性，岂欲中规矩钩绳哉？"由此理念出发，庄子提出治国应施无为之政，顺自然之人性，让老百姓逍遥自为。《应帝王》云："游心于淡，合气于漠，顺物自然而无容私焉，而天下治矣。""明王之治，功盖天下而似不自己，化贷万物而民弗恃；有莫举名，使物自喜；立乎不测，而游于无有者也。"

人人都保持浑朴本真的天性，社会也就达到了"至德之世"：

彼民有常性，织而衣，耕而食，是谓同德；一而不党，命曰天放。故至德之世，其行填填，其视颠颠。当是时也，山无蹊隧，泽无舟梁；万物群生，连属其乡；禽兽成群，草木遂长。是故禽兽可系羁而游，鸟鹊之巢可攀援而窥。夫至德之世，同与禽兽居，族与万物并，恶乎知君子小人哉！同乎无知，其德不离；同乎无欲，是谓素朴。（《马蹄》）

此外，庄子的寓言，对中国文学、美学等均有重要影响。

第二节　墨　家

墨家是战国时期的主要学派之一，因其创始人墨子而得名。其兴起于春秋战国之际，衰落于秦汉之时，但其文化在民间仍存在一定影响，尤其对古代科学技术的发展起到了重要的作用。

一、墨子及墨家学派

墨子名翟，其生平史书少载，唯在《史记·孟荀列传》后附有："盖墨翟宋之大夫，善守御，为节用。或曰并孔子时，或曰在其后。"清人孙诒让在《墨子间诂》中考其生卒年月为"生于周定王之初年，而卒于安王之季，盖八九十岁"，约在公元前468至前376年之间，即春秋战国之际，年代略晚于孔子。其籍贯说法不一，一般认为他是宋国人，而长期生活在鲁国。

墨子自称"上无君上之士，下无耕农之难"（《墨子·贵义》），又以"贱人"自居，可能出身于"士"阶层，并从事过工匠等下层职业。他早年曾习儒术，但不满儒家推崇的礼乐奢靡之风，因此自创门派。据《淮南子·要略》所载："墨子学儒者之业，受孔子之术，以为其礼烦扰而不说，厚葬靡财而贫民，（久）服伤生而害事，故背周道而行夏政。"墨子与其弟子曾奔走于齐、鲁、宋、楚、卫、魏各国，宣传自己的理念。他曾在得知楚国即将攻宋时，星夜兼程赶到楚国郢都，在楚王面前与公输班辩驳，并当众演示守城方法，使楚王放弃了攻宋的打算（《墨子·公输》）。墨子所创的墨家，成员多来自于社会下层，崇尚大禹般勤劳简朴的生活，注重艰苦实践，严于律己，具有较强的牺牲精神。墨家首领称为"巨（钜）子"，成员必须服从于巨子，积极施行墨家的主张，做官者要向团体交纳一定的俸禄，必要时"赴火蹈刃，死不旋踵"（《淮南子·泰族训》）。与一般学派不同，墨家是一个组织纪律严明、带有宗教色彩的政治性学术团体。

墨家活跃时期近二百年。墨子的弟子及再传弟子包括禽滑釐、田俅子、孟胜等人。后期墨家学派亦发生分化，据《韩非子·显学》记载，"自墨子之死也，有相里氏之墨，有相夫氏之墨，有邓陵氏之墨……墨离为三，取舍相反不同"。战国时期，墨家学派追随者甚众，几可与儒家学派分庭抗礼。如《吕氏春秋·当染》所言："（孔墨）从属弥众，弟子弥丰，充满天下，王公大人从而显之，有爱子弟者随而学焉，无时乏绝。""孔、墨之后学显荣于天下者众矣，不可胜数。"墨家与儒家一样，为当时之"显学"。后期的墨家除继承墨子的社会伦理学、逻辑学、论辩术等，在科学技术上也有很大的发挥，同时亦孳生了秦汉社会的游侠阶层。但随着秦统一六国，建立中央集权，以及汉代"罢黜百家，独尊儒术"之后，墨家学说迅速衰微，逐渐变为"绝学"。

《墨子》一书，是墨翟的弟子及再传弟子对其思想言论的记录，集中体现了墨家学派的学术思想。

汉代刘向曾校订《墨子》，《汉书·艺文志》记载《墨子》有七十一篇，《隋书·经籍志》著录有十五卷、目一卷，宋代以后存五十三篇，即今本《墨子》。对于《墨子》的校注研究，自清代乾嘉朴学以来逐渐兴起。其中毕沅的《墨子注》是目前所存的第一本整理校勘《墨子》的著作，其他影响较大的注本有清代孙诒让的《墨子间诂》、近人吴毓江的《墨子校注》等。

二、墨家思想

（一）社会政治思想

墨子的思想非常丰富，其社会政治思想集中体现在"尚贤""尚同""节用""节丧""非乐""非命""兼爱""非攻""天志""明鬼"等十事上。这十事并非完全的并列关系，如其在《墨子·鲁问》中教导学生时所说："凡入国，必择务而从事焉。国家昏乱，则语之尚贤、尚同；国家贫，则语之节用、节葬；国家憙音湛湎，则语之非乐、非命；国家淫僻无礼，则语之尊天、事鬼；国家务夺侵凌，即语之兼爱、非攻。故曰择务而从事焉"。可见此十事是墨子根据具体国家或地域的实际情况，劝谏国君时采取的不同方略。

1. 兼爱　非攻

"兼爱"是墨子社会伦理思想的核心，指无差别地爱一切人和事物。他将当时社会的动乱无序归咎于人们不能兼爱互助，认为"天下兼相爱则治，交相恶则乱"（《墨子·兼爱上》）。"兼"蕴含着平等之义，与儒家强调的有差等的"仁爱"不同。"兼"又与"别"相对，墨子把合乎兼爱原则的君主称作"兼君"，合乎兼爱原则的士称作"兼士"，与此相反的即是"别君"和"别士"，为墨子所反对。"兼爱"的背景为"互利"，墨子称为"兼相爱，交相利"，具体之法为"视人之国，若视其国；视人之家，若视其家；视人之身，若视其身"，这样，"爱人者，人必从而爱之；利人者，人必从而利之；恶人者，人必从而恶之；害人者，人必从而害之"（《墨子·兼爱中》）。由"兼爱"达到社会的公正平等。

"兼爱"又是针对当时攻伐无度的战争而提出的。墨子提出"非攻"，强烈反对不义之战，痛陈其对社会生产的破坏，"春则废民耕稼树艺，秋则废民获敛。今唯毋废一时，则百姓饥寒冻馁而死者，不可胜数"（《墨子·非攻中》），"上不中天之利"，"中不中鬼之利"，"下不中人之利"（《墨子·非攻下》）。

2. 尚贤　尚同

墨子在"兼爱"的前提下，提出"尚贤"的政治主张。"尚贤"与孔子提出的"举贤才"有所不同，孔子之举贤仍在周礼重视亲疏远近等血缘关系的规范中，而墨子主张打破"王公大人骨肉之亲、无故富贵"（《墨子·尚贤下》）的限制，"官无常贵而民无终贱，有能则举之，无能则下之"（《墨子·尚贤上》），正是后世封建官僚政治选拔人才的途径。

在"尚贤"的基础上，墨子提出"尚同"的社会理想，即"选天下之贤可者，立以为天子"（《墨子·尚同上》），天子必须"总天下之义，以尚同于天"，而"天下百姓皆上同于天子"（《墨子·尚同下》），做到由下而上的完全统一，"上之所是，必皆是之；上之所非，必皆非之"（《墨子·尚同上》）。该主张在一定程度上反映了下层人民对社会统一安定的希望，但因其反对

NOTE

多样化，难以被社会上层文化所接受，因此在先秦诸子的"和""同"之辩中处在不利地位，亦缺乏实际应用性，荀子批评其"有奇而无畸，则政令不施"（《荀子·天论》）。

3. 天志 明鬼 非命

墨子强调有意志之天的存在，认为"天"是自然、社会与人类的主宰，能赏善罚恶；同样也承认鬼神的存在，认为"鬼神之明智于圣人"（《墨子·耕柱》），因此可监督人的行为。他曾以"三表"法与无鬼论者辩论，证明鬼神的实有。其"尊天事鬼"的主张，一方面是承继了夏商周时期普遍的社会文化，另一方面则是试图以"天志"与"鬼神"来规范当政者的行为，如"天子为善，天能赏之；天子为暴，天能罚之"（《墨子·天志中》），从而保障下层的利益。

但墨子在承认"天志"与"鬼神"的同时，又驳斥天命论，有"非命"一说。认为天下之治乱与人的命运，取决于"义"与"力"，"义人在上，天下必治"（《墨子·非命上》），"天下之治也，汤武之力也；天下之乱也，桀纣之罪也"（《墨子·非命下》）。天命虚妄，使百姓安于现状，无所作为，所以"执有命者不仁"（《墨子·非命上》），人应有能力掌握自己的命运。

4. 节用 节丧 非乐

墨子是奢靡之风的强烈反对者，在其影响下，墨家弟子皆胼手胝足、生活清苦。墨子认为，"凡足以奉给民用则止；诸加费不加于民利者，圣王弗为"（《墨子·节用上》）。无论饮食、衣服、兵甲、舟车、宫室，都仅供使用即可，不应过于讲究。他主张薄葬，认为"衣三领，足以朽肉；棺三寸，足以朽骸；堀穴深不通于泉，流不发泄，则止。死者既葬，生者毋久丧用哀"（《墨子·节用中》），反对儒家厚葬、久丧之风。他反对统治者追求享乐，指出"撞巨钟、击鸣鼓、弹琴瑟、吹竽笙而扬干戚，民衣食之财，将安可得乎"（《墨子·非乐上》）。音乐无助于百姓缓解饥寒，更会夺民衣食之财，因而是极大的浪费。墨子站在社会下层提出的节俭观念，具有一定的功利性，但对于当时统治阶级杀殉、厚葬、奢靡享乐之风无疑具有积极意义。

（二）哲学思想

在先秦诸子中，墨子在认识论和逻辑学上的建树最为突出。在对事物的认识上，他强调经验论，提出检验认识的"三表"法；在逻辑学上，建立了"名""辞""说""辩"的体系，并以"辩"统摄全体。

1. 认识论

墨子提出以"三表"作为检验认识、判断是非的标准。"何谓三表？子墨子言曰：有本之者，有原之者，有用之者。于何本之？上本之于古者圣王之事。于何原之？下原察百姓耳目之实。于何用之？废（发）以为刑政，观其中国家百姓人民之利。此所谓言有三表也"（《墨子·非命上》）。"本之"即间接经验，如前代的事迹记载；"原之"即直接经验，如民众的亲身体验；"用之"即实践效果，如应用于政事，看能不能为国家百姓获利。墨子的这一主张，在当时具有一定的进步性，但运用该方法，墨子既驳斥了"天命"的虚妄，又证明了"鬼神"的实有，体现了他过于重视感官经验的局限性和强调"知识道德论"的实用主义。

墨子肯定人们的认识来源于感官所感受到的客观实际，即"惟以五路知（智）"（《墨子·经说下》）。认识事物包括闻知、说知、亲知三个方面。"闻知"有亲闻与传闻，指从阅读或传闻中得到的知识；"说知"指从闻知的材料中推演出的新知识，"闻所不知若所知，则两知之"（《墨子·经下》），蕴含了演绎的方法；"亲知"即直接经验，是前二者的基础。

在认识的过程中，墨子注重"心之查辨"，即"心"对五官所得的见闻之知的查识辨析。首先是"虑，求也"，寻求对事物的认识；其次是"知，接也"，具体去感知事物；然后是"恕（古智字），明也"，用"心"去思考事物，分析真伪，最终达到"明"的状态，即"循所闻而得其意，心之察也"，"执所言而意得见，心之辩也"，从而形成完整的认知过程。（《墨子·经上》）

2. 逻辑学

墨子是中国逻辑学的奠基者。当时逻辑学被称为"辩"学。"辩，争彼也；辩胜，当也"（《墨子·经上》）；"辩也者，或谓之是，或谓之非，当者胜也"（《墨子·经说下》）。双方就自己的见解对是非进行辩论，合于事实者胜。"辩"的作用，可"明是非之分，审治乱之纪，明同异之处，察名实之理，处利害，决嫌疑"（《墨子·小取》）。

"辩"的方法为"摹略万物之然，论求群言之比，以名举实，以辞抒意，以说出故。以类取，以类予。有诸己不非诸人，无诸己不求诸人"（《墨子·小取》）。即是指在了解事物真实情况及各方面看法的基础上，名实合一，正确表达判断内容，并提出充分的根据和理由。同时注意"类"的推衍，即类比推论。墨家的推理方式，包括有类比特点的"辟""援""推"以及演绎法的"或""假""效""侔"等。在逻辑思维的过程中，"正名""析辞"和"立说"是"明辩"的基础，而"明辩"可统摄包含前三者。

墨子对于逻辑学中的概念、判断、推理等问题都做了较为深入的阐释，后世墨家学派中亦多有"辩士"。有学者认为，墨子建立的"辩学"体系，可与古希腊的逻辑学、古印度的因明学并立。

（三）科学技术思想

1. 自然观

墨家思想中虽不具备系统的自然观，但在时间、空间和物质运动等问题上，提出了一些有价值的见解。如将时间定名为"久"，"久，弥异时也"（《墨子·经上》），"久，合古今旦莫（暮）"（《墨子·经说上》）；将空间命名为"宇"，"宇，弥异所也"（《墨子·经上》），"宇，蒙东西南北"（《墨子·经说上》）。时空皆是连续不断的。物体的运动体现在空间的变迁和时间的流逝，如"宇或（域）徙，说在长宇久"（《墨子·经下》），"长宇徙而有处，宇。宇，南北在旦有在莫，宇徙久"（《墨子·经说下》）。墨子又将运动称为"行"，指出："行者必先近而后远。远近，修也；先后，久也。民行修必以久也"（《墨子·经说下》）。说明了时间、空间与其运动的统一性。

2. 数学

《墨经》中，对一系列数学概念进行了定义。如"倍，为二也"（《墨子·经上》），"倍，二尺与尺但去一"（《墨子·经说上》）；"平，同高也"（《墨子·经上》）；"中，同长也"（《墨子·经上》）；"圜，一中同长也"（《墨子·经上》）等等。此外，对直线、正方形、十进制等也有所论述。这些都来源于墨家制造机械的实践之中。

3. 物理学

墨子的物理学贡献主要在力学、光学、声学等方面。在力学上，《墨经》中记载了杠杆平衡理论，如"天（衡）而必正，说在得"（《墨子·经下》），包括不等臂杠杆的平衡关系，"（衡），加重于一旁，必捶（垂），权重相若也。相衡，则本短标长，两相加焉重相若，则标必下，标得权也"（《墨子·经说下》）。在光学上，《墨经》对光影关系、小孔成像等现象有较为详细的记载，并包括对平面镜、凹面镜和凸面镜的实验研究，在《经下》和《经说下》中各有 8 条记载。如"临鉴而立，景到。多而若少，说在寡区"；"鉴位，景一小而易，一大而正，说在中之外内"；"景到，在午有端与景长，说在端"（《墨子·经下》）。"鉴者近中，则所鉴大，景亦大；远中，则所鉴小，景亦小"（《墨子·经说下》）等等。在声学上，墨子对声音的传播进行研究，发现井和罂有放大声音的作用，并应用于城池的防守之上，"令陶者为罂，容四十斗以上，固顺之以薄鞈革，置井中，使聪耳者伏罂而听之，审知穴之所在，凿穴迎之"（《墨子·备穴》），巧妙地利用了声音的共振原理。

4. 机械制造

墨子精通机械制造。《墨子·公输》篇形象地描述了墨子与鲁班在楚王面前进行城市的攻防演示，"子墨子解带为城，以牒为械，公输盘九设攻城之机变，子墨子九距之。公输盘之攻械尽，子墨子之守圉有余"，因而成功地阻止了楚王攻宋。又据《韩非子·外储说左上》："墨子为木鸢，三年而成，蜚一日而败。"而鲁班亦能削竹木制造飞鸟，可三日不下。墨子谓其曰："子之为鹊也，不如匠之为车辖，须臾斫三寸之木，而任五十石之重"（《墨子·鲁问》）。墨子与鲁班在制造上各有千秋，而墨子更善于制造车辆。

在《墨子》城守各篇中，集中体现了墨子对当时各种兵器制造及机械工程、城防建筑的熟悉和应用，包括城门防御设施的建构、连弩车与云梯的制造、水道和地道的构筑以及军士的布防等等，对于兵家的理论和实践以及后世的军事活动有着重大的影响。

第三节　法　家

法家是先秦至西汉初年提倡法治的一个学派，被《汉书·艺文志》列为"九流"之一，并称法家"盖出于理官"。其早期代表包括齐国的管仲和郑国的子产，他们虽推崇法治，但同时也重视礼治，主张法礼并施。战国时期，经由李悝、吴起、商鞅、慎到、申不害、乐毅、剧辛等人的发展，逐渐形成学派。最后由韩非对法家学说进行总结，将其系统化。法家主要以思想为维系，并未出现实质性的门派，其代表人物多无明显的承续关系，而是师出于其他学派。如吴起为曾子的学生，李悝曾学于子夏，慎到早年学黄老之术，韩非、李斯皆为荀子门徒。因此法家在思想上亦多吸收儒、道、墨、名等诸家之说，总以强调"法治"为核心，在当时多参与拟订治国方略且获得显著成效。秦国正是由于大力推行法家之学而国富兵强，最终统一六国。

随着秦朝的灭亡，法家之学也受到严厉的批评，多谓其"严而少恩"（《史记·太史公自序》），"无教化，去仁爱，专任刑法而欲以致治，至于残害至亲，伤恩薄厚"（《汉书·艺文志》）。随着"罢黜百家，独尊儒术"和汉始元六年（前 81）盐铁会议之后，法家作为独立学派正式归隐幕后。但法家的部分思想和法制措施依然被后世广泛运用，形成"外儒内法（阳儒阴法）"的规制，即将道德教化和政治事功结合起来，共同维护统治。直至"五四"运动以后，法家思想重新得到重视和评价，并与现代法制思想结合对照，赋予其新的认识。

一、管仲

管仲（约前 725—前 645），姬姓，管氏，名夷吾，字仲，称管子，春秋时代法家的先驱人物。管仲曾任齐国卿相，推行改革，重视商业，辅佐齐桓公成就霸业。

现有《管子》一书传为其所作，但间杂了诸家观点，并以黄老道家为多，因此《汉书·艺文志》将其列入道家类，而《隋书·经籍志》及《四库全书》将其列入法家类。该书汉初存八十六篇，今本存七十六篇，其中《牧民》《形势》等篇论述法术霸政，《侈靡》《治国》等篇论述经济生产，《七法》《兵法》等篇论述兵法，《宙合》《枢言》等篇论述阴阳五行等，可见其内容庞博。《管子》一书当非一人一时所作，其中体现出黄老道家对法家的影响。

管仲重视法治，称"尺寸也，绳墨也，规矩也，衡石也，斗斛也，角量也，谓之法"（《管子·七法》）。"法"由君主制定，百官民众执行，"生法者君也，守法者臣也，法于法者民也。君臣上下贵贱皆从法，此谓为大治"（《管子·任法》）；"法立令行，故群臣奉法守职，百官有常。法不繁匿，万民敦悫，反本而俭力"（《管子·正世》）。可见"法"为治国之本。但管仲亦主张顺乎民心，实行道德教化，提出"四维"之说，即"一曰礼，二曰义，三曰廉，四曰耻"（《管子·牧民》）。在此基础上，满足民之"四欲"，即"佚乐""富贵""存安""生育"。在执法过程中，不能妄用刑罚杀戮，否则"刑罚繁而意不恐，则令不行矣；杀戮众而心不服，则上位危矣"（《管子·牧民》）。同时强调治国的关键在于富民，"凡治国之道，必先富民。民富则易治也，民贫则难治也"（《管子·治国》），故而"仓廪实则知礼节，衣食足则知荣辱"（《管子·牧民》）。可见管仲将法与礼、义与利较为完善地结合在一起。其在任时，实行了一系列改革措施，如重新规划齐国乡土，规范官制，强调寓兵于农，统一铸造、管理钱币，制定煮盐、捕鱼之法，鼓励境外贸易，实行粮食"准平"政策等，最终使齐国成为春秋霸主。

二、李悝

李悝（前455—前395）为法家的真正开创者。他曾任魏文侯相。在位时实施变法，大力发展农业，主张废除世袭贵族的特权，使魏国成为战国初期的强国，并曾战胜秦国。

据《汉书·艺文志》所载，李悝著有《李子》三十二篇，已佚。《晋书·刑法志》谓李悝"撰次诸国法，著《法经》"，秦汉法律源起于李悝。

李悝对农业最为重视，曾"为魏文侯作尽地力之教"，即鼓励农民开发田地，加强生产；又为了避免"籴甚贵伤民，甚贱伤农"，采用"平籴法"，即国家在丰收时平价收购粮食，饥荒时平价卖给农民，"故虽遇饥馑、水旱，籴不贵而民不散，取有余以补不足也"。魏国因此民心大聚，国乃富强。（《汉书·食货志》）

李悝所著《法经》已佚，据《晋书·刑法志》记载，该书包括《盗法》《贼法》《网（囚）法》《捕法》《杂法》《具法》等几部分。其制定目的和具体内容如下：

以为王者之政，莫急于盗贼，故其律始于《盗》《贼》。盗贼须劾捕，故著《网》《捕》二篇。其轻狡、越城、博戏、借假不廉、淫侈逾制以为《杂律》一篇，又以《具律》具其加减。是故所著六篇而已，然皆罪名之制也。（《晋书·刑法志》）

《法经》主要为维护当时的社会秩序而制定，可以看作中国历史上第一部比较系统的成文法典。商鞅曾携《法经》入秦为官，后世秦、汉之法直接承继其体例。李悝开中国成文法之先河，影响泽及后世。

三、申不害、慎到、商鞅

申不害、慎到、商鞅三人，为战国中期法家的主要代表人物。三者强调"法"的侧重点有所不同，一般认为，申不害重"术"，慎到重"势"，商鞅重"法"，共同将法家理论和实践推向完善。

（一）申不害

申不害（约前385—前337）亦称申子，史上与韩非并称"申韩"。曾任郑国小官，韩灭郑后，重用其为相，主政十九年，"内修政教，外应诸侯"，"终申子之身，国治兵强，无侵韩者"（《史记·老子申韩列传》）。

《史记·老子申韩列传》称申不害之学"本于黄老而主刑名"；著有《申子》二篇，《汉书·艺文志》记为六篇，《隋书·经籍志》称"梁有《申子》三卷……亡"。他书中提到《申子》的内容还包括《君臣》（《太平御览》卷二二一引刘向《别录》）、《三符》（《淮南子·泰族训》《论衡·效力》）及《大体》（《群书治要》）等。

申不害法治思想的核心在于"术"，即君主实现统治的手段和权术。《申子·大体》言，所谓"术"，即是"君操其本，臣操其末；君治其要，臣行其详"（《群书治要》引）。具体则如韩非所言："术者，因任而授官，循名而责实，操杀生之柄，课群臣之能者也，此人主之所执也"（《韩非子·定法》）。为避免臣下投君所好或私下背反，申子强调君主所持之"术"当不为人知，最好达到"无为"的状态，"上明见，人备之；其不明见，人惑之。其知见，人惑之；不知见，人匿之。其无欲见，人司之；其有欲见，人饵之。故曰：吾无从知之，惟无为可以规之"（《韩非子·外储说右上》）。作为人主，当达到"独视""独听""独断"，即"独视者谓明，独听者谓聪，能独断者，故可以为天下主"（《韩非子·外储说右上》）。申不害是从道家向法家转化的过渡性人物。其过于重视"术"的观点为韩非子所大力批评。

（二）慎到

慎到（约前395—前315）为赵国人，早年习黄老之术，齐宣王、湣王时长期在稷下学宫讲学，与邹衍、田骈、接子、环渊等人同受上大夫之禄，弟子众多。慎到尚议论，不任官职，为法家理论家。与申不害一样，他亦是由道家分化出的法家人物。

慎到著有《慎子》。《史记·孟子荀卿列传》提到"慎到著十二论"；《汉书·艺文志》著录《慎子》四十二篇，并将其列在法家；《隋书·经籍志》著录《慎子》十卷；宋《崇文总目》记有三十七篇；现存辑本七篇，包括《威德》《因循》《民杂》《德立》《君人》《知忠》《君臣》及佚文数十条。

慎到重"势"，"势"即指君主的统治地位和权力。慎子继承黄老思想，强调自然之物势，主张"守成理，因自然"（《慎子·佚文》）。君主治国亦要靠权势，君主如同腾蛇飞龙，权势如同云雾，如不借其势，便与蚯蚓相同，"故贤而屈于不肖，权轻也；不肖而服于贤者，位尊也"（《慎子·威德》）。能否"令行禁止"，"无名而断"，关键在于地位高低和权势轻重，若"尧为匹夫，不能使其邻家"（《慎子·威德》）。所以治理的关键，要确立君主的地位，不能使下级怀疑，"立天子者，不使诸侯疑焉；立诸侯者，不使大夫疑焉"（《慎子·德立》）。确立了君主的地位权势，摆正了君臣关系，便可"无为而治"，"臣事事而君无事，君逸乐而臣任劳，臣尽智力以善其事，而君无与焉"（《慎子·民杂》）。

慎子重"势"的同时，亦主张以"法"来管理社会，而反对以君主个人意愿行事。

舍法而以身治，则诛赏予夺，从君心出矣。然则受赏者虽当，望多无穷；受罚者虽当，望轻无已。君舍法而以心裁轻重，则同功殊赏，同罪殊罚矣，怨之所由生也。（《慎子·君人》）

即使不完备的法，也比无法可依而但凭一人意志为好，"法虽不善，犹愈于无法，所以一人心也"（《慎子·威德》）。

慎到的学说亦或被后世非议，如荀子批评慎子"蔽于法而不知贤"（《荀子·解蔽》），又说其"尚法而无法，下修而好作，上则取听于上，下则取从于俗，终日言成文典，反紃（循）察之，则偶然无所归宿，不可以经国定分"（《荀子·非十二子》）。后韩非继承慎子的势治说，将其过于强调"自然之势"改造成"人为之势"，使之有所归依，可付诸实践。

（三）商鞅

商鞅（约前390—前338），姬姓，公孙氏，卫国国君后裔，又称卫鞅、公孙鞅。因在与魏国的河西之战中立功，获封于商十五邑，号为商君，故称商鞅。商鞅为战国时期最具代表性的法家人物。他早年做过魏相公叔痤家臣，公叔痤临终前向魏王举荐商鞅，但未被接受。秦孝公元年（前361），商鞅携李悝《法经》入秦，由孝公宠臣景监引荐，先后以"帝道""王道""霸道"游说孝公，终以"霸道"得到孝公的认同，最后向其陈述富国强兵之道，大获赞赏，得到重用，掌管军政大权，在秦国施行变法。第一次变法在公元前356年，主要内容包括对户籍制度进行改革，实行连坐；明令军法，奖励军功，建立军功爵制；废除世卿世禄制度；重农抑商，奖励耕织；制定秦律等等。第二次变法在公元前350年，内容包括废井田，重新分配耕地，允许土地私有及买卖；推行县制；加征人头税；统一度量衡；执行分户令；燔诗书而明法令，塞私门之请，禁游宦之民等。新法"行之十年，秦民大说（悦），道不拾遗，山无盗贼，家给人足，民勇于公战，怯于私斗，乡邑大治"（《史记·商君列传》）。商鞅在秦国执政二十余年，秦国国力达到空前强盛，但他也深得贵族嫉恨。孝公卒后秦惠王即位，公子虔等人告商鞅谋反，商鞅逃亡被杀，尸身车裂示众并被灭族。但其推行的新法并未被废除，为秦国最终统一六国奠定了基础。

商鞅的思想言行被其后学编著为《商君书》，是法家的代表作之一，《汉书·艺文志》法家论著中记载有二十九篇。另在兵家权谋论著中有《公孙鞅》二十七篇，已佚。现存《商君书》共二十四篇，其中第十六篇《刑约》与第二十一篇《御盗》仅存标题。

商鞅推行法家的一贯主张，即重视法治，提出"圣人苟可以强国，不法其故；苟可以利民，不循其礼"（《史记·商君列传》）。法为"君臣之所共操也"（《商君书·修权》），在其面前人人平等，君相大夫亦应"居官而守法"（《商君书·更法》）。为使法令更好地施行，商鞅不仅在言论上"明法"，更是积极付诸实践。如立木南门，承诺能搬运至北门者奖励十金，开始人皆怀疑，后将奖励升至五十金，有人照做后立刻付予，以明不欺。又如太子犯法，商鞅处罚了太子的老师公子虔、公孙贾，以杜绝"法之不行，自上犯之"（《史记·商君书》）的现象。商鞅施行法治，重罚轻赏，认为"重罚轻赏，则上爱民，民死上；重赏轻罚，则上不爱民，民不死上"（《商君书·去强》），因此在实践中实行严格的编户制和连坐法，鼓励告奸。

商鞅变法的目的在于富国强兵，因此积极鼓励耕战，指出"国之所以兴者，农战也"（《商君书·农战》），主张"边利尽归于兵，市利尽归于农"（《商君书·内外》）。他颁布《垦草令》，制定二十种重农和开垦荒地的办法；又鼓励士卒征战，以军功获得封爵。同时认为从事商业、手工业者皆有逃避农战的嫌疑，因此对其采取打压措施；并认为学者与士大夫不事农业，游居辩慧，不利于思想的统一，有碍法令的推行。

商鞅变法的思想基础在于其变化的历史观。他认为"三代不同礼而王，五伯不同法而霸。

智者作法，愚者制焉；贤者更礼，不肖者拘焉"（《商君书·更法》）。因此，"治世不一道，便国不法古"（《史记·商君列传》）。君主治理国家，应当适应变化的形势，"因世而为治，度俗以为法"（《商君书·壹言》）。

商鞅的变法思想和实践在当时产生了极大的影响，但其严刑峻法也多遭后人诟病，司马迁更是评价商鞅为人刻薄少恩。现今我们站在历史的高度，当能对其所作所为有更为客观公允的评价。

四、韩非

韩非（约前280—前233）是先秦时期法家思想的集大成者。他出身韩国贵族，曾与李斯共同师从荀子。其口讷，不擅辞令，但文采出众。韩非喜好刑名法术之学，其思想与《老子》颇有渊源，故《史记》将其与老子并为列传。他曾多次上书向韩王献策，但其主张始终得不到采纳，因此退而著书，有《孤愤》《五蠹》《内外储》《说林》《说难》等十余万言。其书流传至秦国，秦王嬴政看到，大为赞赏，发兵向韩国索要韩非。韩非被迫至秦，虽向秦王数次上书，但并未得到重用。后李斯、姚贾等向秦王进言，说韩非终究是韩国公子，难以一心为秦，"今王不用，久留而归之，此自遗患也，不如以过法诛之"（《史记·老子韩非列传》）。秦王遂下令将韩非治罪，韩非想向秦王陈诉，但始终没有机会。李斯使人给韩非送去毒药，逼其自杀。不久，秦王后悔，但为时已晚。

韩非所著被编成《韩非子》一书，《汉书·艺文志》著录有"《韩子》五十五篇"，今本《韩非子》亦五十五篇，共约十万八千字。其中究竟哪些确为韩非所著，说法不一，但一般认为多数篇章为韩非亲著，《初见秦》《有度》《饰邪》等篇为他人增加的内容。

（一）法治思想

韩非总结了前代法家的思想和学说，并结合政治实践之得失，将法家学说系统化。他提出以"法"为中心，"法""术""势"三者结合的法治思想。

他将"法"定义为"宪令著于官府，刑罚必于民心，赏存乎慎法，而罚加乎奸令者也"（《韩非子·定法》），又说"法者，编著之图籍，设之于官府，而布之于百姓者也"（《韩非子·难三》）。认为法具有权威性、普遍性和稳定性，应当是全社会共同遵循的标准。在此基础上，提出"以法为教"，"以吏为师"，反对儒家的"儒以文乱法"、墨家的"侠以武犯禁"。他强调法律的平等性，指出"法不阿贵"，"刑过不避大臣，赏善不遗匹夫"（《韩非子·有度》）。人主当"明法"，"使人臣虽有智能不得背法而专制，虽有贤行不得逾功而先劳，虽有忠信不得释法而不禁"（《韩非子·南面》）。他批评申不害"不擅其法，不一其宪令，则奸多"（《韩非子·定法》）；批评商鞅有法无术，故"无术以知奸，则以其富强也资人臣而已矣"（《韩非子·定法》）。君主治国，唯有"法""术"结合，"法莫如显，而术不欲见"（《韩非子·难三》），才能掌握权势，驾驭臣民。同时，他结合慎到"重势"的观点，并有所发挥，强调区分"自然之势"与"人为之势"，认为"释贤而专任势"不足为治，对于不及尧舜又不至桀纣的一般君主，即"中者"，要善于制造"人之所设"之势，凭法任贤，"法""势"结合，"抱法处势则治，背法去势则乱"（《韩非子·难势》）。

韩非的法治学说是建立在其师荀子"性恶论"基础之上的。他认为人的本性是趋利避害的，"喜利畏罪，人莫不然"（《韩非子·难二》），人与人之间的交往皆以自利为原则，"凡人之有为也，非名之则利之也"（《韩非子·内储说上》）。但不必像其师所说的那样"化性起伪"，而是可以加以利用。君主用"法"即是通过赏罚，利用人趋利避害的本能来驾驭民众，"夫欲利者必恶害，害者，利之反也。反于所欲，焉得无恶。欲治者必恶乱，乱者，治之反也。是故欲治甚者，其赏必厚矣；其恶乱甚者，其罚必重矣"(《韩非子·六反》)。韩非发展了商鞅重视耕战的思想，将不事农耕征战的"学者"(儒家)、"言谈者"(纵横家)、"带剑者"(墨家)、"患御者"(贵族门客)及"商工之民"称为"五蠹之民"(《韩非子·五蠹》)，认为他们是消耗社会财富、扰乱社会秩序的无用有害之人，充分体现了法家治国的极端功利主义思想。

（二）哲学观念

《韩非子》中的《解老》《喻老》两篇，充分体现了他对老子思想的发挥。他在《老子》"道可道，非常道"的基础上，又阐发了"理"的概念，认为："道者，万物之所然也，万理之所稽也。理者，成物之文也；道者，万物之所以成也。故曰：道，理之者也……稽万物之理，故不得不化；不得不化，故无常操；无常操，是以死生气禀焉，万智斟酌焉，万事废兴焉"(《韩非子·解老》)。"道"是自然界的规律和法则，而"理"是事物的特殊规律，如事物的"方圆、短长、粗靡、坚脆之分"，"理定而后可得道也"(《韩非子·解老》)。世间的一切，包括"道"与"理"，都是在不断变化的，"故定理有存亡，有死生，有盛衰。夫物之一存一亡，乍死乍生，初盛而后衰者，不可谓常"(《韩非子·解老》)。不变是相对的，变化是绝对的。反映在社会观念上，人类历史上，也是在不断变化的，故"世异则事异"，"事异则备变"，如"上古竞于道德，中世逐于智谋，当今争于气力"(《韩非子·五蠹》)，为变法打下了认识论的基础。

韩非提出以"参验"法检验认识是否合乎实际，"偶参伍之验，以责陈言之实"(《韩非子·备内》)，"参伍"就是将不同的事物放在一起比较研究，"验"就是检验实际功效。其具体方法为"行参以谋多，揆伍以责失……言会众端，必揆之以地，谋之以天，验之以物，参之以人，四征者符，乃可以观矣"(《韩非子·八经》)。最终要"循名实而定是非，因参验而申言辞"(《韩非子·奸劫弑臣》)，亦可用来察人知人。

韩非是中国哲学史上第一个使用"矛盾"这一哲学范畴的学者。他以楚人鬻矛盾之事，说明"夫不可陷之盾与无不陷之矛，不可同世而立。今尧、舜之不可两誉，矛盾之说也"(《韩非子·难一》)。他将矛盾思想运用到法治学说中，主张"不相容之事，不两立也"(《韩非子·五蠹》)。因此，在法的具体施行中，"言无二贵，法不两适，故言行而不轨于法令者必禁"(《韩非子·问辩》)。

韩非子虽不像商鞅那样直接参与变法，将其理论付诸实践，但通过其书产生了更为深远的影响。后世不少政治家如曹操、诸葛亮等均推崇其术。

《韩非子》在先秦诸子中风格独特，文辞优美，逻辑严密，善用寓言说理，亦创造了不少脍炙人口的成语典故，如滥竽充数、买椟还珠、守株待兔、自相矛盾、老马识途、危如累卵等，至今仍为人津津乐道。

第四节　其他诸家

在诸子百家中，除儒、道、墨、法四家外，尚有名家、阴阳家、纵横家、农家、小说家、杂家等。此外，兵家虽未归入"诸子"，但其影响深远，思想成就斐然。本节简要介绍名、阴阳家、兵家和杂家。

一、名家

　　名家，指战国时期活跃的一群辩者。汉代司马谈在《论六家要旨》中，首先称该学派为"名家"，曰："名家苛察缴绕，使人不得反其意，专决于名而失人情，故曰'使人俭而善失真'。若夫控名责实，参伍不失，此不可不察也。"可见名家的辩者专注于讨论一些烦琐抽象的概念问题，有时流于诡辩，多有奇谈怪论；但他们对于名实关系的讨论，确有可取之处。名家的代表人物为惠施和公孙龙，另有邓析、尹文、兒说、桓团、毛公、田巴等人。

　　名实关系，在先秦时期并不仅仅是所谓"名家"所关注的问题，儒、道、墨、法等家均对这一命题进行了较深入的论述。因此，胡适等学者只承认先秦有"名学"，却不承认有"名家"，将名家诸人归于"别墨"。但名家的辩者善于从逻辑学和知识论角度论证抽象的概念，从而达到名实统一、循名责实，是其特点。而因为他们脱离社会现实，忽视伦理道德，在当时就已经受到了广泛的批评。庄子说"桓团、公孙龙辩者之徒，饰人之心，易人之意，能胜人之口，不能服人之心"（《庄子·天下》）；荀子抨击惠施、邓析等人"不法先王，不是礼义，而好治怪说，玩琦辞，甚察而不惠，辩而无用，多事而寡功，不可以为治纲纪；然而其持之有故，其言之成理，足以欺惑愚众"（《荀子·非十二子》）。名家的著作多数没有流传下来，仅有少数言论被诸子典籍所转载，也并未形成明确的传承关系，秦汉后几乎被学界遗忘。有学者认为，魏晋时期的玄学与名家思想有相通之处。直至近代，随着西方逻辑学的传入，名家的意义和价值被重新审视。名家诸辩者，可以说是中国古代哲学家中真正脱离了"知识道德论"和实用主义的一群知识分子，他们所进行的纯粹理性思辨，对中国古代逻辑学的形成和发展具有重要意义。

　　（一）邓析

　　邓析（前545—前501）是春秋末年郑国人，曾任郑国大夫。他曾与子产作对，子产铸《刑书》，邓析别造《竹刑》；子产禁"县（悬）书"（即公开张挂书信批评政事），邓析教人改用"致书"或"倚书"（即投递书简或托人转达）。邓析办私学，讲授法律，教人诉讼与议政，并且帮人打官司，是最早的知名"讼师"。他处处与当权者作对，非难朝政，终被郑国上卿驷歂所杀。《左传·定公九年》："郑驷歂杀邓析，而用其《竹刑》。"其言并未因人而废，可见邓析的刑名之说得到了一定的承认。

　　刘向曾言："邓析好刑名，操两可之说，设无穷之辞……其论无厚者，言之异同，与公孙龙同类"（刘向序《邓析书》）。《吕氏春秋》卷十八《离谓》中载一事，"洧水甚大，郑之富人有溺者。人得其死者，富人请赎之，其人求金甚多，以告邓析。邓析曰：'安之。人必莫之卖矣。'得死者患之，以告邓析。邓析又答之曰：'安之。此必无所更买矣。'"正是邓析"操两可之说"的例子。《吕氏春秋》因此批评他"以非为是，以是为非，是非无度，而可与不可日变"。《淮南子·诠言训》亦说"邓析巧辩以乱法"。邓析的诉讼和论辩皆是鼓动民众反对官府的不安定因素，自为统治者所不喜。

　　《汉书·艺文志》著录有《邓析》二篇，后佚。今本《邓析子》二篇，题为《无厚》《转辞》，疑为他人托名所作。

　　（二）惠施

　　惠施（约前370—前310）又称惠子，宋人，主要在魏国为官，是当时著名的政治家和外交家，曾为魏制定法律，又是"合纵政策"的实际组织者之一，主张魏国联合齐、楚抗秦。后张仪入魏，说服魏惠王联秦，惠施被逐至楚国，又至宋国。惠王死后，惠施返魏，又出使过楚、赵等国。

惠施与庄子为友，二人多有辩论。《庄子》数篇均载有其言论及二人交往之事。惠施死后，庄子曾叹："自夫子之死也，吾无以为质矣，吾无与言之矣"（《庄子·徐无鬼》）。

《汉书·艺文志》著录《惠子》一篇，早佚。其学说与行迹除见于《庄子》外，还载于《韩非子》《吕氏春秋》《战国策》《说苑》等书中。

作为学者，惠施十分博学。《庄子·天下》记载："惠施多方，其书五车。"他曾提出十个论点，即"历物"十事，包括：①至大无外，谓之大一；至小无内，谓之小一。②无厚，不可积也，其大千里。③天与地卑，山与泽平。④日方中方睨，物方生方死。⑤大同而与小同异，此之谓"小同异"；万物毕同毕异，此之谓"大同异"。⑥南方无穷而有穷。⑦今日适越而昔来。⑧连环可解也。⑨我知天下之中央，燕之北、越之南是也。⑩泛爱万物，天地一体也。

这十个命题，在当时看起来无疑有些荒诞不经，但结合现代哲学和自然科学的发展，以及对时空的相对性认识来看，具有重要的意义，甚至具有非凡的超前性。如一切事物的同异关系都是相对的，时间与空间可以统一和转化等等。惠施在这里强调的是辩证的逻辑关系，为哲学形而上学的思辨提供了一种方式方法。其核心在于"合同异"学说，即强调事物的差别是相对的，差异之中有同一的共性。

《庄子·天下》说惠施以他的学说"为大观于天下，而晓辩者。天下之辩者相与乐之"，"辩者以此与惠施相应，终身无穷"，形成了流传至今的所谓"辩者二十一事"："卵有毛；鸡三足；郢有天下；犬可以为羊；马有卵；丁子有尾；火不热；山出口；轮不辗地；目不见；指不至，至（物）不绝；龟长于蛇；矩不方，规不可以为圆；凿不围枘；飞鸟之景未尝动也；镞矢之疾，而有不行、不止之时；狗非犬；黄马骊牛三；白狗黑；孤驹未尝有母；一尺之棰，日取其半，万世不竭"。在这些命题中，有的充分体现了事物的无限性、时空的相对性、生命发生运动的规律、概念之间的辩证关系。如"飞鸟之景未尝动也"，"镞矢之疾，而有不行、不止之时"，正是说明物体的运动是相对的，在于取不同参照物来看；"一尺之棰，日取其半，万世不竭"，正是物质无限可分的例子。当然，部分命题亦流于诡辩。如果沿此思路下去，会堕入完全相对主义和不可知论的窠臼。这二十一事是在惠施思想的影响下形成的，是惠施学说的正面或反面的继承与发展。由于辩者很多，有和有违，这二十一事在思想上并不统一。

（三）公孙龙

公孙龙（约前325—前250），赵国人，战国时期辩士。一度做过平原君的门客，曾带领弟子由赵至燕，说燕昭王偃兵。其与邹衍同时，二人曾进行过激烈辩论。邹衍斥其"烦文以相假，饰辞以相惇，巧譬以相移，引人声使不得及其意"（《〈史记·平原君虞卿列传〉集解》引刘向《别录》），得到在座者的一致同意。该辩论以邹衍胜利告终，公孙龙被绌，后不知所终。

《汉书·艺文志》著录《公孙龙子》十四篇。今本六篇，即《迹府》《白马论》《指物论》《通辩论》《坚白论》《名实论》。除第一篇为其门人辑录的生平事迹外，其他五篇当为其本人所作。

"白马非马"是公孙龙最为知名的论题。《公孙龙子·白马论》全篇都围绕此展开。他说："马者，所以命形也；白者，所以命色也。命色者非名形也。故曰：白马非马。"他将"马"和

"白马"作为两个不同而并列的概念，接着又说："求马，黄、黑马皆可致；求白马，黄、黑马不可致。""马"与"黄、黑马"相同，而"黄、黑马"与白马不同，所以推出"白马非马"的论断。在这里，公孙龙实际上刻意混淆了概念的内涵、外延关系，用诡辩法证明他的观念，但体现出一般与特殊、范围和内容是不对等的，从而肯定了不同概念的确定性和不矛盾性，即"白马属于马"而又"白马异于马"。

同样，他在《坚白论》中提出"离坚白"之说，即坚白石作为二种事物的概念，"无坚得白，其举也二；无白得坚，其举也二"。但不能将坚、白、石作为三者，即事物与属性不能分离；但事物的不同属性是独立的，可以分离。同时，坚与白作为事物属性，既属于石，又不专属于石，"于石一也，坚白二也，而在于石，故有知焉，有不知焉；有见焉，有不见焉。故知与不知相与离，见与不见相与藏"。他将坚与白作为可以脱离事物独立存在的实体来看，称之为"自藏"。"离坚白"之论是公孙龙将一般和特殊的差别割裂并放大到极致所下的判断，其逻辑错误显而易见，但这种割裂和错误判断是有其意义的，体现出他对事物的具体性与抽象性、事物性质与现象之间关系的深入思考。

在《指物论》中，公孙龙更是进一步阐述了"共相"（抽象概念或属性）与具体事物的区别。"物莫非指，而指非指。天下无指，物无可以谓物。""指"即"共相"、概念；没有概念的确立，便无所谓事物。但概念本身是抽象的，和所指谓的物有所不同，即"指也者，天下之所无也；物也者，天下之所有也……天下无指，而物不可谓指也"。在这里，公孙龙强调了概念对于具体事物的独立性，又包含了具体事物只有在与认识者产生关系时，才能被我们关注，从而抽象化为概念的意思，否则无所谓概念，也不存在与人类认识无关的具体事物。

在此基础上，公孙龙建立了他的"名实论"。"天地与其所产者，物也。物以物其所物而不过焉，实也。""物"为实际的事物，而"实"为形而上的本体，通过"位"来体现。"位其所位焉，正也。""实"在其位，就是"正"。要"正名"，必须把握概念的独立性，才能正确为"实"定位，避免认识的混乱。公孙龙在论述的过程中极力试图达到逻辑上的完善，但混淆了一般和个别、具体和抽象的关系，因而多被看作诡辩之术，难以被人们接受。但其中蕴含的逻辑思想和纯粹思辩的哲学精神不应被我们忽视。

二、阴阳家

（一）阴阳家的起源与代表人物

诸子之中，阴阳家的起源可能最早。据《汉书·艺文志》所言，阴阳家"盖出于羲和之官"，即上古时期掌管天文历法、从事巫祝占卜之人，其源头可追溯至黄帝。据冯友兰所称，阴阳家出于方士。古代贵族阶层所养的巫祝术数专家，随着西周末年的政治动荡，流落民间，以其知识技艺谋生。其中一部分分化为儒、道，有的仍从事观星、占卜、历数之学，成为民间的方士，又称作"日者"。他们之中精研阴阳、五行等理论并加以传播者，便形成阴阳家一脉。《史记·日者列传》《龟策列传》所载事迹多与阴阳家有关。司马谈《论六家要旨》评价阴阳家"尝窃观阴阳之术，大祥（太详）而众忌讳，使人拘而多所畏；然其序四时之大顺，不可失也"。

阴阳家的代表人物有齐国的邹衍（原作驺衍）、邹奭（原作驺奭）及公梼生、公孙发、南公等人，而以邹衍最为知名。

邹衍（约前305—前240）亦称驺衍，曾与慎到、环渊、接子、田骈、邹奭等人一起，讲学于稷下学宫，颇得齐王礼遇，声名卓著。邹衍善于谈论天地阴阳、五德终始之事，学问"迂大而宏辩"（《论六家要旨》），被称颂为"谈天衍"；而邹奭"采驺衍之术以纪文"（《史记·孟子荀卿列传》），文辞精雕细刻，被誉为"雕龙奭"。邹衍后来游历魏、赵、燕诸国，得到各国国君的礼遇，在赵平原君处与公孙龙辩论，大获全胜。邹衍之术出于方士，又传之于方士，《史记·封禅书》曾载："自齐威、宣之时，驺子之徒论著终始五德之运……驺衍以阴阳主运显于诸侯，而燕齐海上之方士传其术不能通，然则怪迂阿谀苟合之徒自此兴，不可胜数也。"秦汉时期，阴阳家的学说又有与道、儒等合流的趋势，从董仲舒至谶纬之学无不受其影响。

（二）阴阳家的著述

战国时期阴阳家的著作颇多。《汉书·艺文志·诸子略》著录阴阳二十一家，三百六十篇，包括《邹子》四十九篇、《邹子终始》五十六篇、《邹奭子》十二篇等等。如果再将与阴阳家相关的《数术略》《方技略》中的著作包括进去，更是不可胜数。但阴阳家们的原著大多不传，目前仅在《吕氏春秋》《淮南子》《春秋繁露》《白虎通义》等书中保留了一些内容。

（三）阴阳家的代表思想

1. "大九州"说

邹衍具有当时学者多不具备的宏大的宇宙观和自然观。他提出"大九州"说：

儒者所谓中国者，于天下乃八十一分居其一分耳。中国名曰赤县神州。赤县神州内自有九州，禹之序九州是也，不得为州数。中国外如赤县神州者九，乃所谓九州也。于是有裨海环之，人民禽兽莫能相通者，如一区中者，乃为一州。如此者九，乃有大瀛海环其外，天地之际焉。（《史记·孟子荀卿列传》）

虽然是想象之说，但其开放的地理观无疑是超凡的。直至汉代，不少学者仍无法接受这一观点，如"桓宽、王充并以衍之所言迂怪虚妄，干惑六国之君，因纳其异说，所谓匹夫而营惑诸侯者是也"（《〈史记·孟子荀卿列传〉索引》）。

邹衍对于时空的认识，是推衍式的，"其语闳大不经，必先验小物，推而大之，至于无垠……先列中国名山大川，通谷禽兽，水土所殖，物类所珍，因而推之，及海外人之所不能睹"（《史记·孟子荀卿列传》）。即从经验开始，由小及大，由近及远，由今及古。

2. 五德终始说

邹衍的推衍之法用在历史上，便形成了建立在"五行"基础上的"五德终始说"。其说认为，每一朝代都有一德主运，历史是按照五行相胜的规律更替的，更替顺序为：黄帝的土德、夏朝的木德、商朝的金德、周朝的火德等等。五德转移时，上天会降下征兆。"五德终始"的理论曾被帝王们深信，如秦始皇尚黑事水，表示其为政权的合理继承者；但汉朝的君臣们曾为本朝主何德做过争论，最终由汉武帝判断汉朝以土德王。邹衍所提倡的"五德终始"从最初的考察自然变化与人事兴衰之间的关系，转而为权力监督和社会变革提供依据，逐渐发展成机械的历史循环论，再加上随之而附会的各种或祥瑞或妖孽的征兆，使得其历史观陷入非理性的神秘主义怪圈中。

3. 阴阳五行说

阴阳五行学说是阴阳家秉持的理论武器。阴阳最初来自日照的向背，作为一对对立统一的哲学范畴则确立于《周易》。阴阳学说不止为阴阳家所用，先秦诸子都曾使用这一概念阐述自己的哲学思想，如《老子》谓"万物负阴而抱阳"，《易传》谓"一阴一阳之谓道"。阴阳之间存在对立制约、互根互用、消长平衡、相互转化等关系，可用来说明自然和社会中的人事现象。五行被认为是对自然界中五种属性的物质及其性质、作用、运动关系等的描述。最早见于《尚书·洪范》，"五行：一曰水，二曰火，三曰木，四曰金，五曰土。水曰润下，火曰炎上，木曰曲直，金曰从革，土爰稼穑。润下作咸，炎上作苦，曲直作酸，从革作辛，稼穑作甘"。五行可对应于自然界的五星、五方、五季、五气、五化、五色、五音、五味及人体的五脏、五官、五体、五志、五声等等。阴阳、五行通过"气"联系在一起，可用于预测或解释自然与人事的变化，其途径通过"数"，形成数术占卜的基础。

阴阳五行学说作为说理工具，在不同学派和理论的运用中呈现不同的面貌。既可作为认识世界的朴素的唯物主义自然观，又可作为机械的、唯心主义的社会历史观，或神秘主义的认识论。阴阳五行学说应用最卓越的体现，便是在中国传统医学之中，不仅奠定了中医学的理论基础，而且充分发挥出其整体论和系统论的特色，至今有效地指导着临床实践。

先秦诸家之中，阴阳家与早期的自然科学、哲学以及原始宗教皆有密切关系，其学说最为驳杂，既蕴涵着科学的萌芽，也包藏着迷信的种子。阴阳家对中国古代自然、社会及人的方方面面都有着重要影响，对天文历法、地理、医药、农学、音乐、艺术及政治、军事、伦理等各学科皆有所渗透。秦汉以后，阴阳家作为一个单独学派不复存在，一部分与儒道合流，促进了天人感应学说、谶纬之学的产生；一部分流入社会，为占卜、堪舆之术提供理论支持，迄今不绝。

三、兵家

（一）兵家的起源、代表人物及著作

兵家虽未被《汉书》归入先秦诸子，但确是春秋战国时期举足轻重的重要学派。当时各国之间战争频繁，战争规模日益扩大，又有骑兵等新兵种的出现，军事理论蓬勃发展，战略战术不断更新。这一时期涌现出许多著名的军事家、军事著作和经典战役，其影响不仅限于当时的中国，在世界军事史、科技史、社会文化史上均有一席之地。

《汉书·艺文志》称"兵家者，盖出古司马之职，王官之武备也"。将其与《六艺略》《诸子略》并列，可见兵家地位的重要性。兵家之内，又分为兵权谋家、兵形势家、兵阴阳家和兵技巧家四类。著录兵书共五十三家，七百九十篇，图四十三卷。兵家的代表人物包括春秋时期的孙武、司马穰苴，战国时期的孙膑、吴起、尉缭、赵奢、白起，汉初的张良、韩信等。不少兵家同时也是法家的代表人物，如吴起、商鞅。此外，墨子也有着丰富的兵家思想和实践。现存兵家著作有《孙子兵法》《孙膑兵法》《司马法》《吴子》《六韬》《尉缭子》等。

（二）《孙子兵法》

《孙子兵法》是我国现存最早的一部兵书，也是最有代表性的兵家经典著作，历来备受推崇，在世界军事史上亦有重要地位。作者孙武，字长卿，生活在春秋末年，齐国人，陈国公子完（田完）的后裔。后因田氏族人谋反作乱，从齐国流亡到吴国，由伍子胥举荐给吴王阖闾。吴国"西破强楚，入郢，北威齐晋，显名诸侯，孙子与有力焉"（《史记·孙子吴起列传》）。孙子亦被尊为"兵圣"。

《孙子兵法》在当时便已广泛流传。《汉书·艺文志》著录《吴孙子兵法》八十二篇，图九卷。现存十三篇，主要内容当为孙武所作，但经过其门人和战国其他兵家的整理补充。传世本中，最具参考价值者当属宋代吉天保所辑的《孙子十一家注》，注家包括曹操、李筌、杜牧、

梅尧臣等人。

《孙子兵法》现存十三篇为《始计篇》《作战篇》《谋攻篇》《军形篇》《兵势篇》《虚实篇》《军争篇》《九变篇》《行军篇》《地形篇》《九地篇》《火攻篇》《用间篇》，每篇以"孙子曰"开头，分专题论说，涵盖了从战略到战术的各个方面，如战前的战略谋划、战争筹备和动员、作战指挥、战场机变、军事地理，以及火攻、间谍等特殊战法。与具体作战方法相比，孙子更重视战争的谋略和政治意义。其开篇便言："兵者，国之大事，死生之地，存亡之道，不可不察也。故经之以五事，校之以计而索其情：一曰道，二曰天，三曰地，四曰将，五曰法"（《孙子·始计篇》）。强调军事对于国家的重要性以及政治是决定军事胜败的关键因素。在此基础上，分析"主孰有道？将孰有能？天地孰得？法令孰行？兵众孰强？士卒孰练？赏罚孰明？"（《孙子·始计篇》）这七个因素，便可判断战争的胜负。孙子提出的"不战而屈人之兵"（《孙子·谋攻篇》），被认为是军事的最高境界。孙子强调用兵之"道"，即要把握战争的规律，"善用兵者，修道而保法，故能为胜败之政"（《孙子·军形篇》）。"道"包括"上将之道""战道""知胜之道""安国全军之道"等等。孙子又说"兵者，诡道也"（《孙子·始计篇》），指出战争不断运动变化的特点，因此用兵亦要灵活、奇妙、辩证。在具体方法上，"十则围之，五则攻之，倍则分之，敌则能战之，少则能逃之，不若则能避之……知彼知己者，百战不殆"（《孙子·谋攻篇》）。孙子将战略、战术上升到"道"与"法"的高度，善于总结规律并灵活运用于具体情况中。

总之，《孙子兵法》从多方面对军事规律进行了探讨，分析了战争中各种矛盾的变化，指出如何整体、全局而又动态地把握战况，充满了辩证的智慧。其中蕴含的内容非常丰富，已远远超出军事思想的范畴，对于哲学理论和社会生活亦有启迪。

四、杂家

《汉书·艺文志》中列"杂家"一流，认为其"盖出于议官"，此言虽不甚妥，但论其特点为"兼儒、墨，合名、法，知国体之有此，见王治之无不贯，此其所长也"，尚为确切。杂家一派，正是博采百家学说，综其所长，融会贯通，以为治国之用。杂家出现在战国末年至汉代初年，是封建国家走向大一统的过程中思想碰撞、文化融合的结果。目前所存较为完整并得到公认的杂家著作为《吕氏春秋》和《淮南子》。

（一）《吕氏春秋》

《吕氏春秋》又名《吕览》，是战国末期秦相吕不韦（？—前235）组织门人编撰的，约成书于秦王政八年（前239）前后。此时吕不韦主持秦政，大权独揽。他编撰此书，是为了有计划地梳理当时的社会文化，并总结出自己的施政理念。据说该书完成后，吕不韦曾将其"布咸阳市门，悬千金其上，延诸侯游士宾客，有能增损一字者予千金"（《史记·吕不韦列传》）。后因吕不韦失势，《吕氏春秋》并未大行于世，但其流传源源不绝，对汉代以后的统治者和学者皆有所启迪。其融会诸子百家思想的尝试在某种程度上体现了实行文化统一的要求。

由于《吕氏春秋》是有系统地编撰而成的，因此全书结构整齐、体例缜密、条理清晰、文字顺畅，与以往后人整理结集之书不同。该书分十二纪、八览、六论三大部分，每纪五篇，每览八篇，每论六篇，共一百六十篇。"十二纪"以阴阳五行学说为纲，以月令为首，记录自然现象，规范社会生活；"八览"着重论述君道和治术，包括天道、人道、治国之道及对事物的认识等内容；"六论"包括察贤爱民、慎行辨伪、纳谏任贤、不苟自知、治国之术、仪容举止以及农业耕作等。全书内容宏富，不仅涵盖政治、经济、军事、农业、外交、伦理、道德、修身，还涉及天文、历法、地理、乐律、术数等各个方面，堪称前秦时期的"百科全书"。

该书的总体思想正如汉代高诱所说："此书所尚，以道德为标的，以无为为纲纪，以忠义为品式，以公方为检格，与孟轲、孙卿、淮南、扬雄相表里也"（《吕氏春秋·序》）。《吕氏春秋》强调"天道"，用阴阳二气的运动解释宇宙的变化，体现了道家和阴阳家的自然观；提出"贵公去私"的原则，以自然界的规律推演社会人事，推崇德治仁政、尊贤用贤，又是道家与儒家思想的结合；同时主张依变制法，运用赏罚，体现了法家的观点；在认识事物上，重视"察"，如"察今""察微""察传""察贤"，论述了"正名"的重要性，主张名实相符，同时记载评述了辩者的事迹，体现了对墨、名等学派的继承关系。《吕氏春秋》又开汉代黄老之学的先声，对汉代思想史、社会史、文化史、科技史的各个层面都有着深远的影响。

（二）《淮南子》

《淮南子》又名《淮南鸿烈》，是汉代淮南王刘安（前179—前122）亲自主持，组织门下宾客编撰的。该书的编写时间大约在景帝四年至武帝建元元年。建元二年（前139），即武帝即位的第二年，刘安入朝，献上此书，深得武帝喜爱。

刘安为汉高祖刘邦的孙子，文帝十六年袭父爵为淮南王。他学术修养深厚，才思敏捷，又以"行仁义"自居，招致宾客甚众，人望颇高。汉武帝即位后，他曾暗整武备，后谋反意图告泄，被迫自杀，牵连而死者达数千人。

《汉书·淮南衡山济北王传》记载，淮南王"招致宾客方术之士数千人，作为《内书》二十一篇，《外书》甚众，又有《中篇》八卷，言神仙黄白之术，亦二十余万言。"《汉书·艺文志》著述该书包括《淮南内》二十一篇，《淮南外》三十三篇。刘安向武帝所献的为《内书》，即今流传之本；而《外书》《中篇》俱不传。

今本《淮南子》共二十一篇。正文二十篇，以《原道训》为首，后列《俶真训》《天文训》《墬形训》等；结尾《要略》篇，实际起到序跋的作用，对全书各篇章的内容和著述目的进行了总结："言道而不明终始，则不知所仿依；言终始而不明天地四时，则不知所避讳……"说明了《原道训》与《天文训》《墬形训》《时则训》等篇之间的关系。全书由"道"始，经由天地时序等自然现象，最终落实到社会人事、修身养德，如《修务训》《泰族训》。所以著该书，可使"天地之理究矣，人间之事接矣，帝王之道备矣"（《淮南子·要略》）。

从全书结构及《要略》篇的总结来看，《淮南子》亦是以道家思想为核心，糅合儒、法、阴阳五行等多家思想，力图统摄天地人之道，形成一个完善细密的体系。该书征引《老》《庄》及汉初黄老之学著作最多，采用儒家的观念亦不少，对阴阳家的思维方法与法家的治世主张皆有所发挥，且对诸家思想和产生渊源都做了较为公允的评述。最为可贵的是，该书对"道"与"气"进行了较为详尽的论述，将老庄的"道论"具体化，构建了一个宏伟浩博的宇宙，并说明了天、地、人的普遍规律和变化；其对"人"的认识重点在形、气、神三方面，对中医学理论产生了重要影响。此外，《淮南子》还保留了先秦至汉初的大量天文、地理、医学等科学技术文献和神话传说，是对于汉之前文化的一次大规模汇集和整理。其文风瑰丽，善用故事与譬喻说理，很有说服力。无论在哲学史、思想史还是文化史方面，《淮南子》都可以视为一部承上启下的总结性著作。

第八章　宗　教

宗教是人类社会古老而持久的现象之一，具有强大的力量，支配人们的思想观念与生活，是文化系统中的重要内容。即使在社会进步、科学昌明、技术发达的今天，宗教不仅依然存在，而且具有强大的影响。在中国传统文化中，除了自然崇拜、图腾崇拜、生殖崇拜、祖先崇拜、天神崇拜等原始宗教外，对人们影响最大的，一是土生土长的道教，一是外来的佛教。实际上，儒家也具有一定的宗教性质。就中国历史的文化格局而言，开始为儒、道互补，后来则儒、道、佛三足鼎立，构成了中国传统文化的核心，对中国历史发展产生了极其深远的影响。

第一节　道　教

道教是中国本土的宗教。随着古代中国逐渐由原始社会向阶级社会过渡，中国原始宗教也渐渐由自然宗教过渡到人为宗教。自然神崇拜和祖先崇拜等属原始的自然宗教，道教则是一种比较成熟、系统的人为宗教。但是，与世界上其他宗教不同的是，道教不是由教主所创立，而是广泛吸纳原始宗教、神仙崇拜、老庄哲学、方仙道术等不断融合而成。

道教主要是中国古代在儒家、道家思想理论的基础上，吸收神仙家的修炼方术、民间鬼神崇拜观念和巫术活动而形成的一种有组织的宗教。作为一种有组织、体制化的宗教，道教不仅有其观念形态的宗教信仰、经典教义、科仪方术，而且还有其宗教团体、科戒制度和宗教活动场所。这种成熟的、完整意义上的道教，经历了长期的形成和发展过程。

一、道教溯源

道教作为有组织的独立宗教形成于东汉时期，但其思想和内容则远承中国原始社会以来的自然崇拜、神仙传说、道家学说、儒家学说等，其来源可谓复杂而多端。概而言之，约有以下几个方面。

第一，原始宗教与神仙传说。中国古代盛行的自然崇拜和后来形成的鬼神崇拜，是道教滋生的温床。中国自古崇拜天地间的神灵，远在殷商时期，就已产生对鬼神的崇拜，出现了沟通天地的巫师。周代对鬼神的信仰进一步发展，形成了天神、人鬼、地祇的鬼神体系。据《史记·封禅书》记载，汉初"雍有日、月、参、辰、南北斗、荧惑、太白、岁星、填星、二十八宿、风伯、雨师、四海、九臣、十四臣、诸布、诸严、诸逑之属，百有余庙。"可见古代对天地自然崇拜之盛。上述百神有许多被后来的道教吸纳，变为道教的尊神。对于民间信仰中的神灵，道教也不断加以吸收和改造。道教神谱大多在西汉初期即已定型。传说中的神仙，或称神人、至人、真人，被认为是形同常人但能长生不死，具有飞升成仙的神通。也有的"不食五谷，吸风饮露，乘云气，御飞龙，而游乎四海之外"。这种状态为当时的人们向往。与此同时，方士们为迎合这种长生不死的追求，便有"不死之方"不断涌现。由于神仙思想是道教重要的思想来源，故神仙崇拜也就构成了道教的核心内容。

第二，老庄及其道家学说。老子、庄子所开创的道家是学术派别而不是宗教。道教在理论上依托于道家，并将其作为思想根源和重要基础。首先，道家崇尚的"道"，是超越形器的宇宙最高法则，本身即具有神秘化倾向。道教在此基础上进行演绎，更加突出了"道"的超越性、绝对性和神秘性，使"道"变成了具有无限威力的至上神的抽象形态。其次，道家提倡清静无为，静观玄览，追求内心的安宁，而道教则发挥这种离俗、超脱的精神，演变成出世的人生观和心性炼养理论。其三，《老子》中"谷神不死""长生久视"的养生论，《庄子》中关于神人"不食五谷，吸风餐露"，"御风而行"，"独与天地精神往来"等描述，也为道教吸纳，并从宗教角度加以发挥，成为人们梦寐以求的目标。因此，道家是道教直接吸收的思想资源，并以此形成了道教与道家始终紧密联结的关系。

第三，儒学与阴阳五行学说。西汉中期以降，在"独尊儒术"的文化生态下，儒家取得了长足发展。此期汉儒以儒家伦理道德为价值取向建立的思想体系，极其深刻地影响了后来中国文化的走向。尤其是汉儒主动吸纳融合墨家、神仙家、黄老道、方术士之信仰，从战国燕齐的尸解术发展出太阴炼形等丰富而庞杂的成仙仪轨，为道教的形成奠定了宗教生态基础。汉儒构建的以道德为根本的思想体系，是后世道教信仰结构最重要的基础。儒家和道教在组织形式上，也共同遵循宗法原则。道教典籍中包含了不少儒家的名教成分，早期道教都把维护礼教作为头等教戒。如《太平经》所强调的修道原则的首要一条，就是要忠君、敬师、事亲，指出"学问以寿孝为急"，"不孝而为道者，乃无一人得上天者也"。这些观点在后世道教理论中得到进一步强化，如葛洪明确指出："欲求仙者，要当以忠、孝、和、顺、仁、信为本。若德行不修，而但务方术，皆不得长生也。"此外，战国以邹衍为代表的阴阳五行学说，也为儒、道两家和方士们所共同接受。阴阳、五行、天干、地支、八卦、星宿等杂糅，为道教的孕育与产生提供了适合的社会土壤。

由上可见，道教思想来源广泛，主要以儒家和道家为主，这一宗教派别体现了儒道互补、互融的特征。

二、道教的形成与发展

一般而言，系统宗教的真正形成需要具备以下基本条件：一要有特定的宗教信仰，二要有特定的宗教理论，三要有特定的宗教活动，四要有特定的宗教实体。从这四个方面考察，道教形成于东汉中晚期。这一时期出现了两个道教派别，一为张陵创立的五斗米道，一是张角创立的太平道。

东汉顺帝年间（126～144），沛国丰（今江苏丰县）人张陵学道于西蜀鹤鸣山，依据《太平经》作道书二十四篇，奉老子为教主，以《老子五千文》（即《道德经》）为主要经典，并依据巴蜀地区少数民族的民间信仰，创立了道派。因入道时须交纳五斗米，故称"五斗米道"。因教徒尊张陵为"天师"，故又称"天师道"。据记载：张陵去世后，其子张衡传其业，影响渐大。张衡之后，其子张鲁继续传道。此即是道教史上所说的"三张"。魏晋以降，五斗米道不仅在民间发展较快，而且影响及上层贵族士大夫。著名书法家王羲之、画家顾恺之等均曾信奉此道。及至南北朝，名门望族中的不少人士都是此道信徒，他们游历名山，采药炼丹，一时成为名士时尚。

大约在五斗米道形成和传播的同时，另一道派"太平道"创立。此派由巨鹿（今河北平乡）人张角在东汉灵帝熹平年间（172～178）创立。太平道的基本思想是以黄老道和《太平青领书》（即《太平经》）的学说为中心，主要信仰咒术和内省治病。史载张角信仰黄老道，自称"大贤良师"。他在用符水咒语为人治病的同时，组织了教团和"黄巾军"。据史料记载，该派创立十余年间，道徒甚众，遍及青、徐、幽、冀、荆、扬、兖、豫八州。后来与"黄巾军"结合，发动了声势浩大的农民起义，其教义得到更广泛传布。后亦因"黄巾军"失败，太平道遭到镇压，转为在民间秘密流传。

五斗米道和太平道是道教活动和道教实体形成的标志，《太平经》是道教信仰和道教原始理论形成的标志。因此，道教在东汉时期已形成。

道教创立之初，其形态尚不够完备。道教的发展完善至成熟是在魏晋时期，东晋时，葛洪系统总结了战国以来的神仙家理论和方术，在理论上形成了道教教义的理论体系，并形成"丹鼎一系"，标志着道教发展的成熟。葛洪的代表作为《抱朴子》，该书分内、外二篇。内篇言神仙方药、鬼神变化、养生延年、禳邪祛灾，总结了晋代前的道教理论，包含守一、行气、服食、导引等，奠定了道教仪式规矩；外篇言人间得失、世事臧否，阐明其社会政治观点，援儒家纲常名教入道。葛洪推崇仙丹长生之术，讲究药物养生，认为世人修炼服食得道后，可不死而登仙。他在书中不仅多方面论证了神仙的存在之可信、可求，而且对长生不老药的采集与制作方法、金丹烧炼法等，都加以具体阐述。

与葛洪同时，"天师道"在江东盛行，并逐渐融合佛、儒观点以充实道教内容，先后形成上清、灵宝、三皇经法。这三支经法到南朝刘宋时由陆修静汇归一流，后经陶弘景加以发挥，形成道教经箓派，史称"南天师道"。陆修静曾广集道经，并加以考订整理，鉴定其中经解、方药、图符等一千余卷，分为"三洞真经"，为后世编纂《道藏》打下重要基础。陶弘景为南北朝时期道教方面的重要人物，史称其"性好著述"，对天文、历法、医学、药物等均有精深研究。其所著《真诰》《登真隐诀》等，是研究道教教义的重要经典。

南北朝时，道教的最大发展是北魏寇谦之改革旧天师道，创立"北天师道"。寇谦之原系北魏嵩岳道士，他对道教的改革，主要是在道教内部构建了等级组织，汲取佛教轮回思想充实教义，并模仿佛教仪轨，主张立坛宇、修功德、诵经持戒。寇谦之对道教的这一改革，形成了"符箓一系"，使道教由原来的民间宗教一变而成为官方宗教。加之他确实革除了道教某些弊端，并制定了许多新的科仪，道教由此兴盛，故《隋书·经籍志》说："自是道业大行。"

隋唐至明代中叶，由于统治者的重视和提倡，道教进入全面发展的兴盛时期。主要表现在创立了系统化的道教哲学体系，在组织上形成了全国性的管理体制。唐代统治者为抬高自己的出身门第，自称老子后裔，尊老子为唐宗室"圣祖"，奉行崇拜道家政策。据晚唐时期统计，当时全国所造道观2000余座，道教人士数量众多。许多文人雅士与道教关系密切，或炼丹服食，或求仙访道，或研究著述。唐代出现了《阴符经注疏》《玄纲论》《坐忘论》等重要道书及第一部大型道书——《开元道藏》。宋朝皇帝也与道教联宗，宋真宗宣称其祖赵玄朗为道教尊神，加封老子为太上老君混元上德皇帝。宋徽宗则自称教主道君皇帝，并于太学中设置《道德经》《庄子》《列子》博士。唐宋时期统治者的一系列崇道举措，大大促进了道教的兴盛与繁荣。唐代至北宋时期，涌现出大量道教学者，如孙思邈、成玄英、王玄览、施肩吾、杜光庭、陈抟、张伯端等。

唐宋以后，南、北天师道与上清、灵宝等道派逐渐合流，形成以讲究符箓为主的"正一道"。从信仰特征和思想旨趣讲，"正一道"崇拜鬼神，注重符箓，以画符念咒、驱鬼降妖，祈福禳灾为宗旨。金大定七年（1167）王重阳创立道教的另一大派系"全真道"。全真道与正一道不同，反对符箓，排斥咒术，提倡儒释道三教合一，注重"识心见性"的内修功夫。此外，全真道士不饮酒茹荤，不娶家室，授徒传教，为出家道士。由于全真道的教理既符合宋代新儒学的观点，又与禅宗北宗的主张相近，再加其弟子丘处机深得成吉思汗的重视，全真道在宋元时期影响最大。全真道和正一道为宋代以后的两大教派，经明清延续至今。明代早期沿宋元余绪，道教仍有一定发展，其中对道书的整理做出了重要贡献。明正统和万历年间，曾先后编正、续《道藏》，共收道书 1476 种，5485 卷，对道教经典的保存和传播具有历史意义。

明代中叶之后，随着社会政治、经济以及思想观念的变化，人们对道教宣扬的长生久视、飞升成仙理论逐渐失去信心，加上道教理论缺乏严格的逻辑论证，呈现出许多神秘主义色彩，使得道教流传大受影响。此外，虽然在民间道教有良好的基础，也因此成就了它的广泛性、实用性和世俗性，但同时也消解了它作为宗教应具备的神圣性、崇高性和超越性。一些道士、道姑等装神弄鬼、骗取钱财也时有所见，使得道教名声日坏。在上述背景下，道教的衰落也就成为历史的必然。清代之后，皇室尊崇藏传佛教，道教进一步衰落。尽管雍正、慈禧等因求长生之术，曾一度转崇道教，但只是昙花一现。道教对上层政治的影响衰落后，转而在民间发展，其斋戒超度、符咒驱邪、祈福禳灾等活动，渗入民间世俗生活的方方面面。

三、道教的信仰与科仪

中国道教虽然源远流长、派别庞杂，但作为宗教，其教义信仰、修持方式、制度仪轨等围绕的则是神仙信仰这一核心。

道教的基本信仰是"道"，道教的教义思想及神仙方术均由此衍生。道，本为道家的核心概念，在老子的《道德经》里被看作是超越时空的永恒存在，是天地万物的本源，其基本特点是无象、无声、无形、无迹。道教从宗教信仰的角度去理解和阐释老子所讲的"道"，将其视为"灵而有性"的"神异之物"，奉为有人格意志的至上神，宣称老子为道的化身，即太上老君。在后世道教的发展过程中，又将早期流传在中国社会的天神、地祇、人鬼、仙真等大量吸纳到道教信仰中，再加上新创的神仙，从而建立起数目众多的神仙系统。例如，葛洪根据《道德经》"道生一，一生二，二生三，三生万物"的思想，杂糅古史传说与浑天说等，把宇宙生成分为"洪元""混元""太初"三个不同的世纪。根据三个世纪又进一步塑造了"三清尊神"，即玉清元始天尊、上清灵宝天尊和太清道德天尊。从此，三清尊神成为道教的至尊神。三清尊神统御众天神，三清之下为四御，四御中居于首位的是玉皇大帝，位居四御之下的还有日月诸神和四方神。以上诸神居于浩渺的天空、海上仙境或洞天福地。信徒日常奉祀的有：大明之神（日）、夜明之神（月）、北斗之神、五星五行之神；太一、文昌、列星诸神；风雨雷电诸神；五岳、五镇、四渎、四海之神；山川、社稷诸神；五祀、八蜡诸神；城隍、土地诸神；灶君、门神、财神诸神；先农、先蚕、马牛、瘟疫诸神。此外，民间信仰还有属于人鬼一类的神，如各姓祖先，历史上被尊为圣哲贤才和忠孝义烈之士，如关羽、岳飞等。综上可见，道教具有一元宇宙观和多神信仰的特点。

仙与神有所不同，大抵神是执掌事物的，而仙则是不管世事的散淡之人。神大多有帝王"封诰"，享受祭祀，仙则大多因"得道"而成。仙有天仙、地仙、散仙之分。对仙的崇拜，在《庄子》《列子》以及《离骚》《高唐赋》等书中都有体现。战国时期，神仙传说已广为流行，而以燕齐一带为最盛。如《史记·封禅书》中记述的海上三神山，其上有黄金白银为宫阙的仙人住所和不死之药。后人根据这些幻想进一步夸张虚构，仙人的数量日益增多。刘向《列仙传》载七十余仙，葛洪《神仙传》载九十余仙，陶弘景《真灵位业图》名号更多。在道教中奉祀最盛、在民间流传最广的当属八仙，至今尚有"八仙过海""八仙庆寿"等神话流传。

道教以神仙信仰为核心，其最终目标是得道成仙、长生不死，而能否成仙便成为得道的重要标志。关于如何才能得道，道教有炼形修养与心性修养两条基本途径。炼形修养又可分为炼外丹与炼内丹两种。所谓外丹，是指以铅、汞及其他药物为原料，用炉鼎烧炼成丹药。其中初步炼成的叫"丹头"，只能作为"点化"之用；进一步炼制的方为可以服食的丹药。唐宋之前服食外丹曾一度盛行，但往往事与愿违，甚至常导致中毒。于是唐宋以后转向内丹修炼。所谓内丹，是指以人体为"炉鼎"，以体内的精、气、神为"药物"，通过修炼内结成丹。内丹修炼集静功、服气、吐纳、导引等多种学说，追求炼精化气、炼气化神，最终达到炼神还虚，即成仙得道的境界。无论采取何种方式，修道的目的在于使人返本还原，与道合一，最终成为神仙。道教所说的神仙，不仅指灵魂常在，而且指肉体永生。因此，长生久视、葆真全性就成为道教的一个基本教义。道教的修行具体方法，有一系列的道功、道术。道功指修性养神的内养功夫，如清静、寡欲、息虑、坐忘、守一、抱朴、养性、存思等；道术指修命固本的具体方法，如吐纳、导引、服气、胎息、辟谷、神丹、药饵服食、禁咒占卜、符箓斋醮等等。

道教的科仪是道教徒在教义支配下的宗教行为。广义地讲，包括了所有道教特有的信仰行为，包括一般教徒的烧香叩头、跟随转坛等；狭义地讲，专指道士进行的斋醮仪式。早期道教多称其科仪为"斋"，至唐以后称为"斋醮"，现代则多称"醮"，如建醮、打醮、火醮、祈安醮等。道教斋法略有三种：一种是设供斋，一种是节食斋，再一种是心斋。道教科仪繁复多样，其形成经历了一个漫长的发展过程。一般来讲，科仪可按照功能和举行仪式的时间、规模进行分类，不同的"斋醮"保持着它特有的传统。据《洞玄灵宝玄门大义》的说法，科仪有二种："一者极道，二者济度。极道者，《洞神经》云心斋坐忘极道矣。济度者，依经总有三箓七品。三箓者，一者金箓斋，上消天灾，保镇帝王；二者玉箓斋，救度人民，请福谢过；三者黄箓斋，下拔地狱九幽之苦……"道教科仪主要是通过内容和形式的结合来体现其教义思想和教徒的信仰行为。道教科仪有的源于人们的日常生活方式，一旦成为道教科仪之后，往往会染上宗教色彩。

四、道教对中国传统文化的影响

作为一种土生土长的宗教，道教在其发展过程中融合了许多中国传统文化的内容，反过来又对中国文化传承产生了深远影响。在我国历史上，道教对经济、政治、哲学、科学、文学、艺术等都产生过深刻影响，并左右着人们的思想观念，形成影响深远的民俗。直到今天，道教仍在民间广泛流传。

道教对中国文化的具体影响，最深的莫过于古代化学。从道教的教义上来看，其最终目标

NOTE

是长生久视、肉体成仙。为了实现这个目标，道教徒们所采用的一种重要的修行方法就是外丹术，即服食丹药。为了制作丹药，道教徒们做了很多炼丹实验，并进行经验总结，写下了许多有关的书，而这种探索成就了中国古代化学的进步。晋代葛洪的《抱朴子·内篇·金丹篇》对"还丹"的化学反应进行概括："丹砂烧之成水银，积变又成丹砂。"炼丹术在从矿物中提取丹药的过程中，观察到各种不同物质在特定的条件下，能够炼制出某种具有特定形式和结构的物质。李约瑟在《中国古代科学思想史》中，肯定了炼丹实践对于传统科技的贡献。他说："道家能把他们的理论付诸实行，所以东亚的化学、矿物学、植物学、动物学和药物学，都渊源于道家。"

道教无论修炼外丹还是内丹，都与中国古代医学、药物学有至为密切的关系。古人云"医道同源"，道与医在理论和方法上通常相互借鉴和融合。修道之士大多精通医理，不少道士本身就是著名医家，如葛洪、陶弘景、孙思邈等。葛洪在《抱朴子·内篇·仙药篇》中，详细记述了灵芝、五玉、云母、雄黄、珍珠、巨胜等"仙药"，认为服之可以延年益寿，乃至长生不死。葛洪还撰有《金匮药方》100 卷、《肘后备急方》8 卷、《神仙服食药方》10 卷，这些著作今天仍是药物学研究者的宝贵资料。《肘后备急方》对于传染病如天花、结核病等有一定研究，对免疫法治疗狂犬病也有描述。南天师道代表人物陶弘景对药物学造诣颇深，史称其尤善"方图产物，医术本草"。他所著《本草经集注》《名医别录》《效验方》《药总诀》等，对古代医学和药物学的发展具有重要贡献。隋唐之际的孙思邈既通道教，又精医药。他所著的《备急千金要方》30 卷、《千金翼方》30 卷，对于方药的制作方法，疾病的诊断、治疗和预防等都有详细记载，集唐以前医学之大成，是极其重要的医学文献。《道藏》是一部大型丛书，约 70% 以上与医学有关，其中医书和内、外丹专著就有 150 多种，与医学、养生相关的著作达 900 余种，表明道教与中医学之间具有非常密切的关系。

道教对于中国古代文学艺术的影响是多方面的。随着道教的流行，直接促进了六朝时期志怪小说的繁荣。有不少作品专为道教而作，如《汉武帝内传》《海内十洲记》《洞冥记》；有些作品则与道教的思想内容关系十分密切，如《拾遗记》《搜神记》《后搜神记》等。这些作品多以记述神仙方士、鬼魅妖怪、异域奇物为主，反映出明显的宗教神鬼思想。六朝以降，以神仙道教为题材的传奇、小说亦不乏其书，如唐代的《枕中记》《古镜记》、宋代的《太平广记》、明代的《四游记》等。《四游记》中除《西游记》兼涉佛教外，《东游记》《南游记》《北游记》均写神仙，如八仙、灵官大帝、真武大帝等，主旨多为化解灾难、度人为仙、除妖斗魔等。道教对中国古代诗歌也多有影响，如汉代以后出现了许多游仙诗。其内容或表达求仙长生之意，或代游仙寄托人生感慨。到了唐代，道教对诸多著名诗人都有影响。如李白自号谪仙人，追求自由，向往仙境，"五岳寻仙不辞远，一生好入名山游"，写了很多与道教有关的诗作，且信道虔诚，颇具仙风道骨。其后的李贺、李商隐、王维等著名诗人的不少诗作，也都受道教的影响。

道教与中国传统音乐、绘画、建筑、造像等也有密切关系。用于斋醮仪式的道教音乐，包含有吟唱、齐唱、鼓乐、吹打乐和器乐合奏等多种音乐形式。曲调着意表现神仙意境，或神圣庄严，或飘渺悠扬，或恬静优美，或轻快欢乐。在长期的发展过程中，道教音乐与宫廷音乐、民间音乐相互借鉴，共同促进了中国音乐的发展。

道教绘画多以神仙为题材，注重对画面气氛的渲染。随着民间信仰的需求，道教题材的版画在明代之后有了很大发展，其内容多为门神、财神、灶神、福禄寿星等，表现的是吉祥、喜庆、平安等寓意，从形式、构图到技法都饱含浓郁的民族特色。

道教活动场所大多在深山幽谷中，其建筑称为"道观"。道观的平面布局与中国建筑具有共同特点，即中轴对称，数重进深。以三清殿为主殿，供祀三清之像。与一般中国建筑相比，道观非常注重风水，多选址在蔚然深秀的幽雅清虚之地，显示出道教文化别具清幽的特色。

道教对于中国古代民俗的影响尤为广泛、深刻，有些影响甚至延续到今天的日常生活。例如，道教俗神一直是民间信仰和供奉的神祇，对城隍、土地、灶君、门神、财神的崇拜和祭祀，几乎遍及全国各个地区、千家万户。中国的老百姓，不管是否信仰道教，对这些神灵都是喜爱而恭敬的。在一些地区，至今有些家庭的灶台上还贴着诸如"上天言好事，下地保平安"的对联，目的在于祈求灶神为一家人降福保平安。民俗信仰中还多供奉福禄寿三星，希望长寿、发财、幸福安康。

原本属于道教节日，道教神仙诞辰的庆典活动，对民间也有很大影响。有些道教节日，甚至走出宫观，与民间习俗相结合，变成民间节日。如正月十五为道教上元节，后演变为元宵节。七月十五为中元节，后演变为鬼节。每逢年末岁首，道教对于民俗的影响表现得更明显。春节是中国人最大的传统节日，在这一最为盛大的传统节日里，从喜庆、娱乐到饮食、祭祀，都集中体现了中国民间风俗和传统文化的特点。节日到来之前，很多人就忙于贴门神、灶马、桃符、钟馗等。此种习俗，均源于道教，自宋一直延续到近现代，有些甚至延续至今。

总之，道教对中国古代文化影响广泛而深刻，因此有不少思想家认为，道教是中国文化根柢之所在。

第二节　佛　教

佛教产生于古印度，它与基督教、伊斯兰教同为世界三大宗教。佛教是一种信仰，更是一种文化现象。在中国，佛教与本土宗教——道教不同，它被看作是一种外来的异质文化，但在佛教传入中国和以后漫长的融合、发展过程中，佛教逐渐成为中国传统文化的"有机"部分之一。

一、佛教的源起及其在中国的传播

佛教相传在公元前 6 世纪，由古印度迦毗罗卫国（今尼泊尔境内）净饭王的长子悉达多·乔答摩创立，因为他是释迦族人，所以后来佛家弟子尊称他为"释迦牟尼"，意为释迦的圣人。释迦牟尼生存的时代民族矛盾尖锐、教派林立，动荡不安的社会现实以及世间"生、老、病、死"之苦促使他思索一个问题：如何解脱世界的痛苦。29 岁时释迦牟尼毅然放弃了王位的继承并开始出家修行，誓愿拯救众生之苦。六年之后，他在菩提树下坐禅，思虑七日七夜，得以证悟：世间现象逃脱不了因果报应，因而创立了佛教，释氏创立的佛教为原始佛教。原始佛教最关心的是人生的归宿，在对人生的痛苦、痛苦的来源以及去除痛苦的方法阐释上，其所宣示的"四圣谛""十二因缘""八正道"等构成原始佛教理论的核心，这些也成为后来佛教各宗派继承和信奉的根本教义。

释迦牟尼去世 100 年后，佛教团体内部开始分化，进入部派分裂时期，主要分为上座部和大众部两大派别，引起这种分化的主要原因是由于僧侣们在对原始佛教的教义和戒律理解问题上产生的分歧。上座部是由一些长老们组成，他们主张严格持守已有戒律，致力于内心修养和禅定，在理论上偏重"有"论，认为精神现象和物质世界都是实存的，并认为自己的见解属于正统。大众部则是众多普通僧侣的主张，强调应对佛法传承和弘扬，引导广大民众信奉，在理论上偏重"空"论，认为过去和未来都不是实存的。两大派别的争论，不仅反映了对佛教教义和戒律的理解，也相应促进了佛教在教理和学说上发展，如后来大乘佛教就是深受大众部学说的影响。在佛教部派分裂时期，还有一件重大事件，即是阿育王弘法。阿育王在统一印度以后，看到战争带给民众的痛苦，大动悔悟之心，皈依佛门并开始弘法，使当时仅流传于中印度恒河流域一带的佛教传遍印度，并开始向中国、日本、泰国、缅甸、斯里兰卡等许多国家传播，成为世界性的宗教。

公元 1 世纪前后，大乘佛教兴起。大乘佛教为了争取佛教的正统地位，把原始佛教和部派佛教贬低为"小乘"。所谓"乘"，即是"承载""道路"之意。在大乘佛教看来，小乘佛教是佛祖为自救自度的个人设立的教法，而大乘佛教则可以普度一切大众，使众生从"生、老、病、死"一切痛苦中解脱出来而达致菩提涅槃的美好世界。大乘佛教把一切归为"空"，宣扬"三世"论、"十方"佛，修行的目标是成佛，而不是小乘佛教所说的"阿罗汉"等。大乘佛教在印度又有两大派别：中观学派和瑜伽行派。中观学派创始人是龙树，中观派主张看待问题应不偏不倚，合乎中道。如对空和有的看待上，所谓"性空幻有"，即我们在世间看到的一切事物，其实应理解为是无实体的，无"自性"的。瑜伽行派的创始人是无著、世亲两兄弟。瑜伽原来是修行的一种方式，后被佛教吸收。瑜伽行派强调瑜伽修行方式，在思想上认为万物皆空，而"识"是有的，"识"是万物轮回的主体，"万法唯识"是瑜伽行派的理论核心。

从公元 7 世纪开始，大乘佛教的一部分与印度婆罗门教结合，形成密教，并在佛教中取得主导地位。密教即是"秘密宗教"的意思，它奉行咒术礼仪，认为按照一定的礼仪去做，如手结契印、口诵真言、心作观想等，就可以成佛。自公元 10 世纪开始，由于印度不断遭受外来入侵，本土宗教遭受了限制和破坏，而至 13 世纪初，尤其是被称为密教中心的超岩寺被焚，密教衰落，也标志着佛教在印度本土走向消亡。

佛教传入中国的具体时间和年代是有争议的，一般认为佛教是在公元 1 世纪前后两汉之际开始通过西域传入的。据史籍记载，公元 64 年，汉明帝曾派使团前去西域访求佛法，公元 67 年，使团同两位印度高僧迦叶摩腾和竺法兰用白马驮着经书和佛像返回洛阳，明帝为此专门建立了寺庙供两位僧人居住，这就是中国第一个佛教寺院——洛阳白马寺。佛教传入中国后，在其发展过程中主要经历了传播、繁荣和衰落三个阶段。

佛教在中国的传播阶段是从两汉到魏晋南北朝时期。佛教作为一种外来文化，在中国的传播首先是和佛经的翻译同步进行的。佛经的传播中文字的不同是大障碍，因此早期很多僧人非常重视佛经的翻译，最早翻译的佛经是迦叶摩腾和竺法兰译的《四十二章经》。佛经大规模有系统的翻译应是从东晋后秦时期的鸠摩罗什开始的，鸠摩罗什的贡献在于对龙树创立的中观派典籍思想的译介，经他组织译出的佛经有三百多卷，如熟知的《中论》《百论》《维摩经》《法华经》《大品般若经》《小品般若经》《金刚经》等，这对佛教文化的迅速传播起到了重要作用。

南北朝时期，佛教在当时统治者的支持下进入传播鼎盛期，其中以梁武帝时期最为突出，梁武帝先尊道教，后尊佛教为国教，热衷于建佛寺、塑佛像，甚至舍身出家、讲经说法、著书立说。史载，北魏末年佛寺已达三万所，僧尼二百多万，"南朝四百八十寺，多少楼台烟雨中"，说明佛教在当时传播之广泛。

隋唐时期是中国佛教宗派形成和发展的时期，也是中国佛教发展的繁荣阶段。隋唐统一以后，随着大量佛典的传来和翻译，佛教在与中国本土文化的接触、融合和发展的过程中，形成了多个宗派，各宗兴起，中国佛教已经基本形成了自己的理论形态。这些派别主要有八宗：天台宗、三论宗、法相唯识宗、华严宗、净土宗、密宗、律宗、禅宗。

天台宗是在隋朝形成的，是我国创立最早的一个佛教宗派。创始人为智顗，因其住在天台山，所以称他创立的宗派叫天台宗。天台宗的主要宗义以五时八教为总纲，以一心三观、三谛圆融、一念三千为中心思想。三论宗也是在隋朝形成的宗派，创始人是吉藏，此派因为以印度中观派的《中论》《百论》《十二门论》为主要典据而得名。三论宗以"真俗二谛"为总纲，主张"诸法性空"，故此宗又被称为"空宗"。法相唯识宗是唐代玄奘及其弟子创立的宗派，玄奘从印度异域取回大量佛典并进行了翻译的工作，因其编译了法相宗的代表著作《成唯识论》，宣扬"万法唯识"，把精神活动的"识"看成是最高的存在，因而他创立的宗派被称为法相唯识宗。华严宗以《华严经》为最高佛典，对《华严经》进行研究和阐发，创始人为当时武则天赐号贤首国师的法藏，故又称"贤首宗"。此宗以"法界缘起"为基本理论，认为一切事物都互为因果，相互依存，现象之间又是圆融无碍的。其核心是"四法界"说，即事法界、理法界、理事无碍法界、事事无碍法界，"四法界"是用来概括事物之间相互关系的称谓。它对后来程朱理学的产生和发展起到重要影响。净土宗由唐代善导创立，提倡以专修往生阿弥陀佛净土法门，所以称为净土宗。此宗以三经一论为典据，即《无量寿经》《观无量寿佛经》《阿弥陀佛经》和《往生论》，由于此宗派提倡简易的"持名念佛"往生西方极乐世界，法门简便，在民众中得以较快流行。密宗是印度密教传入我国后，由善无畏、金刚智、不空等进行传授创立的。此宗讲究不经灌顶、不经传授，不得任意传习或者显示于人，故称密宗。律宗主要是学习和研究戒律，由终南山道宣所创立。禅宗是佛教在中国本土化的重要宗派代表，因其主张打坐禅定，故名禅宗。禅是禅那的简称，意思是静虑，禅的种类很多，禅宗提倡的不是修习传统的次第禅，而是直指心性顿悟的祖师禅。禅宗有南北两宗之分，北宗神秀一派主张渐悟，后被主张顿悟的南宗取代，南宗代表人物慧能，后世尊为六祖，南宗主张不立文字、教外别传、直指人心、见性成佛，这与中国古代哲学有某种呼应，弘传甚盛，成为中国禅宗的主流。

佛教发展到宋代开始转入衰落时期。北宋建立以后，"儒、道、佛"三家"合一"成为思想界的潮流趋势，随着中央集权的加强，更需要思想意识形态的统一，由官方支持和倡导的以原始儒家为核心，杂糅"佛、老"文化的理学开始走向意识的统治地位，佛教独立发展的道路被堵塞，走向了和理学共命运的境地。在教内外，佛教也进行了一系列的自我改变，如提倡显密圆融、禅净圆通，提倡儒佛一贯、佛道一贯等，但在民众中的传播也未能兴盛。虽然在以后的元、明、清等时期佛教继续流传，总体来说，每况愈下，失去了往日的蓬勃风采。

二、佛教的基本教义

释迦牟尼创立佛教的原初目的是解脱众生的"生、老、病、死"等诸多痛苦。佛教的基本教义简单来说，就是围绕人生问题展开的，阐释人的本质（苦谛）、苦的原因（集谛）、苦的消灭（灭谛）和去除苦的方法（道谛），"谛"是"真理"的意思，包括"苦谛、集谛、灭谛、道谛"在内的"四圣谛"即是佛教认为的四种真理。"四圣谛"说构成了整个佛教复杂思想体系的基础。佛教以探索人生问题为出发点，进而探求宇宙世界的本源，形成"五蕴"论、"无我（空）"论、"无常"论等世界观。佛教文化在对人生和世界问题进行解释时呈现出了极富哲学意蕴的理论体系。

"四圣谛"说是佛教一切教义的根本出发点和理论基石，试图回答人生关涉的所有问题。

"苦谛"是对人生本质的回答。在对人是什么的追问中，佛教文化把人的地位安置在"六凡"之中，"六凡"指"天、人、阿修罗、畜生、饿鬼、地狱"，即三界内的六种凡夫众生，又称"六道"，处于"轮回"变化之中。人位于接近天神而高于畜生的地位，说明人只要信奉佛教，就有成佛解脱的可能，如果为非作歹，则可能转生为畜生或地狱厉鬼，这种设置其实是佛教文化对人为什么应信仰佛教的一种逻辑上的宏观安排。对人的本质回答上，佛教认为"人"处于六道轮回之中，而且生于现实世界的人本身就烦恼满身、痛苦不堪，中国僧人更形象把人的面容长相类比为一个"苦"字：眼眉是草字头，两眼和鼻子组成十字，嘴是口字。佛教断定人生的一切在本质上都是"苦"。"苦"在佛教里有多种分类，如两苦（内苦、外苦）、三苦（苦苦、坏苦、行苦）、四苦（生、老、病、死）、五苦（生、老、病、死合为一苦、怨憎会苦、爱别离苦、求不得苦、五取蕴苦）、八苦（生苦、老苦、病苦、死苦、怨憎会苦、爱别离苦、求不得苦、五取蕴苦）等等，人生是"苦"成为佛教人生观的理论基石。

"集谛"是对于人生之苦从哪里来以及痛苦根源的回答，形成佛教文化中的"十二因缘"说和"业报轮回"说。"十二因缘"亦称"十二缘起"，佛教认为一切事物都是依因缘条件存在的，人生之苦也是如此，这些条件主要可以分为十二种：无明、行、识、名色、六处、触、受、爱、取、有、生、老死。这十二种因缘彼此互为条件、互为因果，构成事物和一切众生生死流转和一切痛苦之根，而且任何生命个体在获得解脱之前，都依据这种因果规律存续。"十二因缘"是对生命存在现象的总结，也是对生命"苦"因的回答。佛教文化尤其是释迦牟尼的思想更把生命之苦和个人"业"作用关联，因此有"业报轮回"说。"业"是行动或作为的意思，包括身业——由身体行为做的业；口业——由语言行为所做的业；意业——行为前的意念活动而造的业。众生的"身、口、意"三"业"往往是由无明无知决定的，"业"又体现为一种力量，推动着生死轮回，众生的善业和恶业会引起相应的报应，因此无明引起的业使人执着于现实，成为生命痛苦的根源。"业报轮回"说客观上是劝告众生规范行为，解脱我执，从而去除痛苦的根源。

佛教在对"生"是痛苦以及痛苦之源探求后，这样对"生"的态度是很轻视和厌恶的，主张彻底否定现实世界的生命，不停向前修炼超越，向"佛"靠近，通过"涅槃"成"佛"，达到光明的彼岸世界，这就是"灭谛"。"灭"可以理解为"寂灭、圆寂、涅槃"，是佛教追求的理想境界。"涅槃"是指清凉寂静，恼烦不现，众苦永寂后达到的一种超脱境界。佛教认为轮回是一个必然过程，人在死去以后，"神识"会离开人体，经过一些过程会进入另一个刚刚出生的新生命体内，该新生命体可以是人类，也可以是动物、鬼神。只有到达"涅槃"境界方可摆脱轮回。"涅槃"种类很多，一般分为"有余涅槃"和"无余涅槃"。"有余涅槃"是指断除贪欲，烦恼尽除，但肉身还在，仍然活在世间，还有思虑活动，是不彻底的涅槃，如释迦牟尼三十岁时，已经证得涅槃成佛，不过他肉身还在，所以是"有余涅槃"。"无余涅槃"是指灭除生死的因和果，肉身不存在了，思虑也不在了，是最高的理想境界，释迦牟尼八十岁去世，进入的即是"无余涅槃"。

而如何达到"涅槃"境界，即如何获得人生痛苦解脱的问题属于"道谛"。"道谛"是指以涅槃为目的，以生死根本的烦恼去除为对象，达到最高境界的修道途径和方法。佛教修道方法主要有"八正道""三学""六度"。"八正道"是指八种主要的合乎正理的成佛途径，内容有：正见、正思维、正语、正业、正命、正精进、正念和正定。"八正道"是佛教从精神生活和物质生活领域全面为佛教徒修道确立的解脱原则。"三学"是指"戒、定、慧"三种修为方法。"戒学"是指佛教为信徒制定的一系列的戒规，目的是防止"身、口、意"三业的过失，"戒学"有五戒（不杀、不偷盗、不邪淫、不妄语、不饮酒）、十戒（出家男子受的戒）、具足戒（比丘、比丘尼受的戒，一般是满二十岁后受的戒）之分。"定学"即是禅定，是指专心而不能松弛的安定状态。佛教非常看重修道时的禅定，认为只有"定"才能远离爱欲乐触，身心不受侵扰，进而引发出特殊的智慧力量，更快达到成佛境界。"慧学"是指分别一切事理，通达一切道理的智慧。佛教认为慧学有断除烦恼，证悟真理的作用，可以分为闻所成慧、思所成慧和修所成慧。大乘佛教认为"戒、定、慧"学只是使个人解脱的方法，对于要"普度众生"，更要修持"六度"方法。"度"就是从烦恼的此岸过渡到觉悟的彼岸，"六度"就是六个到达彼岸的方法，主要是：布施度、持戒度、忍辱度、精进度、禅定度、智慧度。"六度"体现出佛教文化慈悲关怀众生的情怀，为佛教世俗化起到了很大的推动作用。

佛教在探求人生痛苦解脱的同时，也在探求着宇宙世界的"真实"，对世界的组成原因、本然状况以及发展规律做出宗教信仰上的论证，形成了佛教"世界观"。基本论点就是"五蕴"论、"无我"论和"无常"论。

"五蕴"论。佛教是无神论，它认为宇宙没有绝对的主宰者，世间万物的生生死死、变化无常是因缘和合而生的结果，都处在因果联系之中，"此有则彼有，此无则彼无，此生则彼生、此灭则彼灭"（《中阿含经》卷四十七）。而世间万物的构成，不仅包括世界，连同个体生命都是由五种因素构成，即"色、受、想、行、识"，称为"五蕴"。"蕴"是指积累或者和合的意思，这五种因素按照一定的因果关系聚集而成万物。"色蕴"是指一切有形态的客观存在的物质的聚合，包括地（硬性）、水（湿性）、火（暖性）、风（软性）四种物质因素，它们构成物质现象界。由于色的组合是无常的，一切物质存在也是变化的，所以我们常说的四大皆空即是指这四大变化无常。"受蕴"是指感官接触外界产生的各种感觉，如痛苦、喜乐、好恶等。"想蕴"是指理性活动对外界判断而形成"相"的认知，称为"想"，如对一块布有所感受、知觉后，形成"花布""白布"等概念，即为"想"。"行蕴"是指对外界事物的认识而产生的行动意志。"识蕴"是指人的总的意识，即把"想、行、受"三蕴会为一聚。佛教认为"受、想、行、识"属于主观精神现象，是"念"，所以一切都是无常、虚幻的。"五蕴"概念的提出是要表明世间万物是五蕴暂时的和合，在"五蕴"之外没有实存，而人之所以有痛苦就是不明白这个道理，执着于实体而产生贪欲，形成种种烦恼。

"无我（空）"论。佛教依据缘起理论，认为世界上一切事物的存在都不是独立不变的实体，没有一个可以起到恒常作用的"主宰者"，事物由种种因缘和合而生灭，是由"五蕴"（色、受、想、行、识）组成的，在这样的集合体中，没有常住不变的"我"，故谓"无我"，也即一切本然都是"空"。佛教提出"无我"论主要是反对印度早期影响甚广的婆罗门教的"有我"论，婆罗门教主张"梵我一如"，认为"梵"是宇宙间的最高主宰，它使世界变化和毁灭，创造出了烦恼和仇恨。原始佛教为了反对"有我"理论，提出"诸行无常""诸法无我""涅槃寂静"三个命题，被称为"三法印"。佛教宣传的"无我"有两种："人无我"和"法无我"。"人无我"（人空）是指佛教认为人是由"五蕴"和合而成，没有一个恒常自在的主体——"我"。"法无我"（法空）是指佛教认为一切法都由种种因缘和合而生，一切法的存在都如幻如化，没有恒常的主宰者，即所谓"性空幻有"。

"无常"论。对于世界发展规律的认识，佛教提出了"无常"论。所谓"常"是恒常，"无常"即是没有恒定，变化无定。佛教认为一切事物现象都是此生彼生、此灭彼灭的相互依存关系，表现为刹那间的生与灭，其间没有恒常的存在，这也就是对事物发生、变化、终结规律的总结。佛教早期提出"无常"论主要是为了说明人生是"苦"这一论断的，它认为人生刹那生灭，人生无常，没有任何东西可以留住，所以充满了痛苦。后来，佛教把"无常"论的含义进行扩展，用来论述世界万物的存在规律都是"常变"无住的。佛教依据"无常"变化的速度，把"无常"分为"一期无常"和"念念无常"。"一期无常"是指一切事物在一个时期内的变化流转，最后归于坏灭。如人的生、老、病、死周期，虽然个人经历的长短会有所不同，但都是"一期无常"的显现。"念念无常"是指人的心念的变化，它可以在刹那间无数次发生，比闪电还要迅速，"一期无常"内会发生无数"念念无常"。佛教"无常"论说明了世间一切事物都只是时间性的存在而已，一切事物现象都是不断变化的，"无常"才是世间的实相，是永远不变的真理。

三、佛教对中国传统文化的影响

佛教传入中国以后，在与儒家、道家文化相互影响、碰撞和融合的过程中，三者思想汇聚成了中国传统文化的样貌，也可以说佛教文化对中国传统文化产生了巨大的影响，这种惯性一直到现在依然存在。如赵朴初先生就曾认为，如果我们摒弃佛家文化的话，恐怕我们连话也说不周全了。佛教对中国传统文化的影响是多方面的，下面主要以介绍其对中国哲学、文学、艺术的影响。

（一）佛教与中国哲学

佛教作为关注人的生死之学，其哲学思想核心主要是提出了一套特殊的对人生、对世界问题的看法和解释，而这些对中国哲学的发展影响巨大。

首先，在人生的最终极问题——死亡超越上，佛教哲学与儒、道哲学文化形成互补性，共同构成了对人们超越死亡完美关照的图景。生死问题是人类关心的最大问题，"生与死"本身就是一对不可调和的矛盾。哲学在对人生的认识上，其实可以说大都是以认识生死本质为基础，然后通达到对生死的超越，这是哲学对人生关注的终极使命。中国传统哲学，尤其是儒、道哲学对生死超越问题都提供了智慧，但均有缺陷。儒家哲学对生死超越认知特征可以总结为——"由生观死"，即把生死看作一条有长度的线段，它有始点和终点，是从时间维度来讲的。从时间维度来认识生死，所得结论是生死是有限的，当不能突破这种有限性观念时，死亡超越就很难实现。而道家是"由死观生"，就是让生命突破狭隘的时间限制，让生命从纷繁的尘世中脱身出来，消融于无限的宇宙中，让生命与"道"永恒共存。这样就把生与死放到一个没有始终点的无限空间中来考虑，这对儒家从"时间"维度思考超越死亡方式是一个补充。但必须承认，无论是儒家从时间维度还是道家从空间维度来考虑超越死亡，虽然两者在时空上形成了互补性，但还是仅把生与死问题的探求限定于现世来考虑，未能以彻底超脱的姿态来考虑超越生死。作为外来文化——佛教却有不同，佛教生死超越的认知特征是——"弃生观死"，即是让人们以超脱此岸世界的精神来审视死亡，它打破了中国传统文化中的"一世"说，也就是儒、道说所的"时空"观，将其扩展为"三世说"——前世、今世和来世，并以无限的轮回方式达到永恒，从而在一定程度上满足人们渴求不朽的需要。佛教的死亡超越其实就是让人不要过分执着于现实世界中不能自拔，要以彼岸世界的超越眼光来审视现实社会人生的特殊视角，为善去恶，消除各种贪欲而达到美好的彼岸世界，这样才能超越死亡。佛教从超越"时空"维度弥补了儒、道限定于"时空"观下超越死亡的某些不足，并与儒、道文化一起构成了对死亡超越的全维度的关照。

其次，佛教影响了中国心性哲学的发展。佛教阐发最多、最集中的问题是心性论，因为佛教追求人生的解脱，所以最终要归结为心的转化和超越。所谓心性，在佛教看来就是不变的心体，一般称之为自性清净心。佛教也讲"万法归于一心"，甚至把心归为人类和宇宙万物的本原。佛教心性论以对人的本质、本性的思考为基础，认为每一个生命都有其神圣性，都具有解脱成佛的潜能，这样佛教形成了发达的心性论思想。隋唐以前，中国哲学侧重于天人关系的阐释，没有系统的心性之学。而隋唐之后，受到佛教佛性说和般若无知说等的影响，儒家哲学也重点转移到心性之学上来，强调本心的清澈明觉和返本复性的功夫，形成一套系统的性理之学，如讲究"存天理，灭人欲"，"心即理"，"致良知"等的宋明理学思想形成，它不但丰富了中国传统哲学的思想，而且改变了中国传统哲学发展的路向，这些都是接受佛教心性论影响的结果。

（二）佛教与中国文学

魏晋以后，随着大量佛教经典的翻译，佛教文化思想所反映出的追求自由无羁、主张离尘脱俗的精神以及佛典文笔走势的空灵、奇诡等，无不给中国文学带来了新的气息，促使中国文学在内容和形式上都产生了一定的变化。

首先，佛教对中国文学语言影响甚广。由于佛典的翻译，佛教为中国文学语言宝库增添了许多新的词汇，丰富了中国文学的语言。如梁启超先生就认为，佛教至少使我国的语言词汇增加了三万五千多个。而且这些词汇很多都已成为民众的世俗用语，如世界、实际、如实、相对、现象、觉悟、解脱、众生、有情、无情、净土、彼岸、知识、唯心、究竟、道具等等。源于佛教的成语也很多，如六根清净、大慈大悲、单刀直入、一丝不挂、聚沙成塔、作茧自缚、心猿意马、大千世界、借花献佛、功德无量、五体投地、僧多粥少等等。它们不仅方便了人们的思想交流，也极大地推进了中国文学的创作。

其次，佛教对中国文学体裁产生了影响。佛教的传入推动了中国诗歌、戏曲、小说的产生与繁荣，丰富了中国文学体裁的形式。魏晋以前，中国的文学作品偏重于写实，缺乏想象力，而佛教文学的传入，极大丰富了中国传统文学的形式，尤其是浪漫主义诗歌文学的发展。梁启超先生就认为：大乘经典，都以极壮阔之交澜、演绎极微妙之教理，增进了中国人的想象力。《孔雀东南飞》《木兰辞》等长篇叙事诗的产生，大概就是受东晋所译佛经的影响。佛教也推动了中国小说的产生与繁荣。佛教的许多经典，如《佛所行赞经》《佛本行经》《普曜经》等是佛教长篇故事，内容丰富，构思缜密，情节感人;《法华经》《楞严经》《百喻经》等本身就是小说体作品，这些体裁形式向来为文人所喜爱。它们不仅开拓了中国文学家的视野和思想境界，也为明清小说的形成奠定了基础，对后来一系列长篇小说的创作更是产生了不可估量的影响。再者，佛教对中国文学创作的内容产生了影响。佛经中记载有大量情节生动的佛教故事，这些故事多谈轮回、地狱、报应、菩萨、天堂等思想观念，为我国古代志怪和神魔小说提供了丰富的情境来源，增强了中国小说的故事性。魏晋六朝的志怪小说《搜神记》《冤魂志》等，都是脱胎于佛教中的传说故事。还有明清时期的章回体小说，如《红楼梦》《金瓶梅词话》和《水浒传》等著名小说，其情节也都显示出佛教故事直接或间接的影响。而《西游记》，更是取材于民间流传的唐玄奘印度取经的佛教故事。可以这样说，佛教为中国文学的创作提供了丰富的素材。

（三）佛教与中国艺术

佛教给中国艺术带来了形式与主题上的全新世界，使中国艺术大大丰富起来，进入崭新的阶段。首先，佛教的传入，给我国的绘画艺术带来了新式样和新内容，主要体现在佛教壁画艺术上。佛教绘画传入中国之前，可以说中国的绘画艺术就已有了画像砖、墓室壁画、帛画等丰富的形式，并形成了自己的风格。魏晋南北朝时期，中国画家开始吸取佛教绘画技术，大量的壁画创作出来。闻名中外的三大石窟：敦煌莫高窟、云冈石窟和龙门石窟，都是在这一时期开凿的。其中最著名的敦煌莫高窟，规模宏大，至今保存有多个朝代的洞窟五百多个，近六万平方米壁画。这些作品色彩绚丽，人物造型逼真，可谓世界绘画史上的奇迹。其次，佛教影响了中国书法艺术的发展。在佛教传入后很长的一个时期内，佛教徒很大的一项工作是写经与抄经，在写经、抄经的同时，佛教的思想也无形中渗入，进而影响了书法的意境。中国历代书法家受佛法影响的例子不胜枚举，如南朝陈的智永禅师，创作真草"千字文"，被后代书法家奉为典范。南朝梁的张僧繇，创立笔法简练的"张家样"，北齐的曹仲达创立"曹家样"，还有唐代的吴道子创立的"吴家样"，他们在书法史上都具有重要的地位。所以有人说：若将佛教书法的部分去掉，中国书法史将失去一半的光彩。可见佛教对中国书法的影响是不容置疑的。

总之，佛教的传入，对中国传统文化的影响是多方面的，它不仅给中国传统文化注入了新的"文化因子"，使得中国传统文化的内容更加丰富多彩，其自身也融入到了中国传统文化之中，成为中国传统文化的重要组成部分。

第九章 文 学

用汉字铸就的中国古代文学如丰碑挺拔，成就斐然，是中国古代文献中最具生命力和影响力的文化成果，也是中国文化最高妙、最动人的部分之一。中国文脉，肇自上古歌谣与神话，有了文字之后，更呈现出奔涌勃发、浩瀚无垠的局面。

第一节 中国文学的类别与特征

中国古代文学体裁多样，主要包括诗歌、散文、辞赋、词曲、小说、戏剧文本等。各种文体从萌芽、发展至成熟，最终形成自身特色，同时又在发展过程中彼此借鉴，相互影响，最终形成异彩纷繁的局面。

一、诗歌

中国是诗的国度，诗歌经过数千年的发展，不仅数量蔚为壮观，而且代有辉煌。中国诗歌讲求音节韵律优美、用字用典凝练，言志言情，意境高远，与中国文化精神统贯一脉，是中国文学独领风骚的杰出代表。

早在西周至春秋战国时期，中国诗歌已经产生了大量辉煌的篇章，《诗经》便是最重要的标志。《诗经》是我国古代第一部诗歌总集，为可以配乐吟唱的歌词。根据不同的音乐形式，分为风、雅、颂三部分。风为地方乐歌，雅为雅音正乐，颂为宗庙祭祀的乐歌。《诗经》善用赋、比、兴手法，句式以四言为主，常以重章叠句、复沓回环的艺术手法增强表达效果，情感自然朴实，活泼动人。无论写实精神，还是艺术境界，《诗经》都为后世的文学发展树立了典范。

战国时期，楚辞的出现把中国诗歌推向了第二个高峰。与《诗经》质朴的现实主义创作方法不同，楚辞是浪漫的，它感情奔放、想象奇特、文辞华美、风格绚烂。楚辞的句式较为灵活，句末常以"兮"字结尾，在节奏和韵律上独具特色。屈原创作了以《离骚》为代表的一系列不朽诗作，因此成为中国文学史上的第一位伟大诗人。《诗经》与楚辞，风格有异，各美其美，文学史上常以"风骚"并称，被视为中国诗文化的两枝奇葩。

两汉时期，朝廷设立乐府机构搜集民间歌谣，形成乐府诗，留存至今的有40多篇。汉末魏晋之际，出现了文人抒情短诗，其成就以"三曹""建安七子"为代表，他们创作了大批"骨气奇高，词采华茂"的五言、七言诗歌，开辟出中国诗坛的新境界。之后，陶渊明的出现，使诗坛再绽异彩。他把五言抒情诗推向新的高度，并开"田园诗"先河。

经过南北朝时期的传承发展，到了唐代，中国诗歌进入了群星璀璨、气象万千的全盛时代。在近 300 年的时光里，2000 余位诗人留下 5 万余首诗作，可谓名家辈出，各擅胜场，流光溢彩，万紫千红。唐诗作为中国人的文化标识，巍然屹立在每个时代、每个人的心中。

初唐四杰——王勃、杨炯、卢照邻、骆宾王，承接"汉魏风骨"，引发刚健清新之气。盛唐诗坛，形成了以王维、孟浩然为代表的山水田园诗派和以高适、岑参、王昌龄为代表的边塞诗派。其后，诗坛巨擘李白与杜甫横空出世，大放异彩。人称"诗仙"的李白，诗风豪迈多姿，诗情奔放潇洒。人称"诗圣"的杜甫，诗风凝重沉郁，诗情真挚感人。"李杜文章在，光焰万丈长"，这两位诗坛巨星的诗作已成为历代诗人的典范，也是我们欣赏唐诗与唐代文化的范本。

中唐诗坛，秉承盛唐余绪，以不同风格的作品，展示大唐帝国的衰变与中兴。主要有"韩孟诗派"和"元白诗派"。前者以韩愈为代表，李贺、刘禹锡、柳宗元、孟郊、贾岛等为辅翼；后者以白居易为代表，元稹、张籍、王建、李绅为辅翼。二派在叙事及语言风格上各具千秋，促进了唐诗的繁荣。

晚唐诗坛渐趋衰落，唯杜枚、李商隐成就最高，人称"小李杜"，是晚唐诗坛的杰出代表。

唐诗已臻于我国古典诗歌艺术的巅峰，宋诗则另辟蹊径，"以文字为诗，以才学为诗，以议论为诗"，形成了独特的风貌，产生了欧阳修、王安石、苏轼、黄庭坚、杨万里、范成大、陆游等著名诗人，其成就亦蔚为大观。相比而言，唐诗主情致，以意境胜；宋诗重理趣，以议论胜。

元明清的诗人们，上承唐宋之风，各具时代特色。他们虽未能从整体上超越前代，但对古典诗歌传统的传承与延续，贡献甚大，亦功不可没。

二、词曲

词与曲相似，都是为乐曲填写的歌词，它们都是隋唐燕乐的产物。从形式上看，词和曲都是参差不齐的长短句，不同的词牌与曲牌有各自不同的格式、平仄变化，不同之处只在于词由民间走向殿堂而逐步雅化，曲则较多地保留着朴野的原始状态。

（一）词

词，本来是配合音乐，用来歌唱的歌词，故初时通常称为"曲""曲子""曲子词"；后来歌词跟音乐逐渐分离，成为诗的别体，是一种句式长短参差的诗，所以又称"诗余""长短句"。不同词牌的词在总句数、句数，以及每句的字数、声调上都有规定。此外，还有"倚声""琴趣""乐府""乐章""近体乐府"等别称。

词是一种音乐文学，其产生与音乐密切相关。唐代经济繁荣，社会稳定，民间俚曲、西域音乐和唐代乐曲都有很大的发展，尤其是燕乐，主要用琵琶演奏，有三十八调，曲式繁复，变化多端，自然需要有长短错落、抑扬婉转的歌词与之配合。词就是配合燕乐开始创作的，而胡夷新曲和里巷俗曲的结合促进了词的产生。词的出现在唐代已经具备了成熟的条件。唐代是由乐以定词，填词时以曲拍为准绳。所以，词是于燕乐盛行时（初盛唐）在民间孕育生长，到中晚唐五代时由于文人参与创作而逐步成熟、定型，至两宋大盛的一种特殊诗体。

唐代曲子词最早流行于民间。如敦煌曲子词，题材包括男欢女爱、征夫思妇，民间传说，战争和重大历史事件，商人、书生、船夫等民间人物的生活状况和精神面貌等。此时的词尚未定型，格律粗糙，但自有一种质朴的韵味。

中唐，作词已渐成风气，刘禹锡、白居易、王建等人填的一些小词，以及当时流行的不少民间词，句度参差，声律错互。初期文人词受民间词影响，形式短小，题材广泛，风格多清新明快，且多以写诗手法填词。

晚唐至五代，文人开始大量写词，其中最具代表性者为晚唐的温庭筠。他精通音律，才思艳丽，工诗工赋，词风秾丽精致，含蓄婉转。其词作数量之多，造诣之高，居晚唐众词人之首，被后世誉为花间词派鼻祖。花间词派风格轻盈柔美，字雕句琢，渐开宋词之先声。

词发展到宋朝，蔚为大观。北宋前期以晏殊、晏几道、欧阳修、柳永为代表，多秉承晚唐五代之余韵，填词以小令为主，多写艳情离愁，词境虽开拓不大，表现手法已渐成熟。北宋后期以周邦彦和苏轼为代表。周邦彦为婉约派的集大成者和格律派的创始人，语言整饬雅丽，长调尤善铺叙。他搜集和审定了前代与当时流行的八十多种词调，确定了各词调中每个字的四声，并创制了不少新调，将词的声律模式进一步规范化、精密化，为后人比作"词中老杜"。苏轼以诗入词，襟怀磊落，一洗绮罗之态，大大拓宽了词的题材、内容，突破了"词为艳科""诗庄词媚"的传统，自此词坛始有豪放、婉约之分。北宋末南宋初，著名女词人李清照独树一帜。她前期生活闲适，多抒写闺情，清丽明快，后期国破家亡，多悲恸身世，呜咽感伤。手法善用白描，论词崇尚典雅，反对以作诗文之法作词。南宋前期，大批爱国词人崛起，以辛弃疾为代表，词的基调是抗金救亡；南宋后期，以姜夔、吴文英、张炎等为代表的格律词派，步清真后尘，提倡雅正，词风趋于典雅化和格律化。

金词豪放爽朗，杰出词人元好问，其词题材丰富，雄浑博大。元明两代，曲盛而词衰，虽不乏佳作，然殊少名家。

清初，名家继起，一扫词坛数百年沉寂气象，遂开清词中兴之局。清初吴伟业、陈维崧、朱彝尊、纳兰性德、王士祯等人的词各有特色，尤以陈维崧、朱彝尊为最，两人并世齐名，影响所及，演为阳羡、浙西二派。

（二）曲

曲是兴盛于元代的一种新的文学体裁，元曲作为元代的代表文学样式，与唐诗、宋词并称于世。

散曲和词都是为乐曲填写的歌词，是同源异流的一对姊妹花，在金元时代，它们之间的区别尚不明晰，当时人们把词和散曲都称作"乐府"。金朝末年，由于诸宫调和院本盛行，上层文人虽不愿直接参与写作，但对其曲调早已耳熟能详，所以元好问、杜仁杰、杨果等著名文人，偶尔也写几支散曲。他们可谓最早的散曲开创者。词、曲之间本不存在严格分界，"曲"若能严守格律、写得规矩，即是词。故今所谓"元曲"者，实宜称"元词"者亦复不少，《天净沙》即是最早律化为词者。

元代是中国古代历史上散曲艺术得到广泛发展的时期，涌现出大批的散曲作家，创作出大量的散曲作品。据任中敏的《散曲概论》统计，可以考知的元代散曲作家共有 227 人。隋树森编辑的《全元散曲》收录作家 220 人，连同无名氏的作品在内，共录小令 3853 首，套数达 457 篇。元散曲创作高潮前期，代表作家有关汉卿、王和卿、白朴、卢挚、姚燧、马致远等。关汉卿是第一个专业的戏剧兼散曲作家，代表作《窦娥冤》。"曲状元"马致远的成就最为突出，其作品融写景与慨叹为一炉，风格萧疏淡远，代表作《天净沙·秋思》。后期代表作家有张养浩、刘致、乔吉、张可久、徐再思、贯云石、薛昂夫等。张养浩为元散曲豪放派的代表，其作品针砭时弊，心存天下，代表作《山坡羊·潼关怀古》。睢景臣则别开生面，奇思妙想，名动当下，代表作《般涉调·高祖还乡》。

三、散文

由先秦发端的中国散文，很难从文学与非文学的角度加以区分，很多实用性的文字，如奏、议、疏、铭、诔等，一般都被纳入散文的范畴。因此，中国散文不仅"散"，而且"杂"。

殷墟卜辞是最早的记言、记事文字，既是书面文学的萌芽，又具备散文的雏形。《尚书》载有典、谟、训、诰、誓、命等文，叙事笔法生动，善用比喻，被视为散文的开端。

春秋战国时期，散文出现勃兴的局面，从《左传》《国语》《战国策》成书，到《论语》《孟子》《荀子》《墨子》《老子》《庄子》《韩非子》等诸子著作涌现，构成了中国散文的第一个高峰。这些作者虽非专门散文家，但所著之文结构严整，文辞精粹，风雅优美，对后世散文的发展产生了深远影响。

两汉时期的散文，继承先秦"尚用"的传统，注重总结历史经验、教训，实用性与审美情趣有机结合，充满批判和理性精神，取得了极其辉煌的成就。贾谊、晁错、司马迁、班固、刘向、王充等均有名篇传世，形成了中国散文的又一个黄金时代。尤其是司马迁的《史记》，不仅是伟大的历史著作，而且是不朽的文学著作，开创了以人为本位、以"纪传"为主体的史学新体系，是中国史传散文发展史上的一座丰碑，被后世誉为"史家之绝唱，无韵之离骚"，并成为后世传记散文写作的典范。

辞赋作为介于诗、文之间的文体，至汉代高度繁荣，因此也称汉赋。汉赋按题材可分为两大类：一类是抒情言志的短赋，一类是气势恢宏的长赋，也称大赋。汉代大赋多以歌功颂德为主，形制较大，讽谏意味较淡。艺术上以铺陈描摹、渲染夸饰、语言繁华富丽为特征。司马相如、扬雄、班固、张衡等为汉赋代表人物。东汉中后期，一些形制短小、情感浓郁、以抒发个人情怀为主的小赋开始流行。

魏晋以来，散文一扫过去的教化、讽谏之气，代之以慷慨悲歌或哀怨之音，偏重于抒发情怀。其中曹氏父子、阮籍、嵇康、王羲之、陶渊明等均有佳作传世。南朝散文趋向骈化，骈体文成为官文正体。骈文讲求形式美，重视对偶、声韵、藻饰等，虽符合汉语规律及语言特点，但因过于追求形式，最终未取得突出成就。

在骈文弊端显露之后，文坛上出现了两次反骈、复古的革新运动，分别是唐代韩愈、柳宗元和北宋欧阳修领导的古文运动。韩柳高举复古旗帜，主张文道合一，反对华而不实的文风，于文坛上建"摧陷廓清"之功，有"百代文宗"之誉。欧阳修作为北宋文坛盟主，进一步掀起"古文运动"，王安石、曾巩与"三苏"积极响应，使宋代的散文创作水平大大提升。上述八位唐宋时期的古文倡导者即"唐宋八大家"，影响深远。

元明清三代，由于戏曲、小说等兴起，散文创作不及前代，较有影响者如刘基、归有光、黄宗羲等，皆有名篇传世。晚清时期，一些启蒙思想家"平易畅达，杂以俚语"的新文体出现，标志着古代散文的没落。

四、小说

"小说"一词最早见于《庄子·外物》："饰小说以干县令，其于大达亦远矣。"为琐屑浅薄的言论与小道理之意。东汉初年的学者桓谭在《新论》中说："若其小说家，合丛残小语，近取譬论，以作短书，治身理家，有可观之辞。"谈到了小说的形式和内容，和今天所说的小说概念已有相似之处。至此，"小说"成为一种文体，擅长此体的人被称为"小说家"。班固《汉书·艺文志》在"诸子略"中把小说列为"九流十家"之一，置诸末位，"小说家者流，盖出于稗官，街谈巷语，道听途说者之所造也。孔子曰：虽小道，必有可观者焉，致远恐泥。是以君子弗为也。""小说"作为一家正式出现在历史文献记载中。班固列举了《伊尹说》等十五家"小说"的篇名并做了小注。从篇名和小注来看，班固所谓的"小说"介于子和史之间。

班固以后，"小说"所指的范围不断扩展，"小说"逐渐成为"杂纂"的代名词。从唐代开始，"小说"的外延有一定的扩大。刘知几的《史通》将"偏记小说"分为偏记、小录、逸事、琐言、郡书、家史、别传、杂记、地理书、都邑簿十类。宋元以后，对于"小说"一词的理解，除了"杂纂"以外，逐渐被用来泛指产生于说话艺术的白话小说。明代胡应麟《少室山房笔丛》将"小说"分为志怪、传奇、杂录、聚谈、辨订、箴规六类。清代纪昀编纂《四库全书》则将小说家归并为杂事、异闻、琐记三类。至晚清，域外小说纷纷经翻译而涌入中国，康有为、梁启超等大家都撰有小说专论，他们所谓的"小说"已经是明确的文学概念。经过域外与境内小说的双向推动，现代的小说观念终于形成。

战国是一个百家争鸣的灿烂时代，许多文体样式都可以在战国时期找到源头，小说也不例外。一般认为，小说的源头与神话传说、寓言故事、历史传记有着密切的关系。与诗、词、曲等文学形式相比较，小说可谓是大器晚成。白话小说的定型文本，乃是宋元话本；而文言小说的成熟期，一般定位于唐代。

古代"小说"的创作经历了几个方面的发展：一是各种琐事、逸闻、笔记、丛谈等传统"小说"体裁都逐渐增加了虚构与叙事的成分；二是从魏晋的志人、志怪到唐代传奇，现代小说文学的萌芽因素也渐露端倪；三是在"世俗"的另一条道路上，从民间叙事口头文学发展而来的变文到宋元话本，再到明清短篇小说以及白话章回小说，新的文学体裁终于成熟。明代以来，伴随着小说、戏曲、民间歌谣等俗文学发展的高潮，古代长篇小说最主要的体裁"章回小说"的发展和定型，其开山之作是《三国志通俗演义》(《三国演义》)，此后出现了《水浒传》《西游记》《金瓶梅》《红楼梦》等一系列作品，标志着中国古代白话小说的发展到达顶峰。短篇小说的成熟，则以《喻世明言》《警世通言》《醒世恒言》和《初刻拍案惊奇》《二刻拍案惊奇》(即"三言""二拍")为典型代表。

五、其他

中国文学，除上述主要形式外，还有很多种类，有以文字形式表达的，也有以口头形式流传的。以下选择其较有特色的楹联和变文加以简要介绍。

(一)楹联

楹联，又叫"楹帖""对子""对联"。是悬挂或粘贴于壁间、柱上的联语。因古时多悬挂于楼堂宅殿的楹柱之上，因而得名"楹联"。春节贴于门上的对联则叫"春联"。

早在秦汉以前，中国民间过年就有悬挂桃符的习俗。所谓桃符，就是把传说中的降鬼大神"神荼""郁垒"的名字，分别书写在两块桃木板上，悬挂于门，以驱鬼禳邪。这种习俗持续了一千多年。

北宋张唐英《蜀梼杌》载，五代后蜀主孟昶曾在寝门桃符板上题词"新年纳余庆，嘉节号长春",谓之"题桃符"。这是中国有记载最早的春联。至宋时乃推广用在楹柱上,后又普遍作为装饰及交际庆吊之用。楹联字数多少无定规,要求对偶工整,平仄协调,由诗、词形式演变而来。清代梁章钜《楹联丛话》,是专门记述楹联的著述。

宋代以后,民间新年悬挂春联已经相当普遍,王安石诗中"千门万户曈曈日,总把新桃换旧符",就是对当时盛况的真实写照。由于春联的出现和桃符有密切的关系,所以古人也称春联为"桃符"。

大约到了明代,人们才开始用红纸取代桃木板书写春联。据《簪云楼杂话》记载,明太祖朱元璋定都金陵后,除夕前,曾命公卿士庶家门都须春联一副,并微服出巡,挨门观赏取乐。尔后,文人学士无不把题联作对视为雅事。

入清以后,对联曾鼎盛一时,出现了不少脍炙人口的名联佳对。如今,楹联既遍布于殿堂庙宇,又常见于百姓人家。

(二)变文

变文,即唐代俗讲底本。俗讲,乃僧徒依经文为俗众讲佛家教义、"悦俗邀布施"的一种宗教性说唱活动。现存敦煌写本《降魔变文》中有"大唐圣主开元天宝圣文神武应道皇帝"的称号,当作于唐玄宗天宝七年(748)至八年,是现知确切年代最早的变文。多数学者认为,变文之得名,来自其配合变相图故事的解说;也有学者认为,"变"系从梵文音译而来。

变文的体制不完全一致,有说散体,如《刘家太子变》;有六言赋体,如《舜子至孝变文》;而更多的则是散韵并陈、说唱相间,如《破魔变》《汉将王陵变》。变文既演说佛教故事,又演唱历史故事,还可以演讲当代时事,如《张义潮变文》。说唱变文者称转变(转同啭,即唱),可以是僧人,也可以是俗家歌女。

变文的名称虽早见于文献记载,但记载变文的实物则于19世纪末才于敦煌莫高窟藏经洞发现。近代学者多用变文的名称概举俗讲经文及俗赋、词文、话本等说唱文学。近年来有一些研究者陆续提出异议,认为变文应以原题有"变"字的文体作为标准。无论从广义或狭义理解,变文实质上都是通俗的叙事文学,并以说唱相间为其主要艺术特征,应当视为戏曲和通俗小说的重要渊源之一。

变文也是唐代通俗文学形式之一,是继承汉魏六朝乐府诗、志怪小说、杂赋等文学传统逐渐发展成熟的一种文体。这种文体的特点是有说有唱、韵白结合、语言通俗、接近口语,题材多选自佛经故事,也有一部分讲唱历史故事和民间传说。

在艺术形式上变文有其独特的创造。除了叙事曲折、描写生动、想象丰富、语言通俗外,体制上韵文与散文相结合是其重要特点。变文的韵句一般用七言诗,间或杂有三言、五言、六言句式。散文多为浅近的文言和四六骈语,也有使用口语白话的。变文对唐代文人创作,特别是传奇的创作,以及对后代的诸宫调、宝卷、鼓词、弹词等讲唱文学和杂剧、南戏等戏曲文学,都有积极的影响。

第二节　中国文学的文化精神

文学是中国文化的重要组成部分,无论形式怎样,其中都蕴含着一些基本的文化精神和文化功能，概括而言，主要有以下几个方面。

一、人本精神

关注现实的人本主义精神是中国文学始终坚持的基本理念。所谓人本精神就是以人为本，就是肯定在天地人之间，以人为中心；在人与神之间，以人为中心。以人为本，体现的是以生命为核心，尊重生命、关爱生命。

从整个中国古代文学来看，无论是抒情文学还是叙事文学，作家总是把目光对准人间，他们关注的是现实世界中的悲欢离合而不是属于彼岸的天堂地狱。宗教观念在中国古代文学中的反映是极其淡薄的。即使是在佛教、道教兴盛之后，它们对文学的影响也主要体现为作家世界观和思维方式的多元化，而没有造成文学主题偏离现世生活。这种关注现实的文化习惯尤其体现在对现世民生的关注，因此中国古典文学中充满了人文关怀。

（一）重人不重神的传统

中国古代文学具有鲜明的人文色彩，即使在上古神话传说中，中华民族的先民所崇拜的也不是天上神灵，而是具有神奇力量并且对人间建立丰功伟绩的英贤。例如"女娲补天""后羿射日""大禹治水""夸父追日""精卫填海"等古代神话中，女娲、后羿、大禹等神话人物其实都是人间的英雄、部落的首领，他们的神格是崇高、伟大人格的升华。古代的英雄崇拜其实是先民们对自身力量的崇拜，因为神话传说中的英雄是先民们对自身集体力量的艺术加工。所以产生了有巢氏筑室而居，燧人氏钻木取火，神农氏发明农业生产、尝百草发现药物等传说。在经过后人加工的中国上古神话中，神话的因素与历史的因素以传说的方式结合。神话人物不是以人类的异己力量出现，而是人类自身力量的凝聚和升华，神话人物的主要活动场所是人间，他们的主要事迹是安民除害、保障生存、发明创造，实际是对人类早期生产活动的艺术夸张。

（二）忧国忧民的传统

在几千年的传统文化熏陶下，大多数中国知识分子都具有浓厚的忧国忧民意识，而这种意识正是中国知识分子最可宝贵的传统之一。

大凡在古代文学史上有重要贡献和影响的诗人和文学家，大多都是忧国忧民之士。屈原、杜甫、白居易、苏东坡、范仲淹、陆游、辛弃疾，以及以边塞题材为主的诗人高适、岑参等就是这样的典型代表。在文学作品中，《诗经》广泛描述了西周晚期王室衰微，戎狄交侵，长年兵役，以致父母失养，兄弟分散，夫妻别离的景象。《何草不黄》凝结着征夫之泪，《君子于役》表达了山村农妇想念久役不归的丈夫，渴望和平生活的美好愿望。反映时代动乱及民生疮痍的诗歌，在杜甫笔下，达到了前所未有的深度和广度。广大百姓在战乱中不仅遭到一次次的劫掠，还要承受兵役徭役的重荷，不仅"儿童尽东征"（《羌村三首》之三），而且"垂老不得安"（《垂老别》）。白居易的新乐府诗更运用外貌、衣着、心理活动等细节描写刻画人物，塑造了一系列劳动人民形象。如"左手秉遗穗，右臂悬敝筐"的贫妇人，尽管"可怜身上衣正单"，却"心忧炭贱愿天寒"的卖炭翁。宋词、元曲、明清小说，都不同程度地反映了人民的苦难与愤怒。《三国演义》中的"分"与"合"凝聚着多少滚滚的血泪，回荡着千军万马的呼啸，意味着山河破碎和民不聊生。即使是神话小说也毫不例外地反映着现实社会，《西游记》中的妖魔贪婪凶残，有的还与神佛沾亲带故，显然是人间邪恶势力的影射。

（三）怨刺时政的传统

文人在关注民生的同时，往往对造成民生痛苦的根源进行揭露和抨击，这又形成了古代文学的怨刺传统。从《诗经》开始，就有很多作品针砭时弊，指斥昏君。如《大雅·民劳》是召穆公刺厉王，《大雅·桑柔》为芮伯刺厉王，屈原的《离骚》责数楚王的昏惑，痛斥群小的谗邪，无不闪耀着放言无惮的批判精神。诗人怨怪楚王变化无常："初既余成言兮，后悔遁而有他。余既不难夫离别兮，伤灵修之数化。"汉末的赵壹作《刺世疾邪赋》斥责历代帝王以天下为私，不恤国计民生而争斗杀伐："春秋时祸败之始，战国愈复增其荼毒。秦、汉无以相逾越，乃更如其怨酷。宁计生民之命，唯利己而自足。"唐玄宗天宝末年，宦官权势日重，为中唐宦官专权种下祸根，李白最早对此予以讥刺："中贵多黄金，连云开甲宅。路逢斗鸡者，冠盖何辉赫。鼻息干虹蜺，行为皆怵惕。"在《梁甫吟》中，则以"力排南山三壮士，齐相杀之费二桃"隐喻李林甫之流的歹毒阴险。杜甫的《咏怀五百字》中，揭露阶级压迫和剥削，正是造成广大农民饥寒交迫的根源："彤庭所分帛，本自寒女同。鞭挞其夫家，聚敛贡城阙……朱门酒肉臭，路有冻死骨。荣枯咫尺异，惆怅难再述。"此外，元代的公案戏、明清小说，直至清末四大谴责小说，都有对统治者入木三分的批判。

（四）对妇女命运的关切和同情

女人的不幸命运，从《诗经》的《氓》到汉代《孔雀东南飞》都有反映。《氓》作为民歌中反映妇女婚姻的代表作，字里行间交织着女主人公追求爱情与幸福的血泪倾诉，弥漫着一层怨怒的气氛和悲剧色彩。汉末《古诗十九首》的相思怀人之作，大量是从女性角度落笔的，例如《迢迢牵牛星》《行行重行行》等。

在宗法社会中，女性因其特定的处境，只能把全部的生命寄托于爱情和婚姻之中，一旦爱情、婚姻受到威胁，她们作为社会存在的唯一价值便可能完全丧失。故爱情、婚姻悲剧之于女性，尤为感人。而汉末文人在君臣僚属的人身依附关系中历尽辛酸和屈辱后，对女性依附于男性的悲剧性命运有了较多的理解和同情。他们抒写女性的不幸，不仅有真诚的理解与同情，也融入了自己饱经忧患与痛苦的人生体验。

李白的诗歌成功地塑造了侠女、织衣女、采莲女、当垆女等妇女形象；杜甫也创造了"日暮倚修竹"的哀女形象；白居易的《琵琶行》更是以"同是天涯沦落人"的身份一洒同情之泪。这种关注女性命运的传统，在以后不断得到加强，如关汉卿的《窦娥冤》《望江亭》，王实甫的《西厢记》、白朴的《墙头马上》、汤显祖的《离魂记》等。在《红楼梦》中，少女不仅有造物主赋予的集天地之精华的美丽，而且她们比男性更热烈地拥抱生命，拥抱自然，代表着人间的道德向度，但这种天地间最美的生命却如黛玉《葬花词》所说，"明媚鲜妍能几时，一朝飘泊难寻觅"。

（五）风雅精神与博大胸怀

后人把《诗经》表现出的关注现实的热情，强烈的政治和道德意识，真诚积极的人生态度称为风雅精神，中国古代文人在风雅精神的影响下面对现实还表现出一种博大的胸怀。中国的文人往往都有"修身齐家治国平天下"的胸怀，当这种理想落空后，就不免有不平之鸣。而尤其可贵的是，一些诗人即使落魄时，也不改其志。李白一生为理想而奋斗，"日为苍生忧"却失败得一次比一次惨，直到临终绝笔，虽已"中天摧兮力不济"，却还坚信其"余风激兮万世"。杜甫在诗中更表现了一种"穷年忧黎元"的情操："安得广厦千万间，大庇天下寒士俱欢颜，风雨不动安如山。呜呼，何时眼前突兀见此屋，吾庐独破受冻死亦足！"范仲淹则有"先天下之忧而忧，后天下之乐而乐"的名句，联系到他及第入仕以后仍保持青少年时期养成的艰苦生活作风，可知其已把"安社稷""济苍生"的政治理想付诸行动。

二、教化传统

春秋战国时期，诸子峰起，百家争鸣。其中儒家积极提倡以文学作为推行教化的工具。其他诸子的观点虽各不相同，但他们也纷纷著书立说来宣扬自己的政治理想，体现出了对现实的强烈关注。先秦诸子著作均以治世之"道"的提出为目的，其中《论语》《孟子》《庄子》等就是较早的代表性作品。唐宋古文家将这一传统表述为"文以载道"或"文以贯道"，成为历代散文的共同准则，也成为整个古代文学的基本精神。

（一）儒家思想的影响

儒家思想对文学的教化传统具有深刻影响。"治国平天下"的入世思想是大多数文人的共同目标，而"兼济天下"与"独善其身"互补的人生价值取向则是他们共同的心态。在这种背景下，以诗文为教化手段的文学功用观成为古代最重要的文学观念。

孟子云："尽其心者知其性，知其性者则知天矣"（《孟子·尽心上》）。儒家思想以人心体天心，以人道比天道，从而以人合天，天道与人德合而为一。这种思想，反映在文学批评上，必然是重道德批评，主张"温柔敦厚"的诗教之旨，以封建伦理纲常、道德规范为文学评判准则，强调文学创作的目的在于"经夫妇、成孝敬、厚人伦、美教化、移风俗"（《诗经·毛诗序》）；强调审美活动在人格培养中的作用是"兴于诗，立于礼，成于乐"（《论语·泰伯》），认为通过精神的感召，情感的共鸣，人便能提升到一种较高的人格境界。将艺术归结为"人心""人情"，自然会有"诗言志"说。由于强调文学艺术美的功利作用（善、美），中国古代文学批评特别注重作家的人品与人格修养。刘熙载的《诗概》提出"诗品出于人品"，沈德潜《说诗晬语》说："有第一等襟抱，有第一等学识，斯有第一等真诗。"

正因为如此，中国古代文学表现人伦的文学名著数不胜数。如曹植的《送白马王彪》，李密的《陈情表》，潘岳的《悼亡诗》，元稹的《遣悲怀》，王维的《渭城曲》，韩愈的《祭十二郎文》等。

以孔子为代表的儒家思想注重以人际关系来确定个体的价值。中国的古代文学，有着深刻的儒家思想的烙印，注重伦理、忠君爱民、强调社会现实功用的精神，贯穿于整个古代社会各种形式的文学作品之中。

（二）文以载道的基本精神

文以载道是中国文学自古以来占主导地位的传统观念。最早儒家的"兴、观、群、怨"和"经夫妇、成孝敬、厚人伦、美教化、移风俗"的"诗教说"中，便已有这种思想的滥觞。到了唐代，韩愈、柳宗元更在此基础上针对"前人纤巧堆朵之习"，提出了著名的"文以明道"说。"文以载道"一词则出现在北宋时期，周敦颐《通书·文辞》曰："文所以载道也。轮辕饰而人弗庸，徒饰也，况虚车乎？"此后，"文以载道"作为正统文学观念，牢固地占据了国人的心灵。

文学的教化功能，为古代文学注入了政治热情、进取精神和社会使命感，使作家重视国家、人民的群体利益，即使在纯属个人抒情的作品中也时刻不忘积极有为的人生追求。例如在

NOTE

唐代诗人中，杜甫蒿目时艰，忧国忧民，对国家人民命运的关注成为杜诗的核心内容。即使是浪迹五岳、神游九垓的李白，也在诗中强烈地表达了追求功名事业、要在外部事功的建树中实现人生价值的理想，而且明确以孔子作《春秋》为自己的文学典范。至于唐宋古文运动的巨大成就，更是在"文以载道"思想的直接指导下取得的创作实绩。当然，"文以载道"的思想也给中国古代文学带来了负面的影响，它使文学在一定程度上沦为政治的附庸，从而削弱了其主体意识和个性自由。这种消极的影响不但体现在士大夫的诗文作品中，而且体现在小说戏曲等叙事文学中。

古人反对为文而文，反对言之无物，讲求内容与形式、人品与文品、道德与文章的完美结合，要求人们有社会责任感、世间道义心。这成为中国文学的一个优良传统，进而成为文化精神。但另一方面，人们往往矫枉而过正，不适当地抬高了文学的地位，夸大了其功利作用。"传先王之道，论圣人之言"，"文章者，经国之大业，不朽之盛事"，"当迩之事父，远之事君"，"经纬天地"，"救治人弊"等等，都是中国文人烂熟于心的古训。文学作为作家精神的产物，包括审美怡悦、消遣娱乐、熏染性情、陶冶情操、拓宽视野等在内，教育引导才是最重要的功能。

三、抒情写意

中国古代文学最重要的性质之一是抒情。抒情性质使中国古代文学在总体上具有诗的光辉，也正是抒情性质使中国古代文学在写物手法上不重写实而重写意。

（一）写作内容的抒情性质

中国古代最早的诗歌总集《诗经》是以抒情诗为主体的。"男女有所怨恨，相从而歌，饥者歌其食，劳者歌其事"（《春秋公羊传·宣公十五年解诂》）。概括了《诗经》的内容，也指出了其抒情的特征。唐代是诗的黄金时代，那些意境浑融、脍炙人口的名篇绝大部分都是抒情诗。词因其句式、声韵比诗更加复杂多变，因而抒情也就更加细致深入、委婉曲折。由于早期的词为"应歌"而作，作者多为女子，故词人往往"男子作闺音"（《西圃词说》），以女子口吻进行代言体的创作，而所代人物又缺乏鲜明的个性，所以作品表现的感情一般便是缺乏作者和人物个性的类型化情感。但在中国文学抒情传统的影响下，冯延巳和李煜已开始把自己的生活经历和身世情感写进词中，晏殊、欧阳修、柳永等人也融入了个人的人生体验，到苏轼则在词中任意挥洒自己的性情和个性，又使词回到抒写作者感情的道路上来。元代散曲作为当时的流行歌曲，其抒情不同于宋词的委婉含蓄，而以透彻淋漓见长，它在早期也是为应歌而作，故也颇多代言体作品。但到后期，张可久等文人作家将其雅化和词化，也回到了文人自我抒情的道路上来。总之，中国古代诗歌以抒情为主体，重抒情是一个根深蒂固的传统。

中国的叙事文学也具有抒情性质。《史记》就因为洋溢着司马迁的悲愤之情而被誉为"无韵之离骚"；杂剧《西厢记》、小说《红楼梦》都因浓郁的抒情色彩而使人百读不厌；山水田园诗本来也可以处理成叙事性或描述性的作品，但在唐代王维、孟浩然的诗中，却往往以抒情手段虚化了即目所见的景象，他们诗中的山水田园其实是其宁静心境和淡泊志趣的外化；中国古代的戏曲作家及理论家都强调戏曲首先要表现作者对现实生活的感受，即"意"，而不是简单地模仿生活。明代戏曲理论家王骥德指出："剧戏之道，出之贵实，而用之贵虚"（《曲律》）。元杂剧作家在创作实践中也确实做到了"但摹写其胸中之感想，写时代之情状"（《宋元戏曲考》)。

(二)艺术创作的写意手法

与儒家不同，以老子、庄子为代表的道家学说从摆脱人际关系中来寻求个体的价值。道家认为，由于人类社会建立了种种制度和规范，破坏了自然本性，造成了天与人的对立，要恢复人性之自然，就必须破除一切物质文明和精神文明的束缚。因此，极力主张"无以人灭天"，追求一种"天地与我并生，而万物与我为一"（《庄子·齐物论》）的精神境界。

在东汉末年儒学受到打击之后，老庄思想在魏晋时期兴起，摆脱了世俗礼法的约束，得到精神的自主和自由，从而表现出一种人性化的人生观。这种精神，以虚静为怀，进入一种空灵之美的境界，于是产生了"虚""静""味""神""韵""意境"等理论批评范畴，从而促进了新审美观念和审美方法的产生。

怡情乐水、追求自然，从中体认人生的闲适情趣，在山水风物的欣赏中反观自我的存在，并试图通过艺术来表现，这成了魏晋士人的文化生活方式。如金谷赋诗和兰亭集会等。这相对于儒家以自然景物的某些特征来比附人的道德情操，而不能引导人们专注于自然景物本身的欣赏，是一大进步。魏晋文人徜徉山水，促进了自然审美观的形成，乐山乐水，不是因为心中预存的思想方式在山水里有某种映射，而是自然山水契合于欣赏者的澄明心境。从此以后，山水意识发展为山水文化，于是产生了谢灵运的山水诗、陶渊明的田园诗、唐朝的王孟诗派、柳宗元的《永州八记》等等。从此儒道互补，中国文人自由地出入儒道已是不争的事实。

中国古代文学的写意传统造就了它的简洁精练，也给读者留下了想象的余地，使之充满含蓄隽永的魅力。文学形象的美在于含蓄，生动在于传神。中国古代文学的写意传统正是抓住了文学的这一规律。写意不依照生活的固有形态再现生活，但却可以神似生活，艺术地表现生活的本质，因此是更高级地反映生活的形式。

(三)情感表达的中和之美

中国古代文学作品在情感表达方面委婉含蓄，有节制地宣泄情感，而不把感情表达得过分强烈，使得中国古代文学作品整体上呈现出一种"怨而不怒""婉而多讽"的中和之美。这正是儒家倡导的"中庸"精神对中国古代文学的深刻影响。孔子称赞《诗经》"乐而不淫，哀而不伤"（《论语·八佾》），这种观点后来发展成"温柔敦厚"的"诗歌"说（《礼记·经解》）。在中国古代文学中并不缺少深挚的感情，但从未达到过西方文学那种"酒神"式的迷狂程度，很少有剑拔弩张地表达狂怒或狂喜的作品，多数诗人在抒写内心情感时总是委婉曲折，含蓄深沉。情感宣泄的适度与表现方式的简约使中国古代文学在总体上具有意味隽永的艺术特征。

抒情性质和写意手法使中国古代文学产生了独特的文化特征。中国古代文学是古代中国社会的生动图卷，更是古代中国人的心灵记录，这使它成为我们了解中华民族传统文化心理的最好窗口。而写意手法的运用，充分表现出了中国古代文学追求的既有真实也有空灵，不是形真而是神似，是变化莫测、知其妙而难以言表其所以妙的艺术境界。

第十章　艺　术

中国文化是充满艺术精神的文化，中国艺术也最能代表和体现中国文化的特色。中国古代将诗、书、礼、乐、射、御称为"六艺"，后来经过不断发展，呈现出视觉艺术、听觉艺术、表演艺术等众多门类，而且形成了独具一格的艺术风韵。从艺术涉及的领域而言，其范围极广，关乎人的意识形态及生活方式的各个方面；品类繁多，书法、绘画、篆刻、音乐、舞蹈、戏曲、建筑、园林、雕塑等，无不透射出中华民族的智慧之光与人生追求。其中，琴、棋、书、画被视为中国艺术的代表，是中国古代士人生活中不可或缺的文化主题。

第一节　中国艺术的类别与特征

中国艺术，门类众多。本节主要选择书法、绘画、音乐等数种加以介绍，目的在于通过对这些艺术形式的分析，了解中国艺术的风貌与特征。

一、书法

在诸多艺术品类中，书法最具中国特色。书法以单纯的墨色和线条书写汉字，以极简的形式，形成极繁的变化，不仅具有重要的实用价值，而且具有极高的审美价值，在视觉艺术中处于极其重要的地位。

书法之所以成为中国艺术的典型代表，在于它充分体现了中国文化的精髓。无论篆、隶、楷、行何种书体，无论竹、木、帛、纸何种载体，书法均体现了阴阳互根、虚实相应、有无相成等规律。如纸为白，字为黑，是为一阴一阳。纸白为无，字黑为有，是为有无相成。纸白为虚，字黑为实，是为虚实相生。宇宙以气之流动而生，书法以线之流动而成。

凡历代文人皆能提笔而书，其书所表达的不仅是文字，而且包涵其文化修养。对于文人而言，书写不仅是表达的工具，更是精神的外化，所谓"字如其人"，就是这个意思。同一个汉字，不同书家写来有不同风貌，即使是同一书者所写，也有形态之别。因此，书法与书家的生命、情感紧密相连。总之，书法是由中国文字、书写工具和文化思想共同形成的一个独特的艺术世界。

历代名家的书法扬名于世，皆因其既超以象外，又得其寰中。汉末钟繇的真书古雅绝妙，如"云鹄游天，飞鸿戏海"。晋代王羲之行书天下第一，其代表作《兰亭序》是他与友人宴集会稽山阴兰亭，修祓禊之礼时所书。其中锋起转提按，线条如行云流水，字形极尽变化，风流潇洒之至。盛唐颜真卿楷书天下第一，其代表作《颜勤礼碑》《多宝塔碑》等，笔势开张，宽舒圆满，沉稳刚健，方正庄严，雍容大度。苏轼诗曰"颜公变法出新意，细筋入骨如秋鹰"，是说颜真卿用笔肥厚粗拙而内含筋骨，显得刚劲洒脱。张旭善草书，人称"书圣"，代表作为《古诗四帖》等。相传张旭"每醉后号呼狂走，索笔挥洒，变化无穷，若有神助，时人号为张颠"。其书"伏如虎卧，起如龙跳，顿如山峙，控如泉流"，极富神韵和意趣，笔势狂而不怪，笔画颠而不乱，融诗的激情、乐的旋律与画的意境为一体，有很高的艺术价值。

书法的意境之美，是通过整体来呈现的。"梭梭凛凛，常有生气"，这是用气来论述书法艺术之美。气韵生动可以作为整个中国艺术的根本概括。气既是宇宙的根本，又是宇宙的运动。韵是宇宙运动的节奏，是艺术作品与宇宙生气一脉相贯的状态。

气是运动而无形的，当它在作品中显现时，就呈现出从无到有、化虚为实、黑白相间的艺术境界。而这种无或虚又是书法最深刻的内涵，因此中国艺术的最大特点就是对虚或无的重视。书法追求"潜虚半腹"，"计白当黑"，"实处之妙，皆因虚处而生"，其意也在于此。书法艺术创造的意境，比园林、雕塑等所创造的意境要空灵得多、抽象得多。因为书法的点画并非描摹任何物象，它只显示出世间万象的形式美及力量感、运动感、节奏感等"生命意味"。它所创造的意境是空灵、抽象、不确定的，给观赏者留下了无限的想象空间。宗白华《中国书法里的美学思想》说："所以中国人这支笔，开始于一画，界破了虚空，留下了笔迹，既流出人心之美，也流出万象之美。罗丹所说的这根通贯宇宙、遍及于万物的线，中国的先民极早就在书法里，在殷墟甲骨文、在商周钟鼎文、在汉隶八分、在晋唐的真行草书里，做出极丰盛的、创造性的反映了。"

二、绘画

中国画，又称"国画"，是用毛笔、墨及颜料，在宣纸或绢上进行绘画的中国传统艺术。中国古代以颜料作画，常用朱红色和青色，故又称"丹青"。中国画根植于深厚的民族文化土壤，在长期的社会历史发展进程中逐渐形成了富于个性的审美特征。

以题材论，中国画有山水、人物、花鸟之别；以技法论，有工笔、写意之异。然最能代表中国艺术精神的是水墨画。水墨画主要以浓淡不同的黑色墨汁作画，是中国画家所钟情的"黑白世界"，虽然只是用墨，但通过浓淡干湿的变化，显现出无穷的意蕴和意境。因此，水墨画是中国画的典型面目。

唐代书画艺术家在道家思想的影响下，提出了"同自然之妙有"的观点。这句话是说，书画艺术应该具有造化自然一样的性质。这种"同自然之妙有"的追求，体现在山水画创作中，就是以水墨代替青绿着色。唐代绘画理论家张彦远曾对水墨山水画兴起的思想根源做了说明。他指出，自然万象的本体和生命是"道"，也就是阴阳的气化，它是自然的，不是人为的，所谓"阴阳陶蒸，万象错布，玄化无言，神功独运"。"道"是最朴素的，但它蕴含着自然界的五色，产生着自然界的万千气象。绘画中的自然万象五彩，并不是只能依靠丹碌、铅粉的着色，而是依靠朴素的"道"，所谓"草木敷荣，不待丹碌之采；云雪飘扬，不待铅粉而白"，"山不待空青而翠，凤不待五色而绛"。而水墨的颜色，正和"道"一样朴素。它最接近"玄化无言"的"道"，最接近自然的本性，因此是最"自然"的颜色。它也和"道"一样，蕴含着自然界的五色，表达着自然界的万千变化。所以张彦远说"运墨而五色具"。水墨的世界，可以表现出色彩的感觉，同时还能表现出色彩无法表达的意境。因此，古人强调"画道之中，水墨为上"，并成为中国绘画的重要观念。

宋以后，画家重心象而非形象，使中国画走向新的辉煌。所谓心象，是指画家要用心来感受世界，感受万物，最终表达的不是事物的形象，而是融入了画家生命感受及其文化修养的艺术境界。因此，历代画家需要在自己的生命历程中不断锤炼自己、完善自己。中国画有写意、工笔之分。其中写意画既要有书卷气，又要有丈夫气。除了视觉之外，更重要的是要突显心性。心性是纯精神化的，是中国绘画乃至中国文化最重要的东西。所以，在中国绘画中尤为注重写意、神韵、意境、境界等，而不是追求简单的形似。

中国画还具有独特的诗性意境。画家虽不求形似，但并非不重视形，只是不以形似为追求的目标，不以形似为归宿而已。优秀的国画作品视野宽广，咫尺而有万里之势，善于运用富有节奏感和韵律的各种线条来勾画物象和烘托意境，"意存笔先，画尽意在"，"外师造化，中得心源"。绘画还注重空白处理，"虚实相生，无画处皆成妙境"，画家作画偏重于传神达意。由于书法和绘画在抒情达意上都和线条的运用紧密相连，便形成了书画同源的绘画传统。又由于画本身在构造意境方面与诗有相同之处，且画家多受传统诗文的文化熏陶。如王维是唐代著名的诗人兼画家，他的作品是诗与画的结合，诗中有画，画中有诗，在营造意境、抒写情性方面独具一格，被后人奉为文人画的始祖。文人画兴起后，打破了诗与画的界限。绘画与诗、书、印相互交融，形成了诗书画印一体的艺术传统，在世界美术领域中自成体系，成为与西方艺术风格迥异的东方艺术代表之一。

三、音乐

中国传统音乐是中国文化的重要组成部分，也是世界民族音乐之林中一棵古老而长青的参天大树。一般认为，新石器时代是中国原始艺术的新起点。先民在情感表达的同时，形成了歌、舞、乐三位一体的原始乐舞。正如《毛诗序》所说："言之不足故嗟叹之，嗟叹之不足故咏歌之，咏歌之不足，不知手之舞之，足之蹈之也。"至新石器中期，出现了现知最早的中国乐器——贾湖骨笛。这一考古发现，将我国古代音乐的可考历史上推至约公元前7000年。

在先秦典籍中，乐舞多与帝王相随出现。如古帝阴康氏作"阴康氏之乐"、炎帝之臣作"朱襄氏之乐"、黄帝之乐《云门大卷》、帝尧命夔作《咸池》等等。表明中国古代音乐在中华文明起始时就具有重要地位，而且早已承载了超越音乐艺术范畴的社会功能，还包括道德修养、精神教化、健身疗疾等。礼和乐相互配合，用以治理国家，保持社会的和谐安定，这是中国文化的一大特点。在中国古代文化中，礼是外在的行为规范，它的目的在于"序"，也就是维护社会秩序、社会规范；"乐"是内在的熏陶和感发，它的目的在于"和"，也就是调和性情，使人的精神保持和谐悦乐的状态，生动活泼，充满活力和创造力，进一步达到人际关系和谐以及人与整个大自然的和谐。人与整个大自然的和谐，叫作"大乐与天地同和"，这是中国古代音乐追求的最高境界。

"乐者，和也"，是影响中国文化数千年的重要思想，它所突出的正是中国文化的核心价值：和谐。中国人的礼乐文化，目的就是为了建立一个和谐有序的世界，音乐被当作实现这一目标的重要途径。荀子云："乐行而志清，礼修而行成，耳目聪明，血气平和，移风易俗，天下皆宁，美善相乐。"中和的音乐，能节制人的欲望，使内心平和，因此古人认为音乐是治理天下的根本和大道。

如果说以乐治国，侧重在群体的和谐一面，而琴则具有强烈的个体性，是文人自我安顿的重要途径。中国音乐摆脱舞蹈、仪式、文学的影响而具有独立的文化意义，只有在表现文人意识的器乐中才能达到。琴、筝、笛、箫、二胡都可以独奏，而琴的地位最重要。古人有"君子不撤琴瑟"的说法，将琴作为修养心性的工具。琴的声音，能够帮人去除躁动，荡涤杂虑，达到心灵的宁静。一张琴，可以营造一个安顿心灵的空间。从魏晋嵇康等一大批著名士大夫到明代朱权、陈星源等琴家，琴一直与棋、书、画具有同等重要地位。鼓琴因与士大夫独立淡泊之心境相合而获得了特别的文化意义，嵇康《赠秀才入军》"目送归鸿，手挥五弦，俯仰自得，游心太玄"即是最好的写照。

雪中弹琴是文人的雅好，因为中国艺术认为，琴为天地第一清物，伴着皑皑白雪，岂不是更加切当！明代画家吴伟有《踏雪寻梅图》，画一人雪后拖着拐杖，踏着大雪过小桥。小桥下雪水潺潺，乱石参差，后有一童子抱琴随之。雪、梅、琴所创造的审美意境，可能是中国文人的最高追求了，在雪中，以琴声伴和幽幽的清香，彰显出艺术家高洁的灵魂。月下或山涧弹琴，也是文人理想中的高雅境界。

听琴亦然，如李白《听蜀僧濬弹琴》："蜀僧抱绿绮，西下峨眉峰。为我一挥手，如听万壑松。客心洗流水，余响入霜钟。不觉碧山暮，秋云暗几重。"

四、戏剧

戏剧是一门综合性艺术，是诗歌、舞蹈、音乐和说白等艺术形式的有机结合，是在规定情境中通过人物扮演、说白、歌舞等审美元素演绎情节、叙述故事的一种艺术形式。

早在远古，原始部落图腾崇拜的摹仿性歌舞表演中就已蕴含戏剧的萌芽。但此后发展较为缓慢，并未从中直接脱胎发展成为戏曲表演形式。两汉时期，在宫廷和民间，各种器乐、歌唱、舞蹈、杂技、装扮、武术等大融合，出现了"百戏杂陈"的热闹景象。其中角抵戏《东海黄公》已发展出由两个演员扮演特定角色，以表现一个完整故事情节的表演形式，这标志着汉代优戏已经开始从百戏杂耍表演中脱颖而出，并初具戏剧表演的基本形态。唐代以"燕乐"为主，完成了中国音乐声律上的重大转变，后世宋元戏曲的音乐体制主要是在"燕乐"的基础上得以形成。加之传奇小说、市井小说、变文等叙事文学的发展也为中国戏剧的形成提供了重要的文学基础。

宋杂剧在唐代"参军戏"的基础上发展变异而来，在表演体制上已形成由艳段、正杂剧和杂扮三部分构成的固定模式；在角色上已发展出末泥、引戏、副净、副末、装孤五类角色，形成后世戏曲行当的雏形；在剧目内容上已出现宗教剧、爱情婚姻剧、历史剧等题材类型。总体上看，宋杂剧在表演形式上综合运用了说白、歌唱、舞蹈、滑稽等艺术形式，这种唱、做、念、打的综合表现形式，成为戏曲艺术的基本形态。

元代是中国古典戏剧的黄金时代。13世纪初叶兴起的元杂剧是在以宋杂剧和金院本为基础，融合宋、金以来的音乐、说唱、舞蹈等艺术样式而形成的戏曲艺术。这一时期还在唐、宋以来词曲和讲唱文学的基础上，产生了韵文和散文相结合的、结构完整的文学剧本。

南戏产生于北宋末年，成形于南宋，至元代仍广泛流传，它与宋杂剧并立，也和后来的元杂剧并行。南戏首先盛行于浙江温州一带，逐渐在东南沿海地带流传，所以也被称为"温州杂剧"或"永嘉杂剧"，俗称"戏文"。它广泛吸收了唐宋以来各种歌舞、讲唱艺术的养分，包括"大曲""诸宫调""词""说书"等。角色制也初步形成，主要由生、旦、净、末、丑、贴、外七种角色构成，这标志着中国戏剧表演行当门类的基本定型。

到了明代，明传奇取代元杂剧成为中国戏曲艺术的主要表现形式。在剧本体制上，明传奇的篇幅较长，一般多达三五十出，分为上下两卷。这与它曲折复杂的情节、文武冷热相济的场子、唱念做打兼顾的综合特点是密切相关的。在宫调曲牌方面，明传奇的曲词采取曲牌联套的形式，结构严谨。但同时一出戏又不限一种宫调，而是有一定的灵活性，将情节的变化、人物的感情从不同的宫调中表现出来。

清代初期，李渔所著的《闲情偶寄》提出了系统的戏曲理论，是我国第一部系统的戏曲创作理论著作。昆腔传奇是中国古代戏剧中的雅部，而所谓花部即地方戏曲，自明末清初开始萌生并经过较长时期的发展，日益兴盛。至乾隆时代，花部各腔以丰富的内容、活泼的形式、粗犷的风格和通俗的语言，博得广大群众的喜爱，开始与昆腔传奇分庭抗礼。乾隆末年四大徽班相继进京，带来徽剧的二黄调，同时吸收昆曲、秦腔等声腔曲调，风靡一时，在与雅部昆腔的对抗中，取得了压倒性优势。在花、雅之争的过程中，各种声腔剧种互相交流，彼此吸收。到道光年间，二黄调与来自湖北的西皮调再度合流，形成一种新型的全国性的剧种——皮黄剧，后改称"京剧"。京剧最终取代昆曲，成为影响全国最大的剧种。

京剧集中国戏曲之大成，积淀了中华民族丰厚的文化底蕴。其艺术表现手法有唱、念、做、打四种基本形式，演员分为生、旦、净、丑四大类型。在舞台艺术方面，京剧集文学、表演、唱腔、锣鼓、脸谱等于一身，善于运用虚实结合的手法，最大限度地超越舞台空间和时间的限制，达到"假象会意，自由时空"的艺术境界。京剧的表演、脸谱等均具有明显的程式化特征，戏剧悬念也比较直白浅显，但依然具有无穷的魅力，其主要原因在于其充分体现了中国传统艺术讲究韵味、以情动人、以形传神、形神兼备等特征。

五、建筑

中国建筑体系是东方四大建筑体系中历史最悠久、风格最统一、特点最显著的建筑体系，具有卓越的成就，在世界建筑史上占有重要地位。

中国传统的建筑观念，是把建筑组织到自然环境中去，实现人工和自然的融合。城阙、宫殿、陵墓、寺庙、园林等建筑群体，都要选择优美的地理环境，并与之奇妙地结合，做到"可望，可行，可游，可居"，借山川的空灵秀美峻伟，增添建筑的艺术魅力。即使民居院落，也要植树栽花，借景引趣。如颐和园的昆明湖，在进园路线的暗引下，从院内的墙窗看，继而在长廊中看，后又登上佛香阁看，湖光山色呈现出不同的面貌，各处因视角不同而展现出多方面的美。中国建筑的特点是使人足不出户，而在园中、院中游，与自然交流，悟宇宙盈虚，体四时变化。

中国建筑无承重墙的木框架结构体系，可以综合满足不同的使用要求和艺术要求。其外墙和内墙均可灵活处理，以适应殿、堂、厅、榭、亭、阁等各类建筑的要求，室内也可用板壁、落地罩、屏风等组成各种不同用途的空间。而柱上架梁、梁上叠梁、梁端架檩的构架方式和特有的斗拱构造，不仅使建筑外观造型活泼优美，显示出玲珑、纤巧、灵动的格调，而且还具有良好的防震性能，且便于施工。

中国的建筑以空间规模阔大、平面铺开、相互连接和配合的群体建筑为特征。高低错落的建筑个体，大屋顶的曲线，微翘的飞檐，舒展铺陈、逶迤连属，把空间意识转化为时间进程，气魄宏大而含蓄，节奏鲜明而流畅，能让人感受到生活的安适和与自然环境的和谐。宫殿建筑以皇宫为代表，如荀子所论，其目的是要显示帝王之威，因此有高、大、深、庄四大特点。所谓"高"，如故宫的天安门，是进入大清门后的第一个重点建筑，远高于其他宫殿，以彰显帝王的威严。"大"是占有空间众多。故宫的建筑群俨如一大队金盔红袍庄严群立的战阵。也只有空间的大，才能显出"深"来。从大清门到天安门、午门、太和门，最后到太和殿，正是在这个由建筑变化形成的节奏起伏、时间深长的行进中，不断地加重着人们对帝王的敬畏心理。"庄"是以建筑完全沿中轴线对称排列和墙柱门的深红色显示出来的，人在对称的建筑中行进，内心会有一种肃穆之感。

封建的宗法制度和伦理观念深深地影响着中国建筑，不论宫室、官署还是民宅，均是封闭型的高墙院落。以面南为尊，中间为上，两厢为次，主要房屋都处在中轴线上，左右基本对称，尺度、高低、形制乃至色彩图案都有等级差别。城市也往往以官署或鼓楼为中心，形成整齐划一的方格式系统，沿街布置牌楼店铺，民宅平行排列在小巷中。

中国建筑的色彩大多浓重而明丽，白色的石基，红色的立柱和门窗，天花板和檐下有青绿色的彩画，屋顶是黄色或绿色的琉璃瓦，许多强烈对比的颜色结合在一起而协调不乱。各种形式的屋顶，四角上翘的屋檐，屋脊装上各种不同寓意的小兽，梁枋、柱端雕刻加工，瓦当、椽头饰以图案，增加了建筑的情趣。

六、民间艺术

中国的民间艺术十分发达，很多种类的民间艺术早已享誉世界。中国民间艺术是从百姓日常生活中发展成的艺术，一方面表现了民间艺人过人的技巧和智慧，另一方面则体现了广大老百姓的人生愿望和生活趣味。热闹、喜庆、团圆、富足、平安、吉祥是中国老百姓几千年来始终不变的追求和渴望，正是这些构成了中国各种民间艺术的精神氛围。

中国民间艺术种类繁多，今选择两种加以介绍。

（一）剪纸

剪纸又称刻纸，主要是用剪刀将纸剪成各种各样的图案，如窗花、门笺、墙花、顶棚花、灯花等，是中国最为流行的民间艺术之一。

经考古发现，剪纸至迟在北朝时期就已经出现，至今约有一千五百多年的历史。隋唐以后，剪纸艺术日趋繁荣。唐代李远《剪彩》："剪彩赠相亲，银钗缀凤真。双双衔绶鸟，两两度桥人。叶逐金刀出，花随玉指新。愿君千万岁，无岁不逢春。"描绘了唐代佳人剪纸的优美动作和随之而出的花鸟草虫。到了宋代，剪纸开始普及，并涌现出剪纸名家。明清时期，是剪纸的高峰期。目前，全国各地仍保留了许多不同风格的剪纸艺术。

作为一种镂空艺术，剪纸能给人以视觉上的享受。每逢节日或新婚喜庆时，人们将美丽鲜艳的剪纸贴在家中的门、窗、墙壁、灯笼上，喜庆的气氛被烘托得更加热烈。剪纸最常见的形式是贴在窗户上作装饰，也叫窗花。逢年过节在窗户贴上新窗花，以示除旧迎新。在结婚等喜庆的日子，人们也会贴上祝福的窗花，以示吉祥、幸福。

剪纸之所以能够在民间广泛流传，主要有以下几方面的原因。

一是传统剪纸中最常见的颜色为红色。红色是最原始，最富有生命力、冲击力和视觉感染力的色彩。民间剪纸常用红色，象征吉祥、喜气、欢快，能够很好地烘托节日的欢乐气氛。

二是剪纸艺术具有丰富审美情感。通过不同图案，表达对生命的繁衍、护佑以及永生的祈望，是人们期盼诸事吉祥的象征。比如龙象征男性，凤象征女性，以龙凤为构图，组成龙凤呈祥的图案，表达对新人的祝福。鱼在我国因其谐音，常用于表达吉庆、丰收、富裕等，也是剪纸作品的常见内容。如果要表达延年益寿，祝福长辈健康时，剪纸作品常常以松柏、寿桃、仙鹤等构图。

三是剪纸具有中国文化的深刻内涵。剪纸以镂空的形式在纸上剪出或刻出阳纹和阴纹脉络，追求"千刻不落、万剪不断"的艺术效果。因此，剪纸看似仅是通过剪刀对纸张进行裁切，却充分表现了中华文化中阴阳这一深刻的内涵。

（二）刺绣

中国是丝绸的故乡，产生了很多与丝绸相关的艺术，刺绣便是其中之一。从事刺绣的多为女子，所以刺绣又被称为"女红"。刺绣在中国有数千年的历史，受到人们广泛的喜爱。

中国宋代就有锦院和绣院，集中了大量从事编织和刺绣的专业人才，推动了丝织和刺绣的发展。明代大画家董其昌说宋人之绣，针线细密，用绒只一二丝，用针如发细者为之，设色精妙，光彩射目。刺绣上的山水、楼阁、人物、花鸟都极为生动。他赞叹说："十指春风，盖至此乎！"这可谓对我国刺绣艺术审美妙境的极好赞扬。

中国有"四大名绣"，即苏州的苏绣、广东的粤绣、湖南的湘绣以及四川的蜀绣，各种绣法不仅风格有差异，所擅长的题材也有不同。历史上有"苏绣猫，湘绣虎"的说法。粤绣擅长鸟类，以"百鸟朝凤"著称，而蜀绣则擅长山水人物。

在四大名绣中，苏绣最负盛名。苏绣主要产生于苏州一带，也包括扬州、无锡、常州等地。苏州一带盛产丝绸，民风以细腻著称，苏绣有以针作画、巧夺天工的美名。近千年来，苏州一带从事刺绣的人很多，有"家家养蚕，户户刺绣"的说法。据说苏州的高超艺人绣一双猫眼，要用二十多种颜色的丝线，千缠万绕，从而突出炯炯有神的眼色。

第二节　中国艺术的文化精神

中国艺术不仅具有鲜明的民族特色，而且具有独特的艺术精神与审美追求。

一、中国艺术的精神追求

中国艺术产生于中华民族源远流长、博大精深的历史文化中。因此，中国艺术与中国文化的各个方面都是互通的，并且整个中国文化都体现出艺术追求与艺术精神。中国艺术历来强调艺术对伦理道德的潜移默化，从艺术理论上讲，就是强调美与善的统一。我们常说尽善尽美，其"尽善"是对伦理、道德的最高追求，"尽美"则对审美而言，二者的统一，则是中国文化的最高境界。

在中国文化中，艺术不仅仅是为了满足人的感官愉悦与情感满足，而是用来培养道德、提升人格。比如以音乐引导社会风气，陶冶人的情操。乐器中最有代表性的古琴，古人不仅用来观风教，也用以正人伦，调心志，谐伦理。因为"众器之中，琴德最优"。《礼记·乐记》："德者，情之端也，乐者，德之华也，金石丝竹，乐之器也。诗，言其志也，歌，咏其神也，舞，动其容也。三者本于心而乐器从之。是故情深而文明，气盛而化神，和顺积中，而英华发外。唯乐不可以为伪。"中国文化注重将审美同人的高尚精神品质和道德情操统一起来，在很多情况下，把纯粹的官能享受排列在审美的较低层次。

中国古代的艺术，从不被看成是纯竞技性、表演性、娱乐性的活动。比如音乐，其根本目的在于培养人的品德，而不仅是培养技术。所以《礼记·乐记》中说："德成而上，艺成而下，行成而先，事成而后。"中国的艺术精神注重社会价值，反对沉溺于纯粹的感官享受，这也是中国美学史上"文"与"质"、"文"与"道"、"华"与"实"、"丽以淫"与"丽以则"等关系被反复讨论的原因所在。

纵观中国艺术思想史，美与善的统一始终是一个根本性的问题，中国文化始终把德行放在第一位，把艺事放在第二位，往往以人品论艺品，强调德在艺先。通过艺术来提升人格、追求人生境界，认为以德统艺、由艺达道，才是最高的标准。

二、中国艺术的审美追求

"和"是中国古代哲学的重要范畴，也是中国艺术所追求的审美和艺术境界。中和之美即和谐之美，它追求道德与艺术、主观与客观、内容与形式、整体与部分等多方面要素的统一与协调，需要艺术家通过对中国文化"和"的基本精神的理解并将其用艺术的形式表现出来。

中国古代很早就懂得"和实生物，同则不继"（《国语·郑语》）的道理，一直追求不偏不倚、过犹不及的人生理想和艺术境界。如《尚书·尧典》中说："诗言志，歌咏言，律和声，八音克谐，无相夺伦，神人以和。"认为将不同的声音搭配和谐就是乐声。《国语·周语》说："夫乐不过以听耳，而美不过以观目，若听乐而震，观美而眩，患莫甚焉。夫耳目，心之枢机也，故必听和而视正。听和则聪，视正则明。"可见，美的音乐要让人感到心情平稳愉悦，快乐而不太过，这才叫"和"。同样的，绘画是将各种不同的形象、颜色调配和谐，达到赏心悦目的效果。

中国各门艺术都是通过自身所依附媒介的多样性组合，按照"和实生物"的原则化生出来的。和并非无矛盾、无差别的同一，而是包涵着矛盾诸方面的对立统一，最终达到相反相成的效果。《老子》中说："有无相生，难易相成，长短相形，高下相倾，音声相和，前后相随。"这样才能达到"万物负阴而抱阳，冲气以为和"的状态。艺术作品的创作也像阴阳五行一样，是按照相反相成的原则组织起来的，如书法中笔画的长短曲直，绘画中墨色的浓淡枯湿，音乐中的八音克谐。中国文化的"和"与"中"是联系在一起的，和即中和。《礼记·中庸》说："中也者，天下之大本也。""中"在艺术上表现为对中心的追求。音乐有主音，多是宫调，因为从五行来看，宫是中。书法多强调中锋用笔，"每字中立定主笔，凡布局、势展、结构、操纵、侧泻、力悖，皆主笔左右之也。有此主笔，四面呼吸相通"（朱和羹《临池心解》）。绘画讲究整体，要突出人物或主峰，在人物画中主要人物总是画得大于他人，山水画中"画山者必有主峰，为诸峰所拱向"（刘熙载《艺概·书概》）。在乐器演奏中，中心是鼓板，它是整个乐队的指挥。建筑群要有主体建筑，如故宫里的太和殿、寺庙里的大雄宝殿。中国艺术追求和谐感，但常常强调其整体中有一个中心，才显得气韵生动。

三、中国艺术的主要特征

中国艺术的产生，具有中华民族源远流长、博大深厚的历史文化基础。数千年来，它形成了自己独特的、统一的、持续的传统，深深渗透到中华民族的精神、意识、趣味、生活之中，成为中华民族文化不可分割的一部分，在世界艺术史上占有十分重要的地位。其主要特征如下。

（一）得意忘言　得意忘象

从艺术自身来讲，中国艺术虽重形式，但更注重表意。关于意，《庄子·外物》强调"得鱼而忘筌""得兔而忘蹄""得意而忘言"，《易·系辞》也强调"立象以尽意"。孔子曾说："礼云礼云，玉帛云乎哉？乐云乐云，钟鼓云乎哉？"敲钟打鼓只是音乐形式，关键在于音乐所要表达的思想。宋代严羽认为艺术的最高境界在"不涉理路，不落言筌"。中国艺术不仅要求创作者要立意传神，而且要求欣赏者能够会心得意。如观画，不能计较形象说是否相似来。如读诗，也要领会诗的言外之意。正如苏轼所说："论画以形似，见与儿童邻；赋诗必此诗，定知非诗人。"欧阳修也讲过类似的话："古画画意不画形，梅诗写物无隐情。忘形得意知者寡，不若见诗如见画。"能够真正进入艺术世界的人，甚至认为艺术的高妙之境是无法言表的，完全要靠个人领悟。正因为中国艺术有这种得言外之意、得意忘言的特点，对于中国艺术的欣赏，就要反复地去接触、去体会，领悟其中蕴含的精髓。同样一幅画，不同的人去看，会有不同的体会；不同的时间或年龄看，也会有不同的感受。中国的这种艺术品格，使得其艺术品生命得以永恒。

（二）阴阳相生　刚柔相济

中国的艺术风格可以分为两大基本类型，即阳刚与阴柔。大体上说，儒家崇尚阳刚之美，道家崇尚阴柔之美。若从儒道本身的差别来分析，它们对艺术分类的影响，则显现为艺术类型的浓淡。浓与淡分别代表儒道的审美情趣，具体表现为孔子之重文与庄子之尚质、入世之荣华与出世之恬淡等。从美学角度讲，浓可表现为"错彩镂金"之美，淡可表现为"出水芙蓉"之美。

出神入化，是中国艺术境界的追求。既强调"神"，又主张"逸"。所谓神，就是以形写神，由法度而超越法度，如杜甫诗"读书破万卷，下笔如有神"，"挥翰绮绣物，诗成觉有神"，表现为法度整严，由形显神，形神兼备。所谓逸，即超世俗，越规矩，以神写形。只要得神得意，不论形似与否，"笔不周而意已周"，这就是草书和文人画的境界。但是神与逸、阳刚之美与阴柔之美又不是能够截然划分的，同一位艺术家在不同的时空条件下，审美情趣可能发生较大变化，一件艺术品也能够同时兼融阳刚与阴柔之美。

（三）大化流行　气韵生动

中国艺术的根本特色是由中国文化的特质所决定的。中国文化注重气化流行，衍生万物。气聚则物生，气散而物亡。天地万物，上自日月星辰，下至山河草木、飞禽虫兽，悠悠万物，莫不由气而生。气是宇宙的根本，也是艺术理论和艺术创作的根本。中国艺术理论在形成过程中，不断受到气论的影响，各门艺术都用气来论述。从文学角度讲，曹丕曾说"文以气为主"，韩愈曾说"气盛则句之长短与声之高下皆宜"。从书法角度讲，萧衍有"梭梭凛凛，常有生气"之论。从绘画角度讲，谢赫的绘画六法以"气韵生动"为第一。从音乐角度讲，徐上瀛说"冷冷然满弦皆生气氤氲"。实际上，气韵生动可以作为整个中国艺术的根本概括。气是宇宙的运动，韵是宇宙运动的节奏。气韵生动是宇宙有秩序地盛衰变化、周流运行的整体风貌，表现在艺术上，则是与宇宙生气相一致的蕴藉状态。

气韵生动在艺术上有时表现为虚实变化、有无相生，如文学讲究含蓄而有余味，即王夫之所说的"无字处皆其意"。绘画注重空白处理，即笪重光所说的"虚实相生，无画处皆成妙境"。书法、篆刻均追求"计白当黑"，"实处之妙，皆因虚处而生"。建筑、园林讲究"透风漏目"，从房屋的门窗和亭台廊榭之透空处观取自然之景致，得宇宙之情韵。从气韵的角度，能够进一步理解中国艺术的根本精神。

参考文献

1. 张岱年，方克立 . 中国文化概论（修订版）. 北京：北京师范大学出版社，2004.

2. 金元浦 . 中国文化概论 . 第 2 版 . 北京：中国人民大学出版社，2012.

3. 陈江枫 . 中国文化概论 . 南京：南京大学出版社，2005.

4. 顾伟列 . 中国文化通论 . 上海：华东师范大学出版社，2013.

5. 楼宇烈 . 中国的品格 . 北京：当代中国出版社，2007.

6. 余嘉锡 .《目录学发微 外一种：古书通例》. 长沙：岳麓书社，2010.

7. 刘国钧 .《中国书史简编》. 北京：高等教育出版社，1958.

8. 钱存训 .《书于竹帛》. 上海：上海书店出版社，2006.

9. 马积高，黄钧 . 中国古代文学史（中）. 北京：清华大学出版社，2007.